Pfänder

Farbatlas der Drogenanalyse

W0372608

Farbatlas der Drogenanalyse

unter Verwendung des Stereomikroskops

Hans Jürgen Pfänder, Kiel

2., überarbeitete und erweiterte Auflage
156 Abbildungen davon 154 vierfarbig

Deutscher Apotheker Verlag Stuttgart 2002

Anschrift des Autors

Dr. Hans Jürgen Pfänder
Burmesterweg 8
24106 Kiel

Ein Warenzeichen kann warenrechtlich geschützt sein, auch wenn ein Hinweis auf etwa bestehende Schutzrechte fehlt.

Die Deutsche Bibliothek – CIP Einheitsaufnahme

Farbatlas der Drogenanalyse unter Verwendung des Stereomikroskops /
Hans Jürgen Pfänder. – 2., überarb. und erw. Aufl.. – Stuttgart :
Dt. Apotheker-Verl., 2002
ISBN 3-7692-2960-6

Jede Verwertung des Werkes außerhalb der Grenzen des Urheberrechtsgesetzes ist unzulässig und strafbar. Das gilt insbesondere für Übersetzungen, Nachdrucke, Mikroverfilmungen oder vergleichbare Verfahren sowie für die Speicherung in Datenverarbeitungsanlagen.

© 2002 Deutscher Apotheker Verlag
Birkenwaldstraße 44, 70191 Stuttgart
Printed in Germany
Satz: Steffen Hahn GmbH, Medienservice, Kornwestheim
Druck: W. Kohlhammer, Stuttgart
Umschlaggestaltung: Atelier Schäfer, Esslingen

Vorwort zur 2. Auflage

Nach wie vor hat sich die stereomikroskopische Untersuchung in der Analytik von Arzneidrogen bewährt, als eine Methode, mit deren Hilfe ohne großen präparativen, instrumentellen und zeitlichen Aufwand die Identität und Reinheit getrockneter Arzneipflanzen überprüft werden kann. Daher möchte ich empfehlen, das einleitende Kapitel „Einführung in die Analyse geschnittener Drogen“ vor der weiteren Benutzung des Buches zu lesen.

Das Grundkonzept dieses Buches, das für die Ausbildung am Mikroskop bzw. praktische Arbeit im Labor gedacht ist, wurde auch in der 2. Auflage beibehalten (Gegenüberstellung von beschreibendem Text und farbigen Abbildungen makroskopischer Merkmale). Neben der sorgfältigen Überarbeitung des Textes wurde die Anzahl der Drogendarstellungen um 16 neue Monographien erweitert, dafür mussten einige obsolete Drogen oder solche, deren therapeutische Anwendung mit nicht vertretbaren Risiken behaftet ist (wie Ammi-visnaga-Früchte u. a.), gestrichen werden.

Mein Dank gilt allen, die bei der Überarbeitung des Buches mitgewirkt haben, insbesondere Herrn Prof. Dr. D. Frohne für wertvolle Hinweise und kritische Anmerkungen, Herrn Dr. R.-B. Volk für ausführliche Übersichten zu den einzelnen Pharmakopöen, Frau F. Rodde für die Hilfe beim Einkauf der Arzneidrogen und nicht zuletzt im Lektorat des Verlages Frau A. Mayer und Herrn Dr. E. Scholz für ihr bereitwilliges Eingehen auf die Wünsche des Autors.

Kiel, im Sommer 2002 — Hans Jürgen Pfänder

Aus dem Vorwort zur 1. Auflage

Pflanzliche Drogen spielen in der täglichen Praxis des Apothekers wieder eine zunehmende größere Rolle seit der allgemeinen Abkehr von synthetischen Medikamenten und der Hinwendung zu Arneimitteln biogenen Ursprungs. Insbesondere die Nachfrage nach so genannten „Teedrogen" ist in den vergangenen Jahren stark angestiegen. Zur Kontrolle über Herkunft, Identität und Reinheit dieser Phytopharmaka ist der Apotheker gesetzlich verpflichtet. Dieser Entwicklung in der Apothekenpraxis versucht auch die pharmazeutische Ausbildung an Universitäten und PTA-Schulen gerecht zu werden, indem vermehrt Kenntnisse über Inhaltsstoffe, Indikation, Nebenwirkung und Zubereitungen pflanzlicher Drogen vermittelt werden und auf dem Gebiet der Drogenanalytik die Untersuchung von Teedrogen gegenüber der Pulveranalyse an Bedeutung gewinnt.

Leider besteht ein deutlicher Mangel an Literatur, die sich vorzugsweise mit der Erkennung und mikroskopischen Untersuchung geschnittener Arzneidrogen befasst. Bewährte ältere Werke (DIENER, HÖRHAMMER, WEBER) sind nicht überarbeitet oder neu aufgelegt worden und die z. T. hervorragenden Publikationen aus jüngerer Zeit sind weniger praktikumsbezogen, haben eher Handbuchcharakter und befinden sich in einer Preisklasse, die vielen Studenten nicht zugänglich ist. Hier versucht der vorliegende Taschenatlas Abhilfe zu schaffen. Dabei kam es mir darauf an, nicht einfach nur bekannte Darstellungen von Drogen und ihren Merkmalen aus der älteren Literatur zu einer praktikablen Übersicht zusammenzufassen, sondern vielmehr unter Einbeziehung der Stereomikroskopie einen bisher weniger beachteten Weg der mikroskopischen Drogendiagnostik aufzuzeigen.

Die Leistungsfähigkeit moderner Stereomikroskopie übertrifft die Möglichkeiten einer einfachen Lupenbetrachtung um ein Vielfaches. Der hier genutzte Vergrößerungsbereich von 10–20fach vermittelt in eindrucksvoller Weise zwischen dem gewohnten dreidimensionalen Bild bei einfacher visueller Untersuchung von Drogen und dem zweidimensionalen, mikroskopischen Bild eines Durchlichtpräparates. In zahlreichen Unterrichts- und Fortbildungsveranstaltungen wurde die Stereomikroskopie immer wieder als einfache und dennoch zuverlässige Methode zur Identifizierung pflanzlicher Drogen mit Begeisterung aufgenommen. Nur das Fehlen qualitativ vergleichbarer Darstellungen als Interpretationshilfe für die ungewohnt detailreichen, stereoskopischen Bilder erwies sich als ein gewisses Manko. Deshalb wurde versucht, unter Verwendung optimaler Techniken der Makrofotografie von jeder Droge eine farbige Abbildung zu schaffen, die dem dreidimensionalen Eindruck des stereoskopischen Bildes nahekommt und alle diagnostisch wichtigen Merkmale detailliert darstellt. Daneben sollen Übersichtsaufnahmen im Maßstab 1 : 1 eine schnelle Orientierung innerhalb der einzelnen Drogengruppen ermöglichen. Als weitere Hilfen bei der Identifizierung sind Hinweise auf einfache mikrochemische Reaktionen oder Hinweise auf einfache mikrochemische Reaktionen oder fluoreszenzanalytische Methoden sowie ein ausführlicher Bestimmungsschlüssel und eine tabellarische Übersicht leicht zu verwechselnder Drogen gedacht.

Kiel, im September 1990 — Hans Jürgen Pfänder

Inhaltsverzeichnis

Allgemeiner Teil

Einführung in die Analyse geschnittener Drogen

Durch eine schonende Aufbereitung und Trocknung entsteht aus der frischen Arzneipflanze eine Droge, also ein pflanzlicher Rohstoff, der durch Wasserentzug stabilisiert wurde. Je nach Verteilung und Zusammensetzung der Wirkstoffe innerhalb des pflanzlichen Organismus finden entweder die ganzen Pflanzen Verwendung oder nur einzelne Organe bzw. Teile davon. Bisweilen spielt bei der Auswahl der Pflanzenteile auch die Überlegung eine Rolle, inwieweit sie sich für die Aufbereitung, Weiterverarbeitung und Lagerung in besonderer Weise eignen.

Im Handel mit pflanzlichen Arzneidrogen werden zumeist drei Gruppen von Zerkleinerungsgraden unterschieden. Unter dem Begriff Ganz- oder „toto"-Droge versteht man entweder die unzerteilten Pflanzenorgane wie z. B. Blüten, Blätter, Früchte und Samen oder die nur geringfügig, in handliche Stücke zerkleinerten Teile von Wurzeln, Rinden, Hölzern und Kräutern. Bei der Schnitt- oder „concis"-Ware ist die Arzneidroge dagegen in relativ kleine Stücke von wenigen Millimetern Größe zerteilt worden. Diese Zerkleinerungsstufe ist besonders geeignet zur Herstellung von wässrigen Extrakten in Form von Infusen, Dekokten oder Teeaufgüssen, also typisch für die sogenannten Teedrogen. Darüber hinaus gibt es noch die Pulver- oder „pulvis"-Droge, eine mehr oder weniger fein gepulverte Ware, die überwiegend dann eingesetzt wird, wenn es darauf ankommt, die wirksamen Inhaltsstoffe durch Lösungsmittel aus dem pflanzlichen Material möglichst quantitativ zu extrahieren. Im Gegensatz zu den anderen beiden Zerkleinerungsformen kann man bei dieser Ware nur noch durch eine mikroskopisch-anatomische Untersuchung feststellen, von welchem pflanzlichen Organ diese Droge gewonnen wurde.

Für den praktischen Apotheker, aber auch für die Drogen verarbeitende Industrie, sind Ganz- und Schnittdrogen die bevorzugte

Handelsware. Zum einen, weil sie bereits den geeigneten Zerkleinerungsgrad für die arzneiliche Verwendung als Teedroge aufweist, zum anderen, weil sich bei dieser Warenform die Identität und Reinheit sehr viel einfacher und sicherer beurteilen lässt. Gerade bei einigen teuren Drogen, wie z. B. Gewürzen und manchen Arzneidrogen, ist häufig eine verunreinigte, verfälschte und durch billige Zusatzstoffe gestreckte Ware im Handel, deren mindere Qualität im gepulverten Zustand nicht ohne weiteres zu erkennen ist, sodass sich der Einkauf von Ganz- oder Schnittdroge auch dann empfiehlt, wenn für die endgültige Verwendung eine „pulvis"-Droge die geeignete Form darstellt.

Qualitätskontrollen

Zur Sicherung der Identität und Qualität pflanzlicher Arzneidrogen werden mikroskopische und chemische Untersuchungsverfahren herangezogen. Beide Methoden ergänzen sich in vorteilhafter Weise. Will man das Vorhandensein der wirksamen Inhaltsstoffe oder die Abwesenheit unerwünschter Begleitstoffe überprüfen, so wird man auf geeignete chemische Verfahren wie z. B. chromatographische Untersuchungen zurückgreifen. Unter Umständen können auch einfache organoleptische Untersuchungen wie Geruchs- und Geschmacksproben bereits erste Hinweise ergeben.

Dagegen lässt sich die Identität einer Droge zumeist nur durch mikroskopische Untersuchungen ihrer morphologisch-anatomischen Merkmale absichern; bei einigen Arzneipflanzen, die zur Bildung so genannter chemischer Rassen neigen, natürlich mit nachfolgender chemischer Analyse. Ebenso wird man die Reinheit einer Droge in der Regel nur mikroskopisch überprüfen können. Verunreinigungen und Verfälschungen müssen keineswegs in einer chemischen Untersuchung, die oft auf nur eine bestimmte Inhaltsstoffgruppe in spezifischer Weise abgestimmt ist, sichtbar werden. So gibt sich z. B. eine durch rotes Sandelholz oder Ziegelmehl gestreckte Safranware bei einer chemischen Überprüfung nicht ohne weiteres als solche zu erkennen, während bei der mikroskopischen

Untersuchung bereits Spuren dieser Beimengungen auffindbar sind. Weitere Vorteile der mikroskopischen Analyse liegen in ihrer Schnelligkeit und dem relativ geringen Materialbedarf.

Für die Analyse gepulverter Drogen wird seit vielen Jahrzehnten das normale Lichtmikroskop mit einer Hellfeld-Durchlichtbeleuchtung benutzt. Will man mit diesem Mikroskoptyp auch die Ganz- oder Schnittdroge untersuchen, so setzt dies einen erheblichen, präparativen Aufwand voraus. Von den Proben müssen zunächst sehr dünne durchleuchtbare Schnittpräparate gefertigt werden, bevor die eigentliche Beurteilung im Durchlichtmikroskop stattfinden kann. Neben anatomischen Kenntnissen muss der Analytiker also auch über hinreichende Erfahrungen im Umgang mit einem Mikrotom verfügen, zumal getrocknete Pflanzen nicht gerade ein besonders leicht aufzubereitendes Material darstellen. So verwundert es nicht, dass man in der Apothekenpraxis sich häufig mit einer visuellen Begutachtung der „toto“- und „concis“-Droge begnügt, evtl. unter Benutzung einer schwach vergrößernden Lupe. Dieser Methode sind bei einer „minutim concis“-Ware (sehr feiner Schnitt), wie sie zunehmend im Handel vorkommt, natürliche Grenzen gesetzt.

Über den Umgang mit dem Stereomikroskop

Mit der Entwicklung hochwertiger Stereomikroskope stehen aber Instrumente zur Verfügung, die eine sehr viel detailliertere Beurteilung auch kleinster Pflanzenfragmente erlauben. Auf vielen industriellen (Montage- und Messtechnik) und wissenschaftlichen Gebieten (Mineralogie, Zoologie, Mikrochirurgie usw.) werden sie seit längerer Zeit erfolgreich eingesetzt. Sie unterscheiden sich von den herkömmlichen Mikroskopen zunächst einmal durch die überwiegende Verwendung einer Auflichtbeleuchtung, d. h. die Objekte müssen nicht mehr durchstrahlbar sein, sondern es wird deren Oberfläche betrachtet. Aber auch über den inneren Aufbau der zu untersuchenden Objekte können an Bruch- oder Schnittflächen Erkenntnisse gewonnen werden. Ein wesentlicher konstruktiver Unterschied liegt in der Verwendung zweier völlig getrennter Strah-

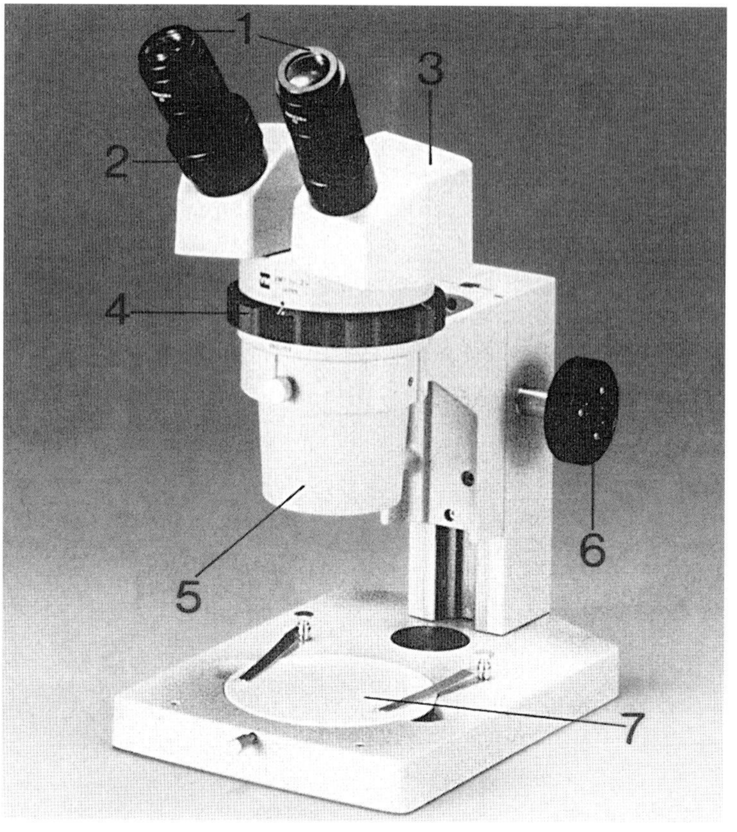

Abb. 1 Binokulares Stereomikroskop. (Olympus-Werkfoto, mit freundlicher Genehmigung der Fa. Olympus, Hamburg)

1 = Okulare	4 = Vergrößerungswechsler
2 = Dioptrien-ausgleichsring	5 = Objektivhülse
	6 = Fokussiereinrichtung
3 = Prismengehäuse	7 = Tischeinsatzplatte

lengänge (Abb. 2) mit unterschiedlichen Blickwinkeln für jedes Auge (Differenz ca. 12–14°), sodass der Benutzer letztendlich ein dreidimensionales (stereoskopisches) Bild des Objektes gewinnt.

In der Abbildung 1 ist ein solches binokulares Stereomikroskop (im Laborjargon: Binokular) dargestellt. Das vergrößerte Bild des Objektes entsteht durch zwei getrennte zweistufige optische Systeme, jedes bestehend aus Objektiv (1fach) und Okular (10fach), wobei die Objektive zumeist in einer schützenden Hülse des Stereotubus untergebracht sind. Zum Wechseln der Vergrößerung werden sie gemeinsam gegen ein anderes Paar ausgetauscht. Teurere Modelle verfügen über hochkorrigierte Zoomobjektive. Für die Untersuchung geschnittener Drogen hat sich eine Endvergrößerung von 10–20fach als nützlich erwiesen. Im Gegensatz zum normalen Lichtmikroskop wird aber beim Binokular das Objektbild durch Einfügen eines Prismensatzes in den Strahlengang aufgerichtet und seitenrichtig dargestellt. Eine aufwändige Beleuchtungseinrichtung mit Kondensor, Hilfslinsen und Irisblende wie bei der Durchlichtbetrachtung ist nicht erforderlich. Als Auflicht genügt eine einfache Niedervoltlampe um das Objektfeld gleichmäßig auszuleuchten. Im Vergleich mit einer Lupe verfügen Binokulare über einen wesentlich größeren Arbeitsabstand (Entfernung zwischen Objektiv und Objekt) selbst bei deutlich höherer Vergrößerungsleistung. Außerdem sind die Bildfelder optisch sehr viel besser korrigiert als es bei einfachen Lupen sinnvoll wäre.

Wichtig für die praktische Arbeit am Stereomikroskop ist die sorgfältige Anpassung der seitlich zu bewegenden Okulartuben an den individuellen Augenabstand des Benutzers. Erst bei richtiger Einstellung der Tuben werden die beiden unterschiedlichen Bilder in unserem Gehirn zu einer dreidimensionalen Wahrnehmung verarbeitet. Bei Fehlsichtigkeit oder Dejustierung der Okulare ist eine sorgfältige Dioptrienkorrektur notwendig. Hierzu fixiert man das Objekt mit dem rechten Auge durch das rechte Okular und stellt es mithilfe der Fokussiereinrichtung scharf. Danach betrachtet man das Objekt mit dem linken Auge durch das linke Okular und dreht am Dioptrienausgleichsring des linken Okularstutzens bis man auch hier das Objekt scharf abgebildet sieht. Während dessen darf die Einstellung der Fokussiereinrichtung natürlich nicht verändert werden. Anschließend wird noch einmal die genaue Einstellung des Augenabstandes durch leichtes seitliches Hin- und Herbewegen der Okulartuben überprüft.

Die Verwendung eines Stereomikroskops bietet dem Drogenanalytiker also wesentliche Vorteile:

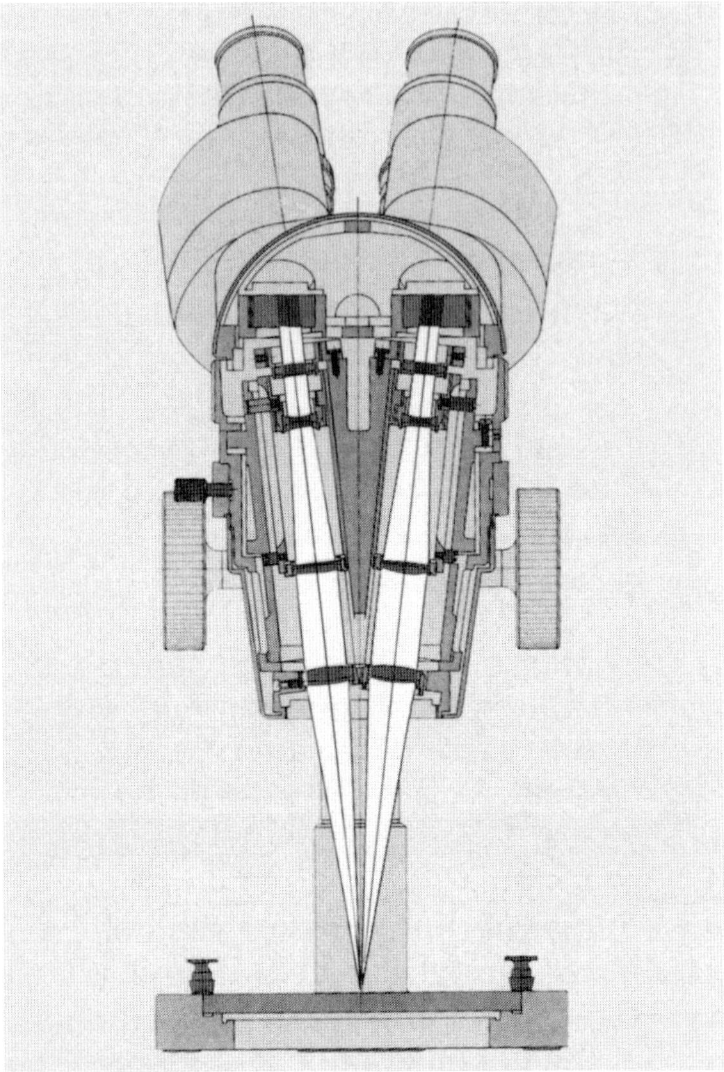

Abb. 2 Strahlengang im binokularen Stereomikroskop.
(Mit freundlicher Genehmigung der Fa. Olympus, Hamburg)
Die optischen Achsen der für jedes Auge getrennten Strahlengänge stehen in einem Winkel von ca. 12° zueinander.

1. Eine aufwändige Vorbereitung des Drogenmaterials entfällt, weil im Auflicht untersucht wird. Eine Vielzahl anatomischer Merkmale (wie z. B. Haare, Drüsenschuppen, Spaltöffnungen, Lenticellen usw.) befindet sich an der Oberfläche der pflanzlichen Gewebe. Aber auch einige der subepidermal gelegenen Merkmale

zeichnen sich deutlich an der Oberfläche ab (wie z. B. Exkretbehälter [S. 61], Sklereide [S. 93], Aerenchyme [S.95]). Durch einfache Manipulationen wie die Herstellung frischer Bruch- oder Schnittflächen können zusätzliche Informationen über den inneren Aufbau (Anordnung verschiedener Gewebeformen, Vorkommen einzelner Zellidioblasten) der Drogenteile gewonnen werden. Selbst das Vorhandensein diagnostisch wichtiger Pflanzeninhaltsstoffe wie Oxalatkristalle (S. 155) und Phytomelaneinlagerungen (S. 39) lässt sich an frischen Bruchflächen beobachten. Dabei bleibt der präparative Aufwand sehr gering. Die trockenen Pflanzenteile werden einfach gebrochen oder mit einer scharfen Rasierklinge in der gewünschten Richtung zertrennt. Nur bei sehr harten Materialien wie z. B. einigen Samen, Wurzeln und Rinden empfiehlt sich als Vorbereitung ein kurzfristiges Aufkochen in Wasser.

2. Das mikroskopische Bild ist nicht so gewöhnungsbedürftig wie im normalen Durchlichtmikroskop. Der Benutzer verfügt über ein räumliches, seitenrichtiges Bild der Drogenteile, allerdings in einer 10–20fachen Vergrößerung mit einer Fülle feinster morphologischer und anatomischer Details. Aufgrund der relativ geringen Schärfentiefe und des dreidimensionalen Bildes heben sich diese Details auch ohne aufwändige Beleuchtungstechnik deutlich vom diffusen Hintergrund ab. Der für den Drogenanalytiker nützliche Vergrößerungsbereich von 10–20fach sollte nur in Ausnahmefällen überschritten werden, weil sich dann zunehmend die Schärfentiefe auf Bruchteile von Millimetern verringert und damit der dreidimensionale Eindruck wieder verloren geht.
3. Die Handhabung eines Stereomikroskops ist dem Ungeübten schnell vertraut, weil sie derjenigen eines normalen Fernrohres gleicht. Augenabstandseinstellung und Dioptrienkorrektur werden prinzipiell in gleicher Weise durchgeführt. Im Grunde genommen sind nämlich Stereomikroskope die „Fernrohre des Nahbereichs“. So überrascht es auch nicht, dass eine weltbekannte Firma für einige ihrer hochwertigen Prismenfernrohre Vorsatzlinsen und Makrostativ anbietet, um diese auch als Stereomikroskope einsetzen zu können.

4. Dank des großen Arbeitsabstands und der seitenrichtigen Abbildung ist das Stereomikroskop schon immer ein vorzügliches Hilfsmittel zur Ausführung gezielter Präparationen gewesen. Reicht z. B. die Vergrößerung im Binokular nicht aus, um Merkmale der Zellanordnung und Gewebeformen zu beurteilen, so ist es ein Leichtes, unter stereoskopischer Betrachtung die fraglichen Bereiche mit einem Skalpell von den Drogenfragmenten abzutrennen, in einen Tropfen Chloralhydrat (zur Aufhellung) zu überführen und sie anschließend im Durchlichtmikroskop zu begutachten. Diese Methode ist weniger mühselig und zeitaufwändig als die übliche Untersuchung einer „pulvis"-Droge. Wenn möglich, sollte man also nicht erst durch Herstellen eines Drogenpulvers die Gewebe- und Zellstrukturen weitgehend zerstören, um anschließend nach solchen Bruchstücken zu suchen, aus denen die natürliche Anordnung rekonstruiert werden kann. Die Fähigkeit, eine Pulverdroge analysieren zu können, bleibt aber ein wichtiger Teil der pharmazeutischen Ausbildung.

Einfache mikrochemische Nachweise und ihre Reagenzien

Neben der rein mikroskopischen Untersuchung anatomisch-morphologischer Merkmale können einfache Methoden der Mikrochemie und Fluoreszenzanalyse wichtige Hinweise auf Pflanzeninhaltsstoffe und damit zur Identität der Arzneidrogen geben. Da diese Nachweise aber in der Regel nicht sehr spezifisch sind bzw. bestimmte Inhaltsstoffe im Pflanzenreich verbreitet vorkommen, können sie eine mikroskopische Untersuchung nicht ersetzen, sondern allenfalls unterstützen. Die Aussage einer mikrochemischen Reaktion gewinnt erst im Zusammenhang mit einer anatomischen Untersuchung ihren diagnostischen Wert. Diese Tatsache wird gerade von Anfängern leicht übersehen. Aber eine qualitativ-chemische Analyse wie im Bereich der anorganischen Chemie gibt es für die Drogenanalytik nicht.

Nachfolgend sind insbesondere solche Reagenzien zusammengestellt, die für die Untersuchung von Schnittdrogen in der täglichen Praxis und im Unterricht geeignet sind. Zur Ausführung der Reaktionen werden einzelne Drogenteile mit wenigen Tropfen der Reagenzlösung benetzt. Dabei ist zu beachten, dass die meist wässrigen Lösungen z. T. nur langsam in die hydrophoben Drogenfragmente eindringen, die Farbreaktionen also häufig erst nach Ablauf einer gewissen Zeit zu beobachten sind. Ein intensives Verreiben der Lösungen auf den Bruchflächen der Droge kann die Reaktionen beschleunigen.

Iodlösung:
Nachweis von Stärke durch **Blaufärbung**.
Auch das Ausbleiben dieser Färbung kann für einige Drogen charakteristisch sein (⟶ Enzianwurzel, Senegawurzel).
Hinweis auf Saponinschollen durch **Gelbfärbung**. Aber auch Aleuronkörner und Zellulosewände können eine Gelbfärbung bewirken.

[Reagenz = 1 g I_2 und 2 g KI in 300 ml Wasser; nur begrenzt haltbar]

Eisen(III)chlorid-Lsg.:
Nachweis von Stoffen mit phenolischen OH-Gruppen (insbesondere Gerbstoffen) durch **Dunkelfärbung** (Grün-Blau-Schwarz).

[Reagenz = 1 g $FeCl_3$ in 100 ml Wasser; nur begrenzt haltbar]

Vanillin-HCl-Lsg.:
Nachweis von Catechingerbstoffen durch **Rotfärbung**.
Die Drogenteile werden nacheinander mit beiden Lösungen durchtränkt, die Färbung wird erst nach Eintrocknen der Lösungen deutlicher.

[Reagenzien = 1 g Vanillin in 100 ml Isopropanol; 12,5 %ige HCl]

Phloroglucin-HCl-Lsg.:
Nachweis von Lignin durch **Rotfärbung**.
Anwendung wie bei der Vanillin-HCl-Lsg., die Reaktion tritt aber sofort ein.

[Reagenzien = 5 g Phloroglucin in 100 ml Isopropanol; 12,5 %ige HCl]

Natron- oder Kalilauge:
Nachweis von Anthrachinon-Derivaten durch **Rotfärbung** (Bornträger-Reaktion).
Dianthronverbindungen reagieren erst nach oxidativer Spaltung; Farbumschlag von Gelb nach Rot durch Hitzeeinwirkung (→ Sennesblätter, -früchte).

[Reagenz = 3 g NaOH bzw. KOH in 100 ml Wasser]

konz. Schwefelsäure:
Nachweis eines Leukoanthocyanidins (Goratensidin) in Blättern von *Cassia auriculata* durch **Rotfärbung**.
Kleine Fragmente der zu untersuchenden Probe werden auf konzentrierte Schwefelsäure gestreut. Aus den Partikeln der Verfälschungsdroge ziehen rotviolette Schlieren in die Untersuchungslösung; gegebenenfalls die Reaktion unter dem Binokular beobachten.

[Reagenz = 96 %ige H_2SO_4]

Neben diesen Reagenzien, die mehr oder weniger spezifisch das Vorkommen bestimmter Pflanzeninhaltsstoffe nachweisen, gibt es verschiedene Untersuchungsmedien, die bei einigen Drogen auffällige Färbungen hervorrufen bzw. Drogenfarbstoffe aus dem pflanzlichen Material herauslösen und damit diagnostisch auswertbare Hinweise geben können.

Färbungen in Chloralhydrat-Lösungen

rot	→	Johanniskrautblüten, Malvenblüten, Mutterkorn, Rotes Sandelholz
gelb	→	Javanische Gelbwurz, Safran

[Reagenz = 66 g Chloralhydrat unter leichtem Erwärmen in 34 ml Wasser lösen]

Färbungen in Laugen
(NaOH, KOH, Ammoniaklsg.; 5 %ig)

violett → Mutterkorn, Rotes Sandelholz
dunkelorange → Javanische Gelbwurz
gelb → Eibischwurzel, Pomeranzenschalen

Färbungen in Schwefelsäure (80 %ig)

rotbraun → Ingwerwurzelstock
orangegelb → Süßholzwurzel
orange → Pomeranzenschalen (nach Hitzeeinwirkung rot)
zitronengelb → Früchte von *Silybum eburneum*
rot → Weidenrinde
blau → Safran (Färbung vergeht schnell)
braungrün → Cayennepfeffer

Bei den Färbungen in konzentrierter Schwefelsäure ist zu berücksichtigen, dass durch Verkohlung des organischen Materials (starke oxidative Wirkung der Säure) bereits nach kurzer Zeit eine allgemeine Schwarzfärbung der Lösung eintritt. Die Färbungen sind daher nur kurz nach Zugabe der Säure auswertbar. Dabei ist es vorteilhafter, kleine Drogenfragmente in einen Tropfen Schwefelsäure einzustreuen und die auftretende Färbung unter dem Stereomikroskop zu beobachten, als größere Drogenteile mit einigen Tropfen Säure zu benetzen.

Fluoreszenzanalyse

Bestimmte Pflanzeninhaltsstoffe können zur Lichtemission angeregt werden, wenn man sie mit langwelligem UV-Licht (365 nm) bestrahlt. Erfolgt diese Lichtemission nur während der Bestrahlung, so spricht man von **Fluoreszenz**, wobei die Wellenlänge des ausgestrahlten Fluoreszenzlichtes stets größer als die des Erregerlichts ist, also meist im Bereich des für uns sichtbaren Spektrums liegt.

Diese Eigenschaft, im langwelligen UV-Licht mit unterschiedlichen Farben zu fluoreszieren, wird bei Drogenextrakten nach dc-Auftrennung zur Identifizierung einzelner Komponenten vielfältig genutzt. Aber auch ohne vorherige Extraktion können unter geeigneten Bedingungen einzelne Stoffe im pflanzlichen Material durch Fluoreszenzanalyse nachgewiesen werden und damit einen Beitrag zur Drogendiagnostik liefern. Folgende Beispiele haben sich in der makroskopischen Untersuchung bewährt.

Chinarinde. Nach Zugabe von verdünnter Schwefelsäure (oder anderen sauerstoffhaltigen Säuren) ergeben die Alkaloide Chinin und Chinidin in der Lösung eine intensive **blaue Fluoreszenz,** die sich in spezifischer Weise durch Hinzufügen von Chloridionen (einige Tropfen verdünnte Salzsäure) wieder löschen lässt.

Gelbwurz. Werden einige Fragmente der Rhizomdroge mit 2 ml Essigsäureanhydrid angeschüttelt, so tritt nach Zugabe eines Tropfens konzentrierter Schwefelsäure eine rotviolette Färbung auf, die bei Bestrahlung unter UV-Licht (365 nm) je nach Herkunft der Droge unterschiedlich fluoresziert:

Die Probe mit Javanischer Gelbwurz von *Curcuma xanthorrhiza* zeigt nur eine **schwach graugelbliche Fluoreszenz,** während die als Verunreinigung geltende Droge von *Curcuma longa* (= *domestica*) **intensiv rot fluoresziert.** Verantwortlich hierfür ist das in der offizinellen Ware fehlende Di-p-hydroxycinnamoylmethan.

Nach neueren Untersuchungen soll allerdings die longa-Ware, sofern sie wie die xanthorrhiza-Ware aufbereitet wurde, dieses rot fluoreszierende Curcuminoid nur noch in äußerst geringer Menge enthalten.

Ginsengwurzel. Die geschnittene Wurzeldroge zeigt bereits ohne Vorbehandlung an den Bruchflächen eine intensive **weißgelbliche Fluoreszenz** der Ginsenoside (Triterpensaponine).

Mutterkorn. Auch die Lysergsäure-Alkaloide geben sich durch eine **hellgelbe Fluoreszenz** an den Bruchflächen des Dauermycels von *Claviceps purpurea* zu erkennen. Auf diese Weise fallen auch noch kleinere Teilchen von mitvermahlenem Mutterkorn im Mehl auf.

Rhabarber. Im Arzneirhabarber lassen sich kleinste Fragmente rhaponticinhaltiger Wurzeln, die in der offizinellen Droge fehlen sollen, durch eine intensive **blaue Fluoreszenz** nachweisen. Unter günstigen Bedingungen kann diese Fluoreszenz bereits an der trockenen Droge beobachtet werden. Viel deutlicher tritt sie aber in Erscheinung, wenn das Probenmaterial auf feuchtem Filtrierpapier verrieben wird. Bei der Auswahl des Papiers ist unbedingt darauf zu achten, dass es keine optischen Aufheller enthält, weil diese ebenfalls stark blau fluoreszieren.

Safran. Häufig beobachtete Verfälschungen des Safrans wie die Blüten von *Carthamus tinctorius* und *Calendula officinalis* fluoreszieren ohne Vorbehandlung in **rötlich-gelben Farben**, nicht aber die Narbenschenkel von *Crocus sativus*.

Zimtrinde. Zur Unterscheidung der Zimtrinden kann ihre unterschiedliche Fluoreszenz in frisch bereitetem Barytwasser (eine Spatelspitze Bariumhydroxyd in 5 ml Wasser kurzfristig erwärmen) herangezogen werden. Während die Rinde der offizinellen Droge von *Cinnamomum zeylanicum* nur **schwach blau fluoresziert**, zeigt die chinesische Zimtrinde (Cort. Cinn. cassiae) von *Cinnamomum aromaticum* eine **deutlich gelbgrüne Fluoreszenz**, die sich bei andauernder Bestrahlung mit langwelligem UV-Licht noch verstärkt.

Hinweise zur Benutzung des Buches

Bei einem Buch, das auch für den Unterricht geeignet sein sollte, musste der Autor schon aus Gründen der Preisgestaltung den Umfang der darzustellenden Drogen begrenzen und sich auf solche beschränken, die für Ausbildung und Praxis in der Pharmazie von besonderer Bedeutung sind. Hierzu gehören zunächst einmal die offizinellen Drogen, also jene, die im derzeitig gültigen Europäischen (Ph. Eur.) oder Deutschen Arzneibuch (DAB) durch eine Monographie vertreten sind. Hinzugefügt wurde eine Reihe wichtiger Drogen, die in anderen deutschsprachigen Arzneibüchern (ÖAB, Ph. Helv.) bzw. im Deutschen Arzneimittel-Codex (DAC) behandelt werden und schließlich ergänzt – soweit es der zur Verfügung stehende Platz zuließ – durch Drogen, die in der täglichen Praxis dem Apotheker häufig begegnen. Dennoch wird eine Auswahl immer subjektiv bleiben und nicht die Wünsche aller Benutzer dieses Buches befriedigen.

Abbildungen

Die einzelnen Drogen sind entsprechend ihrer morphologischen Zuordnung (Wurzel-, Blüten-, Frucht-, Krautdrogen usw.) in Gruppen zusammengefasst. Am Anfang jeder Gruppe werden sie in einem Übersichtsbild vorgestellt und im Maßstab von ca. 1 : 1 abgebildet, um dem Benutzer einen möglichst natürlichen Eindruck von den Schnittdrogen zu vermitteln. Darüber hinaus wurde versucht durch Auswahl geeigneter fotografischer und drucktechnischer Verfahren auch den Farbcharakter der Drogenfragmente in der Abbildung bestmöglich wiederzugeben, sodass ein direkter Vergleich zwischen Drogen und Abbild bereits erste Hinweise auf die Identität geben kann. In einigen der Übersichtsbilder wurde noch vorhandener Platz genutzt, um ähnliche Pflanzenorgane vergleichend abzubilden und auf ihre Zuordnung zu anderen Drogengruppen hinzuweisen.

Im Anschluss an diese Gruppenübersichten wird jede einzelne Droge in alphabetischer Reihenfolge ihrer deutschen Bezeichnung sehr viel detailreicher in einer halbseitigen Abbildung dargestellt, mit Ausnahme einiger im Anhang aufgeführter Sekrete, Harze und Zellwandbestandteile, die auch bei stärkerer, mikroskopischer Vergrößerung keine diagnostisch auswertbaren Strukturen aufweisen.

Die vergrößerte Einzeldarstellung soll zumindest annähernd den bildhaften Eindruck vermitteln, den ein Analytiker bei stereoskopischer Betrachtung der Droge gewinnt. Leider sind diesen Bemühungen natürliche Grenzen gesetzt, ein dreidimensionaler Eindruck lässt sich eben nur unvollkommen in eine zweidimensionale Druckvorlage übertragen. Trotzdem wurde versucht, durch Auswahl feinzeichnender Markoobjektive und hochauflösenden Filmmaterials unter Verwendung einer differenzierenden Beleuchtungstechnik und kontrastierender Hintergrundfarben ein Maximum an strukturellen Details der Drogen abzubilden. Alle dargestellten Drogenfragmente sind unter stereoskopischer Betrachtung aus der üblichen Handelsware herausgesucht worden, also nicht aus Frischpflanzen oder etwa der Ganzdroge herauspräpariert. Selbstverständlich konnten aus Platzgründen nur solche Drogenbruchstücke abgebildet werden, welche die diagnostisch wichtigen Merkmale in markanter Form aufweisen. Bei der praktischen Durchführung der Drogenanalyse ist es deshalb nützlich, immer mehrere Stücke ähnlich aussehender Fragmente im Stereomikroskop zu untersuchen, denn nicht an jedem Teil wird man die gewünschten Merkmale beobachten können. Die einkopierten Ziffern entsprechen bestimmten Passagen des begleitenden Textes, wobei zur deutlicheren Unterscheidung zwischen Droge und möglicher Verfälschung, die Fragmente der letzteren durch Buchstaben gekennzeichnet sind. Die tatsächliche Vergrößerung in der Abbildung ist durch eine Markierung (–) wiedergegeben, sie entspricht 3 mm wenn nicht ausnahmsweise anders beschriftet wurde.

Gliederung des Textes

Am Anfang jeder Drogengruppe steht eine kurze Übersicht, in der erläutert wird, aus welchen pflanzlichen Organen oder Teilen davon die hier aufgeführten Drogen bestehen können. Die pharmazeutisch warenkundlichen Bezeichnungen (Cortex, Flos, Folium usw.) decken sich nicht unbedingt mit den entsprechenden morphologisch botanischen Begriffen (Rinde, Blüten, Blätter usw.). Die Einzeldarstellungen der Drogen werden auf der jeweilig gegenüberliegenden Seite durch einen knappen Text ergänzt, der sich wie folgt gliedert: In der Überschrift steht hinter dem deutschen Namen der Droge die neuere lateinische Bezeichnung. Auf die in vielen Apotheken noch gebräuchliche alte Nomenklatur ist wegen der meist geringen Unterschiede verzichtet worden (im Sachverzeichnis allerdings noch aufgeführt!), nur bei Verwendung anderer Gattungs- oder Artnamen wird auf die alte lateinische Bezeichnung noch hingewiesen (z. B. Pruni spinosae flos [Flores Acaciae]). Darunter folgen die wissenschaftlichen Namen der Stammpflanze(n) und ihrer Familie, sowie deren deutsche Bezeichnungen.

Droge. Hier finden sich Hinweise aus welchen Teilen der frischen Arzneipflanze die Droge gewonnen wird, auf den Zeitpunkt der Ernte und gegebenenfalls auf besondere Maßnahmen bei der Aufbereitung des geernteten Materials.

Merkmale. Die diagnostisch bedeutsamen Merkmale sind in einer für die Durchführung der Drogenanalyse nützlichen Reihenfolge angeordnet. Bei der Untersuchung einer Droge wird man in der Regel mit einer **stereoskopischen** oder **Lupen-Betrachtung** der einzelnen Fragmente beginnen. Die hierbei zu beobachtenden Merkmale sind durch eine Randmarkierung innerhalb des Textes hervorgehoben, die einzelnen Ziffern weisen auf besondere Fragmente oder deren Strukturen im gegenüberliegenden Bild hin. Häufig lässt sich bereits durch einen Vergleich dieser Merkmalsklasse eine relativ sichere Identifizierung der Schnittdroge durchführen. In zweifelhaften Fällen wird man eine Untersuchung im normalen

Durchlichtmikroskop bei stärkeren Vergrößerungen anschließen. Dabei können bereits unter stereoskopischer Betrachtung von den fraglichen Bruchstücken kleinere Teile abgetrennt und in geeigneten Untersuchungsmedien (Chloralhydrat-Lsg.) präpariert werden. Nachfolgend sind die für die **mikroskopische Untersuchung** wichtigsten zellulären Merkmale der Droge stichwortartig aufgeführt. Abbildungen hierzu finden sich in einer umfangreichen Literatur (Pulver-Atlas, Bestimmungsschlüssel usw.; siehe S. 32–33), die gerade dem Anfänger auf diesem Gebiet dringend empfohlen werden.

Im Anschluss daran folgen Hinweise auf Merkmale, die im Zusammenhang mit der morphologisch-anatomischen Beschreibung zur Identifizierung der Droge einen wesentlichen Beitrag leisten können, für sich alleine genommen sind sie aber meist nicht sehr spezifisch und sollten deshalb auch nicht überbewertet werden. Es sind Hinweise auf einzelne mikrochemische Reaktionen (Nachweis von Stärke, Gerbstoffen, Saponinen usw.), einen auffälligen Geschmack oder Geruch bzw. auf besondere Untersuchungsverfahren wie die Fluoreszenzanalyse. Erst bei Übereinstimmung in allen Merkmalsklassen kann eine Identifizierung als gesichert gelten.

Reinheit. Sieht man einmal davon ab, dass prinzipiell in jede Arzneidroge während der Ernte, Verarbeitung oder im Handel Fremdbestandteile gelangen können, so sind neben diesen mehr oder weniger unbeabsichtigten, natürlichen Verunreinigungen bei bestimmten Drogen regelmäßig Verwechslungen oder Verfälschungen zu beobachten. Sei es, dass bereits bei der Ernte durch nicht ausreichend qualifiziertes Personal Pflanzen auf Grund einer gewissen morphologischen Ähnlichkeit verwechselt oder, dass kostspielige Drogen, deren Stammpflanzen nicht in ausreichender Menge zur Verfügung stehen, durch anderes Pflanzenmaterial bewusst ersetzt werden. Da diese „Ersatzdrogen" meist nicht über den gewünschten Gehalt an wirksamen Arzneistoffen verfügen bzw. unerwünschte Begleitstoffe enthalten, ist neben der Identität auch eine Überprüfung der Reinheit von Arzneidrogen für den Apotheker verpflichtend. Dieser Abschnitt gibt Hinweise auf mögliche Verfälschungen und deren anatomische bzw. mikrochemische Merkmale.

Inhaltsstoffe. Anwendung. In diesen Abschnitten sind stichwortartig einige Angaben zu den wertbestimmenden Inhaltsstoffen der Drogen und deren therapeutische Anwendung zusammengestellt. Sie sind mehr als Hinweise auf die pharmazeutische Bedeutung der Arzneidrogen gedacht und sollen dem in der Ausbildung befindlichen Pharmazeuten bzw. dem Laien einen ersten Eindruck vermitteln, warum und wofür diese Drogen medizinisch verwendet werden. Für detailliertere Angaben zu diesen Kapiteln steht eine umfangreiche Spezialliteratur zur Verfügung (siehe S. 32–33).

Monographie. Der letzte Abschnitt enthält Angaben darüber, in welchen deutschsprachigen Arzneibüchern oder gesetzlichen Verordnungen die jeweilige Droge durch eine ausführliche Monographie vertreten ist. Gegebenenfalls wird man in diesen Monographien weitere nützliche Hinweise zur Überprüfung der Herkunft, Identität und Reinheit der Drogen finden. Da sich die einzelnen Arzneibücher unterschiedlicher Prinzipien in der Auflistung ihrer Monographien bedienen, werden die Drogenbezeichnungen nicht immer exakt mit den hier in der Überschrift genannten übereinstimmen. Für eine schnelle und sichere Auffindung kann im Zweifelsfall die Benutzung der jeweiligen Inhaltsverzeichnisse hilfreich sein.

Abkürzungen

DAB	Deutsches Arzneibuch 2002, Deutscher Apotheker Verlag, Stuttgart und Govi-Verlag GmbH, Frankfurt/M.
DAC	Deutscher Arzneimittel-Codex einschl. Lieferung 2002 (Ergänzungsbuch zum Arzneibuch), Govi-Verlag GmbH, Frankfurt/M. und Deutscher Apotheker Verlag, Stuttgart.
ÖAB	Österreichisches Arzneibuch 1991 einschl. 7. Nachtrag 2000 Grundwerk, Verlag der Österreichischen Staatsdruckerei, Wien.
Ph. Eur.	Europäisches Arzneibuch 4. Ausgabe, 2002, Deutscher Apotheker Verlag, Stuttgart und Govi-Verlag GmbH, Frankfurt/M.
Ph. Helv.	Pharmacopoea Helvetica 8 mit Suppl. 2000, Vertrieb: Eidgenössische Drucksachen- und Materialzentrale, Bern.

Weiterführende Literatur

CHEVALLIER, A.: Die BLV Enzyklopädie der Heilpflanzen, 2. Auflage, BLV Verlagsgesellschaft mbH, München/Wien/Zürich 1996.

DIENER, H.: Drogenerkennung in Lupenfotos, Fachbuchverlag, Leipzig 1957.

ESCHRICH, W.: Pulver-Atlas der Drogen der deutschsprachigen Arzneibücher, 7. Auflage, Deutscher Apotheker Verlag, Stuttgart 1999.

FROHNE, D.: Heilpflanzenlexikon, 7. Auflage, Deutscher Apotheker Verlag, Stuttgart 2002.

GASSNER, G., B. HOHMANN und F. DEUTSCHMANN: Mikroskopische Untersuchung pflanzlicher Lebensmittel. 5. Auflage, Gustav Fischer Verlag, Stuttgart 1988.

GRÜNSFELDER, M.: Makroskopische und mikroskopische Untersuchungen von Arzneidrogen, Georg Thieme Verlag, Stuttgart/New York 1991.

HÄNSEL, R., K. KELLER, H. RIMPLER und G. SCHNEIDER (Hrsg.): Hagers Handbuch der Pharmazeutischen Praxis, 5. Auflage, Bd. 4–6, Springer-Verlag, Berlin/Heidelberg/New York 1994.

HÄNSEL, R., O. STICHER und E. STEINEGGER: Pharmakognosie – Phytopharmazie, 6. Auflage, Springer-Verlag, Berlin/Heidelberg/New York 1999.

HILLER, K. und M. F. MELZIG: Lexikon der Arzneipflanzen und Drogen, Spektrum Akademischer Verlag, Heidelberg/Berlin 1999.

HÖRHAMMER, L.: Teeanalyse, 3. Auflage, Springer-Verlag, Berlin/New York/Heidelberg 1970.

HOHMANN, B., G. REHER und E. STAHL-BISKUP: Pharmazeutische Biologie, Bd. 3, Mikroskopische Drogenmonographien der deutschsprachigen Arzneibücher, Wissenschaftliche Verlagsgesellschaft mbH, Stuttgart 2001.

LANGHAMMER, L.: Bildatlas zur mikroskopischen Analytik pflanzlicher Arzneidrogen, Walter de Gruyter, Berlin/New York 1986.

MORCK, H.: Drogenkunde für pharmazeutisch-technische Assistenten, 5. Auflage, Wissenschaftliche Verlagsgesellschaft, Stuttgart 2002.

PAHLOW, M.: Das große Buch der Heilpflanzen, Gräfe und Unzer Verlag, München 1993.

ROHDEWALD, P., G. RÜCKER und K.-W. GLOMBITZA: Apothekengerechte Prüfvorschriften, Deutscher Apotheker Verlag, Stuttgart 2002.

SCHAFFNER, W., B. HÄFELFINGER und B. ERNST: Heilpflanzen Kompendium, 3. Auflage, Thalacker Medien, Braunschweig 1999.

STAHL-BISKUP, E. und J. REICHLING: Anatomie und Histologie der Samenpflanzen – Mikroskopisches Praktikum für Pharmazeuten, 2. Auflage, Deutscher Apotheker Verlag, Stuttgart 2003.

TEUSCHER, E.: Biogene Arzneimittel, 5. Auflage, Wissenschaftliche Verlagsgesellschaft mbH, Stuttgart 1997.

WAGNER, H.: Pharmazeutische Biologie, Bd. 2, Arzneidrogen und ihre Inhaltsstoffe, 6. Auflage, Wissenschaftliche Verlagsgesellschaft mbH, Stuttgart 1999.

WEBER, U., und K. HUMMEL: Geschnittene Drogen, 5. Auflage, Gustav Fischer Verlag, Stuttgart 1965.

WEISS, R. F. und V. FINTELMANN: Lehrbuch der Phytotherapie, 8. Auflage, Hippokrates Verlag, Stuttgart 1997.

WICHTL, M. (Hrsg.): Teedrogen und Phytopharmaka, 4. Auflage, Wissenschaftliche Verlagsgesellschaft mbH, Stuttgart 2002.

Spezieller Teil

Drogenmonographien

Blütendrogen – Flos

Im morphologischen Sinne wird unter dem Begriff Blüte derjenige Sprossabschnitt verstanden, dessen umgewandelten Blätter der geschlechtlichen Fortpflanzung dienen und der sich zudem durch ein begrenztes Wachstum auszeichnet.

Als Blütendroge werden entweder die ganzen Blütenstände (z. T. mit Hochblättern), Einzelblüten oder auch nur Teile von diesen wie z. B. die Kelchblätter, Kronblätter oder Narbenschenkel geerntet.

Abbildung rechte Seite:

1. Arnikablüten
2. Gewürznelken
3. Hibiscusblüten
4. Holunderblüten
5. Kamillenblüten
6. Römische Kamille
7. Katzenpfötchenblüten
8. Kornblumenblüten
9. Lavendelblüten
10. Lindenblüten
11. Malvenblüten
12. Pfingstrosenblütenblätter
13. Pomeranzenblüten
14. Ringelblumenblüten
15. Safran
16. Schlehdornblüten
17. Schlüsselblumenblüten
18. Stockrosenblüten
19. Weiße Taubnesselblüten
20. Königskerzenblüten

Einzelblüten und Blütenstände als Bestandteil anderer Drogengruppen (Folium, Herba).

21. Weißdornblüten (S. 106)
22. Riesengoldrutenblüten (S. 126)
23. Schafgarbenblüten (S. 128)
24. Tausendgüldenkrautblüten (S. 132)
25. Wermutblüten (S. 134)

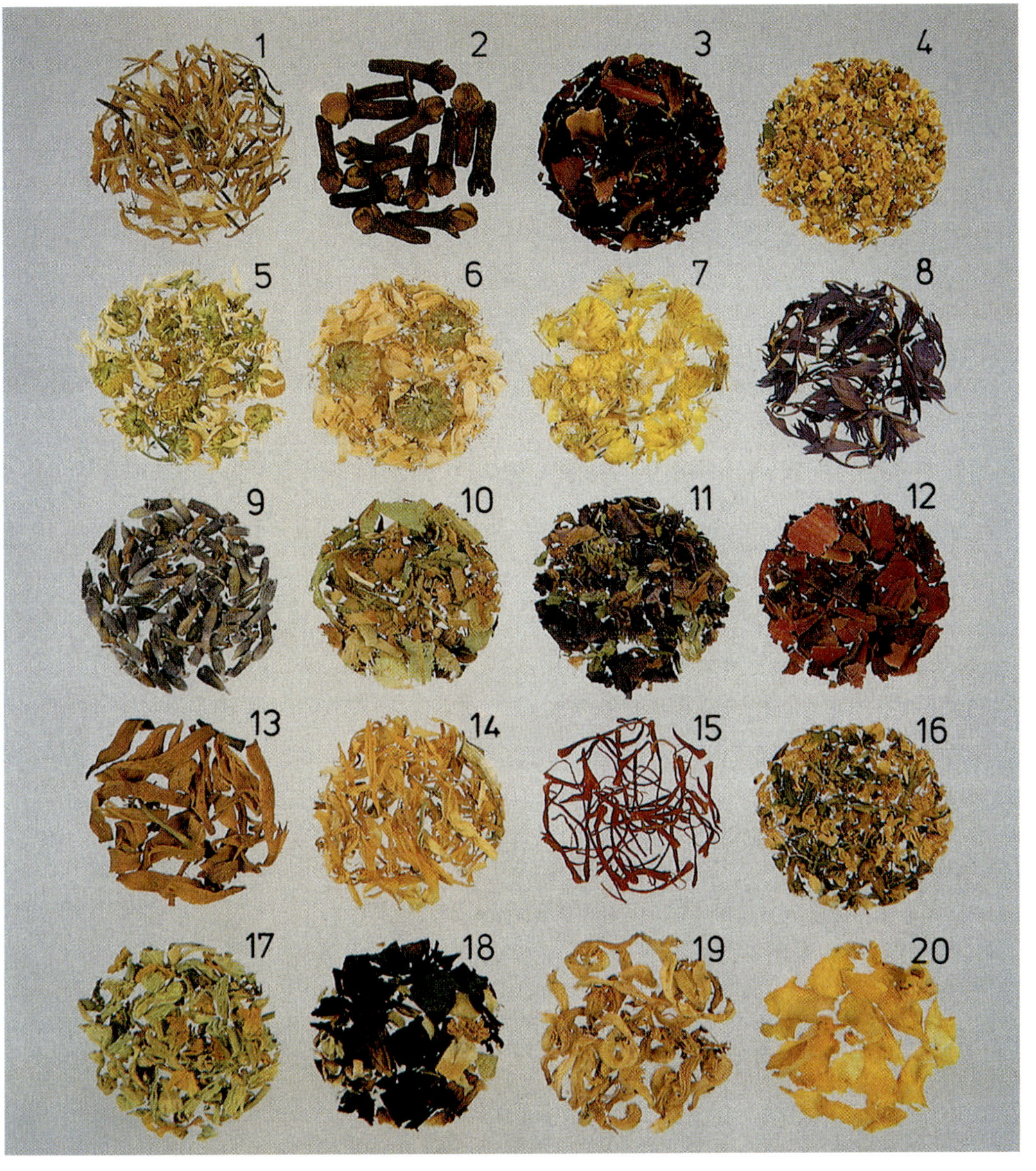
1
2
3
4
5
6
7
8
9
10
11
12
13
14
15
16
17
18
19
20

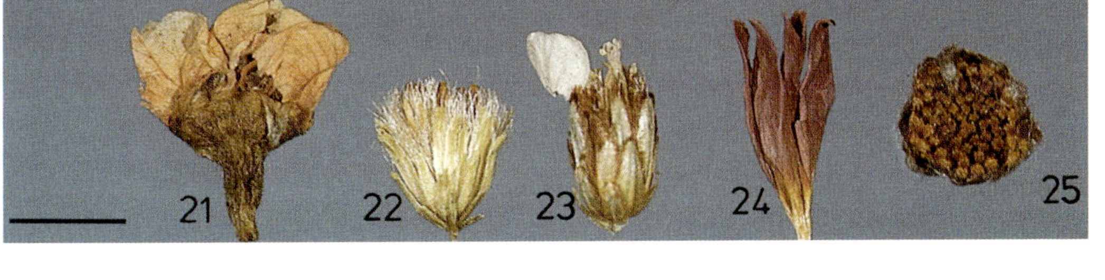
21
22
23
24
25

Arnikablüten, Arnicae flos

Arnica montana L. – Bergwohlverleih

Asteraceae – Korbblütengewächse

Droge: Die ganzen, meist jedoch zerfallenen Blütenkörbchen.

Merkmale: Gelbliche Zungen- (1) und Röhrenblüten (2) mit einem Pappus aus weißlichen Kelchhaaren (3), zuweilen leicht gewölbter Blütenstandsboden mit behaarten Hüllblättern (4) vorhanden.

Zwillingshaare, Asteraceen-Drüsenschuppen, stachelige, triporate Pollen, Phytomelaneinlagerungen, borstiger Pappus.

Reinheit: Verfälschungen sind relativ häufig, vor allem durch *Heterotheca inuloides* (Mexikanische Arnika), die keine Sesquiterpenlactone enthält. Unterschiede: Zungenblüten (a) ohne Pappus, Röhrenblüten (b) mit zweireihigem Pappus, Narben V-förmig, Fruchtknoten kürzer und ohne Phytomelan. Zungenblüten mit weniger als 7 Nerven deuten auf Verfälschungen durch andere gelb blühende Asteraceen hin *(Calendula, Inula, Doronicum, Taraxacum)*.

Inhaltsstoffe: Bitterstoffe (Sesquiterpenlactone), Flavonoide, ätherisches Öl.

Anwendung: Äußerlich bei Prellungen und rheumatischen Gelenkbeschwerden. Bei innerlicher Anwendung sind toxische Wirkungen zu erwarten.

Monographie: Ph. Eur.

Gewürznelken, Caryophylli flos

Syzygium aromaticum (L.) MERR. ET PERRY – Nelkenbaum

Myrtaceae – Myrtengewächse

Droge: Die voll entwickelten, aber noch nicht geöffneten Blütenknospen.

Merkmale: Langer, feinrunzeliger, stumpfvierkantiger Unterkelch (1) mit vier kurzen, abstehenden Kelchzipfeln (2); vier gewölbte Kronblätter (3) umschließen die Staubblätter (4); zahlreiche, im durchscheinenden Licht sichtbare Exkretbehälter (5) in den Blütenblättern.

Große schizogene Ölbehälter, zahlreiche Oxalatdrusen, abgerundet dreieckige Pollen.

Mit Eisen(III)chlorid-Lösung werden alle Drogenteile schwarzbraun gefärbt.

Geschmack brennend würzig, Geruch stark aromatisch nach Eugenol (Nelkenöl).

Reinheit: Minderwertige, vorextrahierte Droge schwimmt in destilliertem Wasser auf, vollwertige sinkt unter oder schwimmt senkrecht. Stielreste (6) und aufgeblühte Knospen dürfen höchstens zu 4 % enthalten sein.

Inhaltsstoffe: Ätherisches Öl (Eugenol), Gerbstoffe.

Anwendung: Als Gewürz; das Öl als Antiseptikum in der Zahnheilkunde.

Monographie: Ph. Eur.

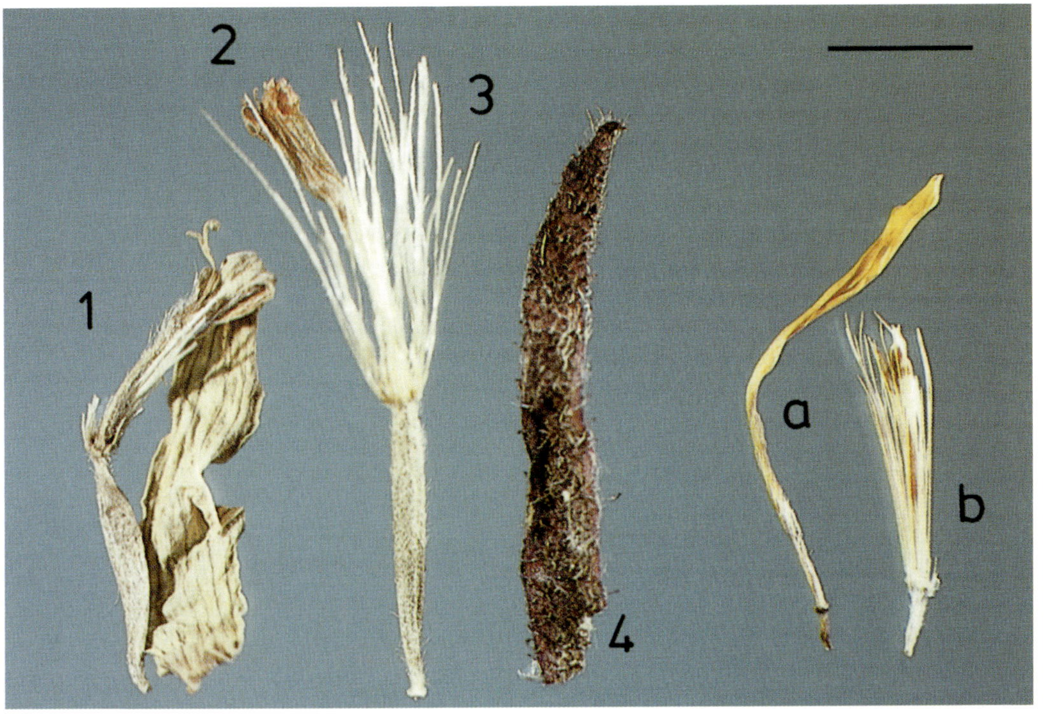
1
2
3
4
a
b

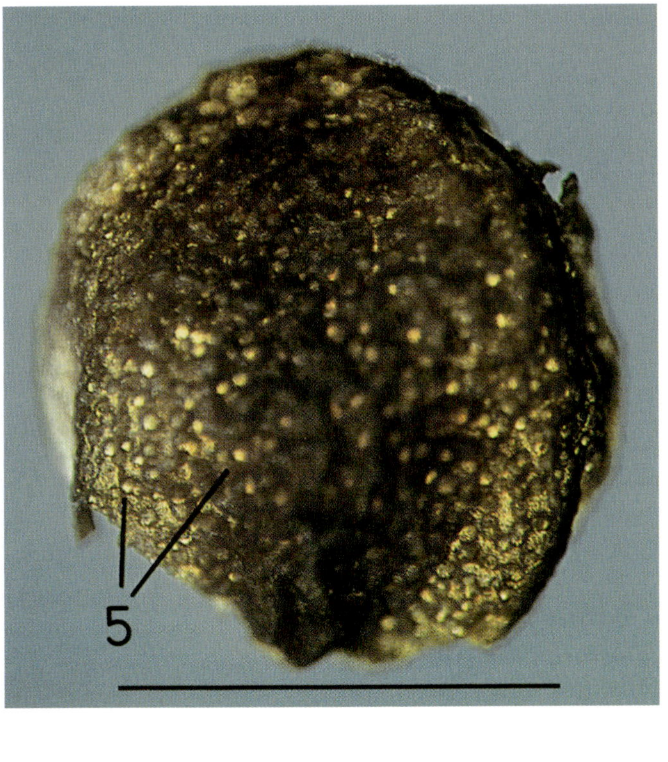
5

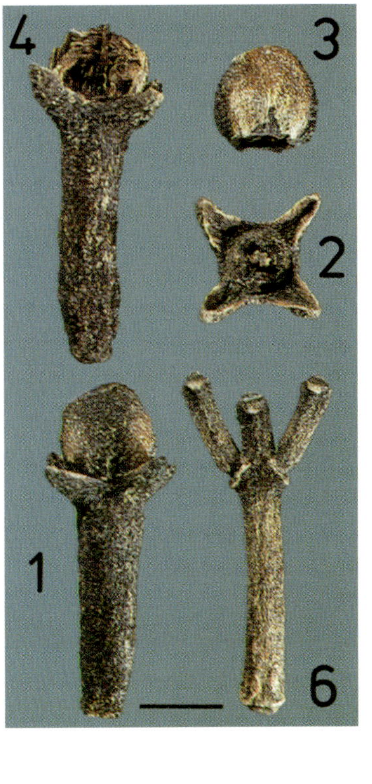
4
3
2
1
6

Hibiscusblüten, Hibisci sabdariffae flos

Hibiscus sabdariffa L. – Sabdariff-Eibisch

Malvaceae – Malvengewächse

Droge: Die zur Fruchtzeit geernteten Kelche und Außenkelche.

Merkmale: Fleischige, leicht brüchige, leuchtend gefärbte Kelchblätter (1), an der Basis der Innenseite (2) heller; etwas hervortretender Mittelnerv, oberhalb der Kelchmitte mit dicklicher, etwa 1 mm großer Nektardrüse (3); nierenförmige Samen (4) und Fragmente der Fruchtkapseln dürfen nur vereinzelt vorkommen.

Woll- und Spießhaare, Oxalatdrusen, rotgefärbte Gewebestücke.

Geschmack säuerlich, erfrischend.

Reinheit: Auf Zusätze künstlicher Farbe ist zu achten; Fruchtanteile nur bis zu 2 % zulässig.

Inhaltsstoffe: Pflanzensäuren, Anthocyanfarbstoffe, Schleimstoffe.

Anwendung: Zu Erfrischungsgetränken, als Schönungsdroge und Geschmackskorrigens.

Monographie: Ph. Eur.

Holunderblüten, Sambuci flos

Sambucus nigra L. – Schwarzer Holunder

Caprifoliaceae (Sambucaceae) – Geißblattgewächse

Droge: Die gerebelten, von den Blütenständen abgetrennten Einzelblüten.

Merkmale: Kleine, geschrumpfte, flache Blüten (1), z. T. auch als Knospen (2), mit verwachsener, 5-zipfeliger, häufig abgefallener Blütenkrone (3) und fünf Staubblättern; unterseits mit winzigem Kelch; seltener sind Blütenstandsachsen (4) und Blattfragmente (5) vorhanden.

Kristallsandzellen, tricolpate Pollen mit feinnetziger Exine, Endothecium.

Reinheit: Verfälschungen durch *Sambucus ebulus* (rötliche Staubgefäße und Kronblätter) kommen kaum vor.

Inhaltsstoffe: Ätherisches Öl, Flavonoide (Rutin u. a.), Chlorogensäure.

Anwendung: Als schweißtreibendes Mittel (Wirkung umstritten!), Geschmackskorrigens.

Monographie: Ph. Eur.

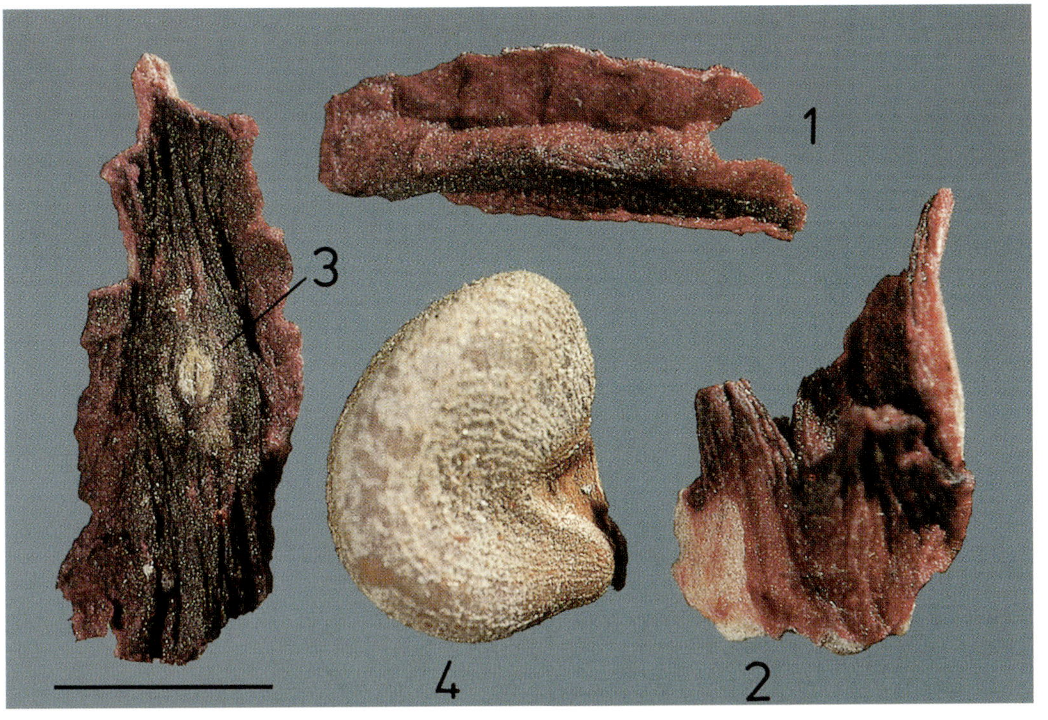
1
3
4
2

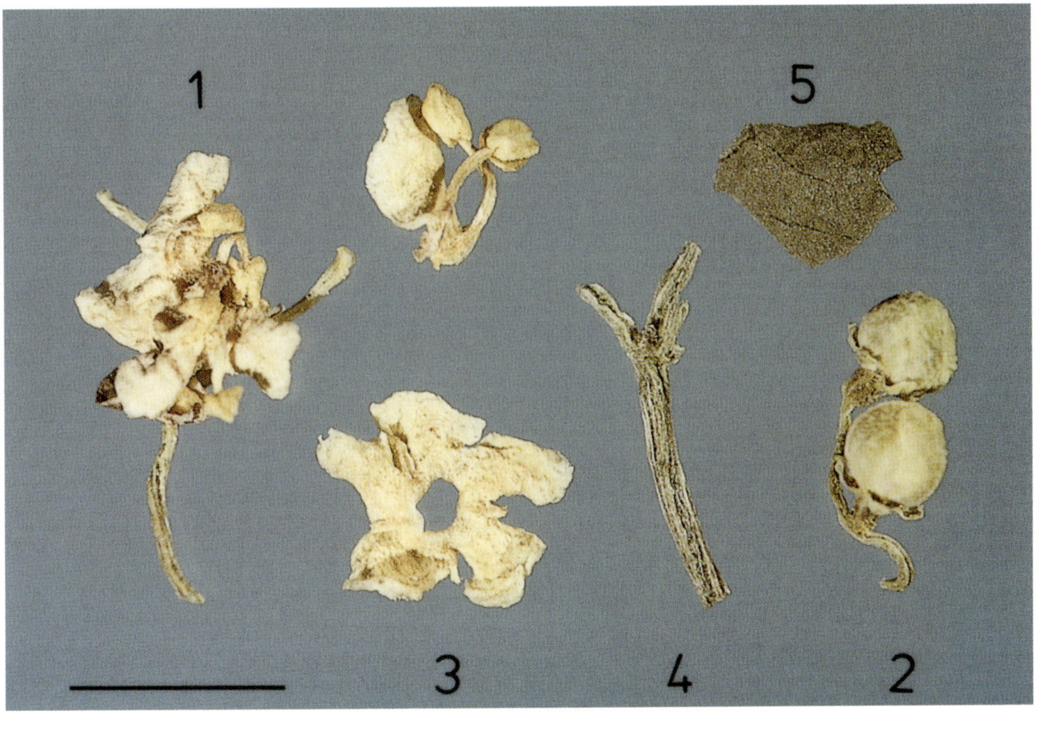
1
5
3
4
2

Kamillenblüten, Matricariae flos

Matricaria recutita L. (syn.: *Chamomilla recutita* RAUSCHERT) – Echte Kamille

Asteraceae – Korbblütengewächse

Droge: Die kurz vor der Vollblüte geernteten und bei Raumtemperatur getrockneten Blütenkörbchen.

> **Merkmale:** Spitzkegelförmige, hohle (!) Blütenstandsböden (1) mit 12–17 Hüllkelchblättern (2); zahlreiche, scheibenständige Röhrenblüten (3) mit fünfzipfeliger Krone; abwärts gerichtete, randständige Zungenblüten (4); beide Blütenformen ohne Pappus.

Asteraceen-Drüsenschuppen; stachelige, triporate Pollen.

Geschmack etwas bitterlich; charakteristischer, aromatischer Geruch.

Reinheit: Da die Droge aus Kulturen stammt, kommen Beimengungen der stark allergenen Hundskamille *(Anthemis cotula)* nicht mehr vor.

Inhaltsstoffe: Ätherisches Öl (Bisabolol, Matricin u. a.), Flavonoide, Cumarine.

Anwendung: Bei Magen-Darm-Beschwerden (spasmolytisch, ulkusprotektiv); bei Haut- und Schleimhautentzündungen (antiphlogistisch, bakterizid).

Monographie: Ph. Eur.

Römische Kamille, Chamomillae romanae flos

Chamaemelum nobile (L) ALL. – Römische Kamille

Asteraceae – Korbblütengewächse

Droge: Die Blütenkörbchen der angebauten, gefüllten Varietät.

> **Merkmale:** Überwiegend Zungenblüten (1) mit lanzettlichen, kahnförmigen Spreublättchen (2) auf kegelförmigen, massiven Blütenstandsböden; Hüllkelche aus dachziegelartig angeordneten Blättchen (3) mit trockenhäutigem Rand.

Asteraceen-Drüsenschuppen, Gliederhaare mit fahnenartiger Endzelle, Spreublattfragmente, stachelige triporate Pollen.

Reinheit: Da die Droge aus Kulturen stammt, sind Verfälschungen selten, allenfalls durch Blütenköpfchen von *Matricaria perforata* (Geruchlose Kamille).

Inhaltsstoffe: Ätherisches Öl (Angelicasäureester), Bitterstoffe (Sesquiterpenlactone), Flavonoide, Polyacetylene.

Anwendung: siehe Kamillenblüten, vielleicht etwas schwächerer spasmolytischer Effekt.

Monographie: Ph. Eur.

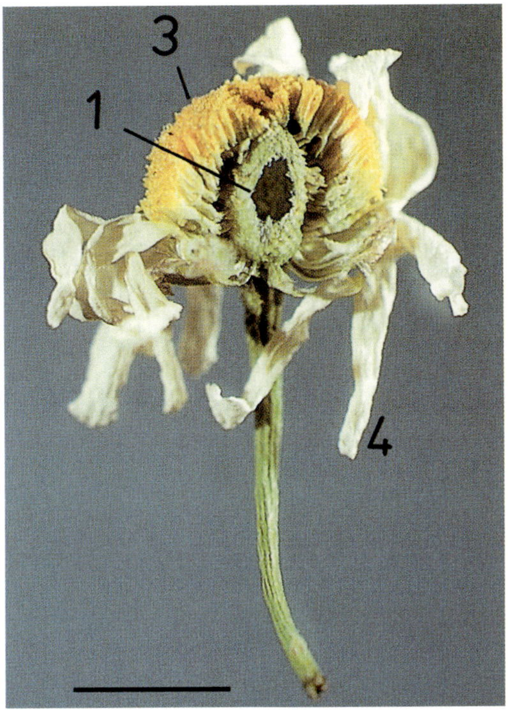
3
1
4

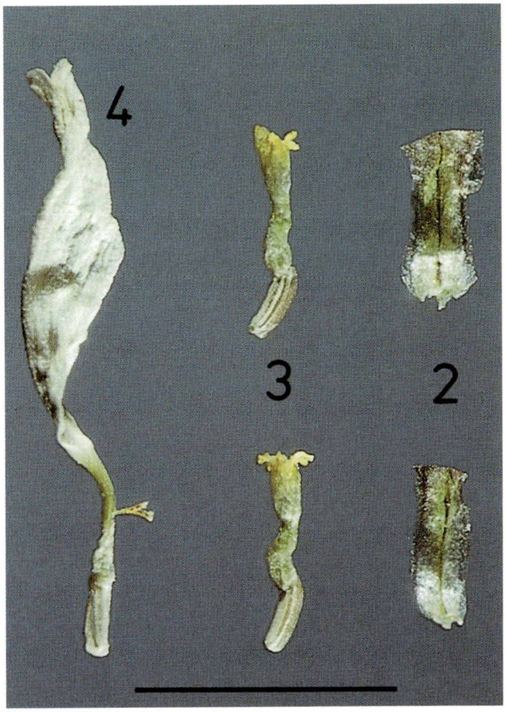
4
3
2

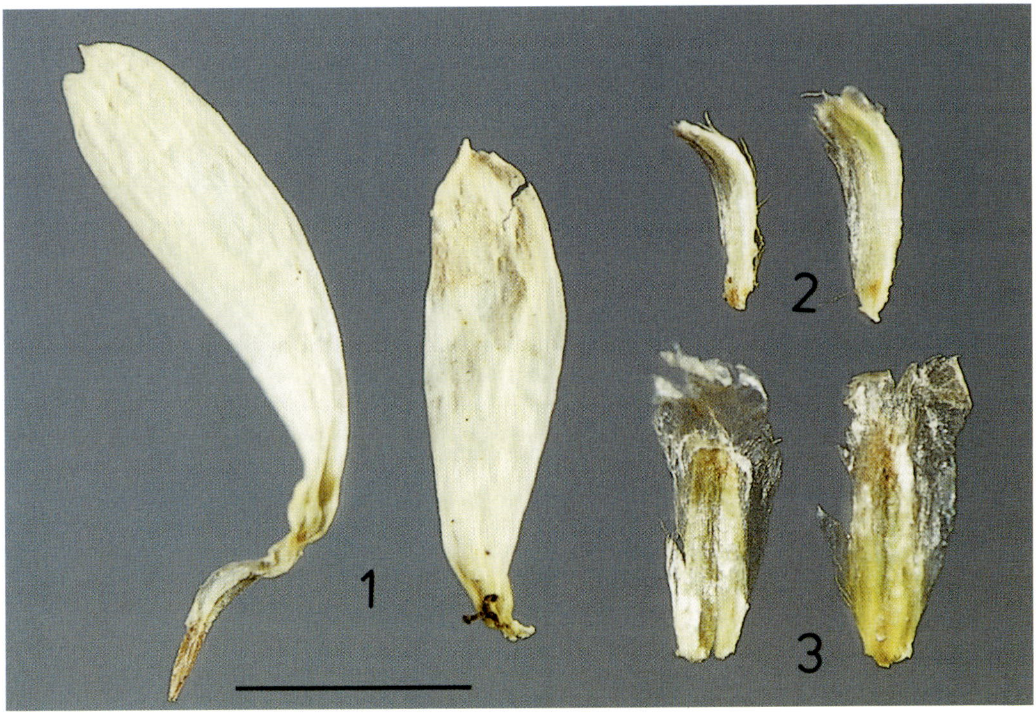
2
1
3

Katzenpfötchenblüten, gelbe (Ruhrkrautblüten), Helichrysi flos

Helichrysum arenarium (L). MOENCH – Katzenpfötchen, Sand-Strohblume

Asteraceae – Korbblütengewächse

Droge: Vor dem völligen Aufblühen gesammelte Blütenstände.

Merkmale: Kleine, strohblumenartige Blütenköpfchen durch Behaarung miteinander filzig verklebt. Trockenhäutige, etwas abstehende Hüllkelchblätter (1), die die zahlreichen Röhrenblüten mit deutlichem Pappus (2) umschließen; nur wenige, sehr kleine Zungenblüten; wollfilzige Stiele der Blütenköpfe (3).

Peitschenförmige Gliederhaare, filzig verwachsene Pappushaare, keulenförmige Drüsenhaare der Fruchtknotenwand.

Reinheit: Gelegentlich mit Blütenköpfchen von *Helichrysum stoechas* und *H. angustifolium* (gelbbräunliche Blütenfarbe) verunreinigt.

Inhaltsstoffe: Flavonoide, Bitterstoffe (Sesquiterpenlactone), wenig ätherisches Öl.

Anwendung: Bei Erkrankungen der Gallenblase und -wege; oft auch als Schmuckdroge.

Monographie: DAC, Ph. Helv.

Königskerzenblüten (Wollblumen), Verbasci flos

Verbascum phlomoides L. – Wollige Königskerze

V. densiflorum BERTOL. – Großblütige Königskerze

Scrophulariaceae – Braunwurzgewächse

Droge: Die bei trockenem Wetter geernteten und anschließend sorgfältig getrockneten Kron- und Staubblätter.

Merkmale: Fünfzählige Blütenkrone (1) mit drei kurzgestielten, wollig behaarten (2) und zwei langgestielten, kahlen (3) Staubblättern; Kronblätter auf der Innenseite (4) kahl, außen (5) stark behaart.

Etagenhaare, Keulenhaare, tricolpate Pollen, Endothecium.

Schleimig, süßlicher Geschmack.

Reinheit: Andere *Verbascum*-Arten unterscheiden sich durch kleinere Blüten oder fünf gleichgestaltete Staubblätter (violett). Die Droge sollte vor Licht und Feuchtigkeit geschützt aufbewahrt werden.

Inhaltsstoffe: Flavonoide, Iridoide (Aucubin), Saponine, Schleim.

Anwendung: Bei Erkältungskrankheiten (expektorierend, reizlindernd).

Monographie: Ph. Eur.

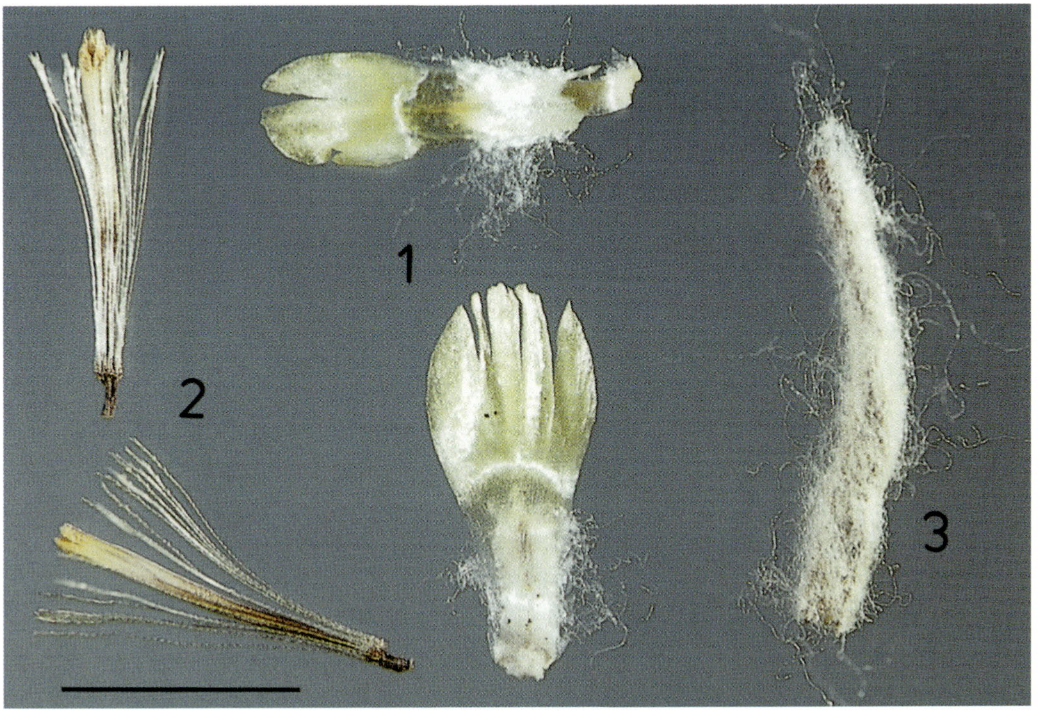
1
2
3

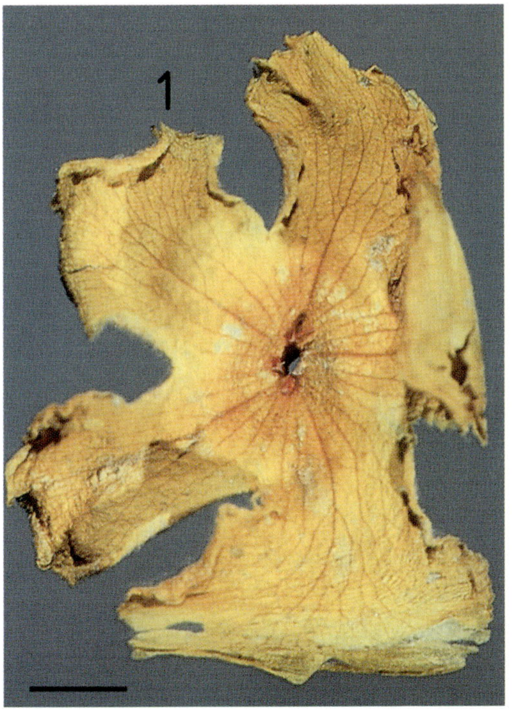
1

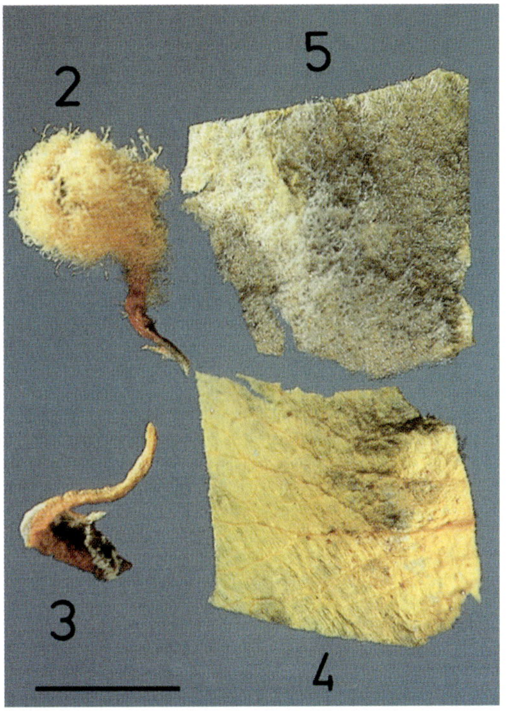
2
5
3
4

Kornblumenblüten, Cyani flos

Centaurea cyanus L. – Kornblume

Asteraceae – Korbblütengewächse

Droge: Die ausgezupften, schnell getrockneten Randblüten; im Handel gelegentlich auch die ganzen Blütenköpfchen (Flores Cyani cum calycibus).

> **Merkmale:** Unfruchtbare Randblüten (1) nach oben glockig erweitert, meist 5–8 zipfelig. Kleinere, röhrenförmige Scheibenblüten (2); seidenglänzende Früchte (3) mit dichtem Pappus; am oberen Ende gefranste Hüllkelchblätter (4).

Zickzackförmig gewundene Seitenwände der Epidermiszellen.

Reinheit: Nicht unter Lichtschutz aufbewahrte Droge verfärbt sich weiß.

Inhaltsstoffe: Anthocyan-Farbstoffe, Bitterstoffe, Gerbstoffe.

Anwendung: Überwiegend als Schönungsdroge; als (bescheidenes) Bittermittel.

Monographie: DAC.

Lavendelblüten, Lavandulae flos

Lavandula angustifolia MILL. – Lavendel

Lamiaceae – Lippenblütengewächse

Droge: Die vor dem völligen Entfalten gesammelten Blüten.

> **Merkmale:** Kronröhren (1) stark geschrumpft, nur z. T. noch vorhanden. Walzenförmiger, stark behaarter Kelch (2) mit deutlichen Längsrippen, fünfter Kelchzahn (3) als Lippe ausgebildet; vereinzelt glänzende Nüsschen (4), vierkantige Stängelstücke (5) und Fragmente der lanzettlichen Blätter (6).

Etagenhaare, Knotenhaare, Lamiaceen-Drüsenschuppen, hexacolpate Pollen mit punktierter Exine. Beim Verreiben angenehm aromatischer Geruch nach Lavendel.

Reinheit: Verwandte *Lavandula*-Arten sind nur durch chemische Analyse des ätherischen Öls zu erkennen.

Inhaltsstoffe: Ätherisches Öl (vorwiegend Monoterpene), Gerbstoffe.

Anwendung: Als mildes Beruhigungs- und Gallenmittel; auch Schmuckdroge.

Monographie: Ph. Eur.

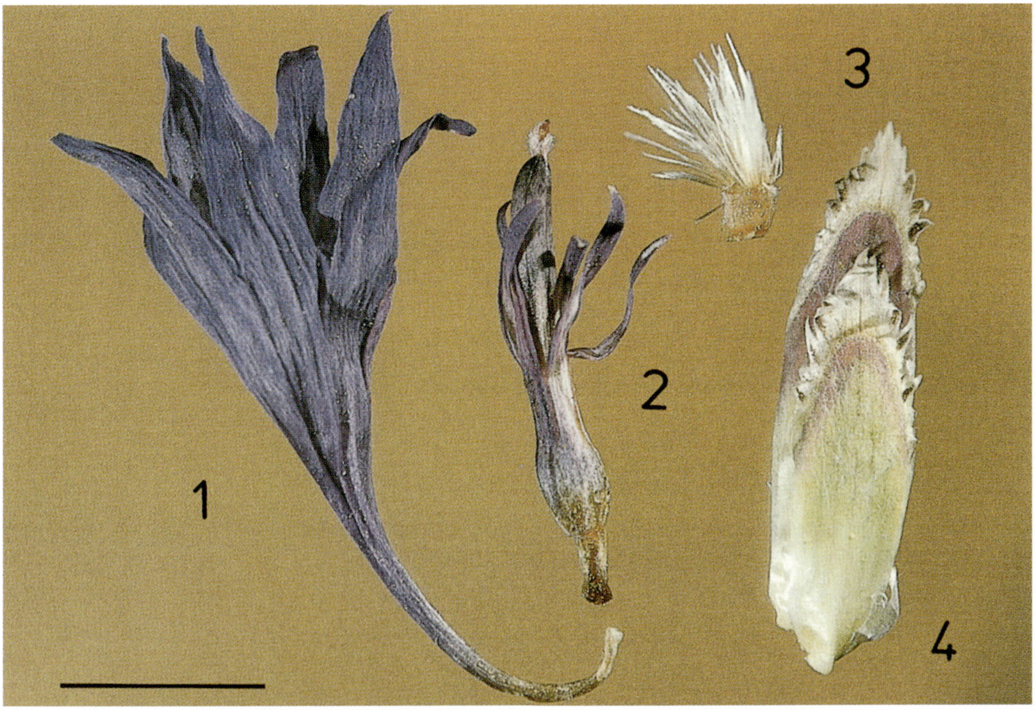
3
2
1
4

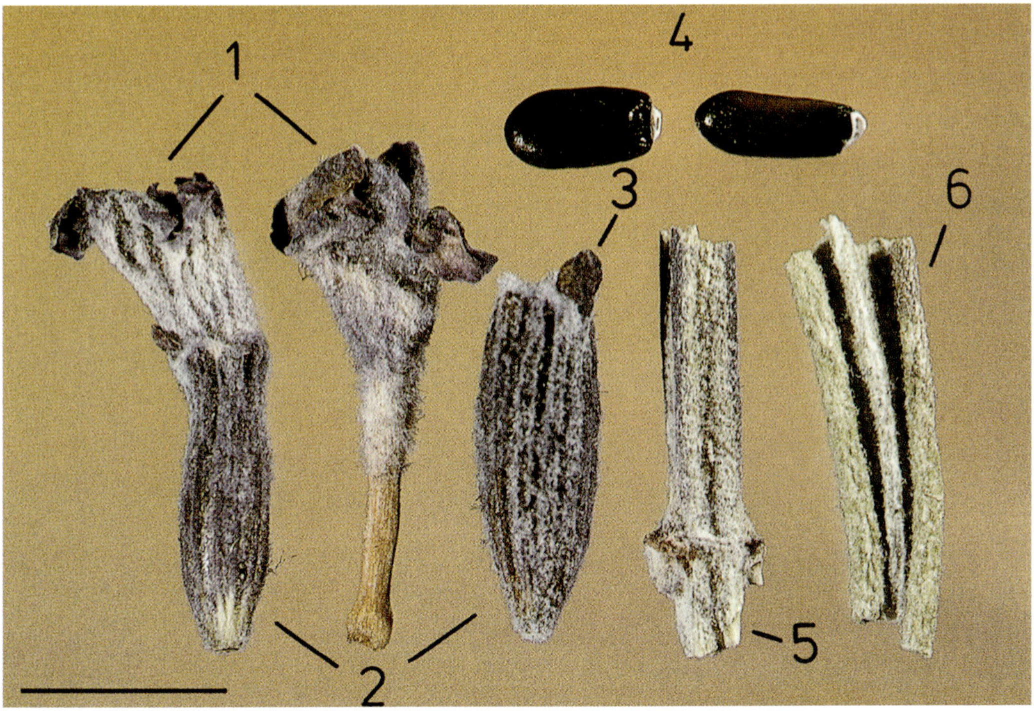
4
1
3
6
5
2

Lindenblüten, Tiliae flos

Tilia cordata MILL. – Winterlinde

T. platyphyllos SCOP. – Sommerlinde

Tiliaceae – Lindengewächse

Droge: Die zur Vollblüte zusammen mit dem Hochblatt geernteten und bei ca. 40° C getrockneten Blütenstände.

Merkmale: Bruchstücke der häutigen, kahlen, netzadrigen Hochblätter (1) mit auffallender Mittelrippe; Blüte (2) mit fünf Kelch- (3) und Kronblättern (4), z. T. als geschlossene Knospe (5); kugelige, dicht behaarte Fruchtknoten (6); Stiele des Blütenstandes (7).

Büschelhaare, Oxalatdrusen, tricolpate Pollen.

Leicht süßlicher, schleimiger Geschmack.

Reinheit: Verfälschungen insbesondere durch *Tilia tomentosa* [Silberlinde; Hochblatt mit dichter Behaarung (a); geringere Quellungszahl] kommen gelegentlich vor.

Inhaltsstoffe: Flavonoide (Isoquercitrin u. a.), Schleim, Gerbstoffe.

Anwendung: Bei Katarrhen der Atemwege und fiebrigen Erkältungskrankheiten (schweißtreibende Wirkung umstritten).

Monographie: Ph. Eur.

Malvenblüten, Malvae flos

Malva sylvestris L. – Wilde Malve, Käsepappel

M. s. ssp. mauritiana (L.) A. ET GR. – Mauretanische Malve

Malvaceae – Malvengewächse

Droge: Die im frischen Zustand rosafarbenen Blüten färben sich beim Trocknen blauviolett.

Merkmale: Dünne, stark geschrumpfte Bruchstücke der Kronblätter (1), am Grunde weißbärtig (2); borstig behaarte Kelchblätter (3); säulenartig verwachsene Staubfäden (4); vereinzelt auch scheibenförmig abgeplattete Fruchtknoten (5), sowie behaarte Blütenstiele (6).

Büschelhaare, große spitzstachelige Pollen, Oxalatdrusen.

Reinheit: Sporenlager von *Puccinia malvacearum* (Rostpilz) dürfen nur vereinzelt vorkommen.

Inhaltsstoffe: Schleim, Gerbstoffe, Anthocyan-Farbstoffe.

Anwendung: Zur Reizlinderung bei Husten und Gastritis, z. T. auch Schmuckdroge.

Monographie: Ph. Eur.

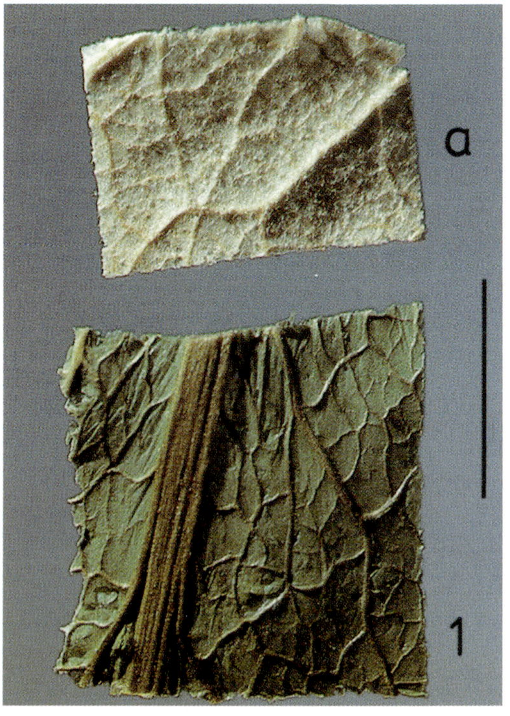
a
1

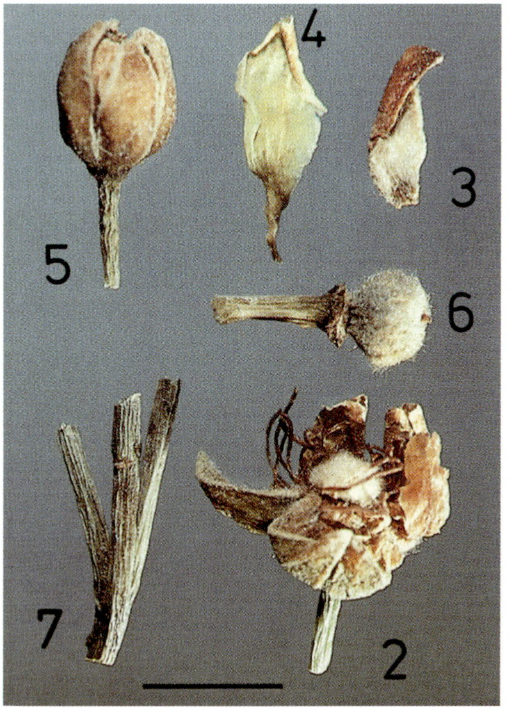
4
3
5
6
7
2

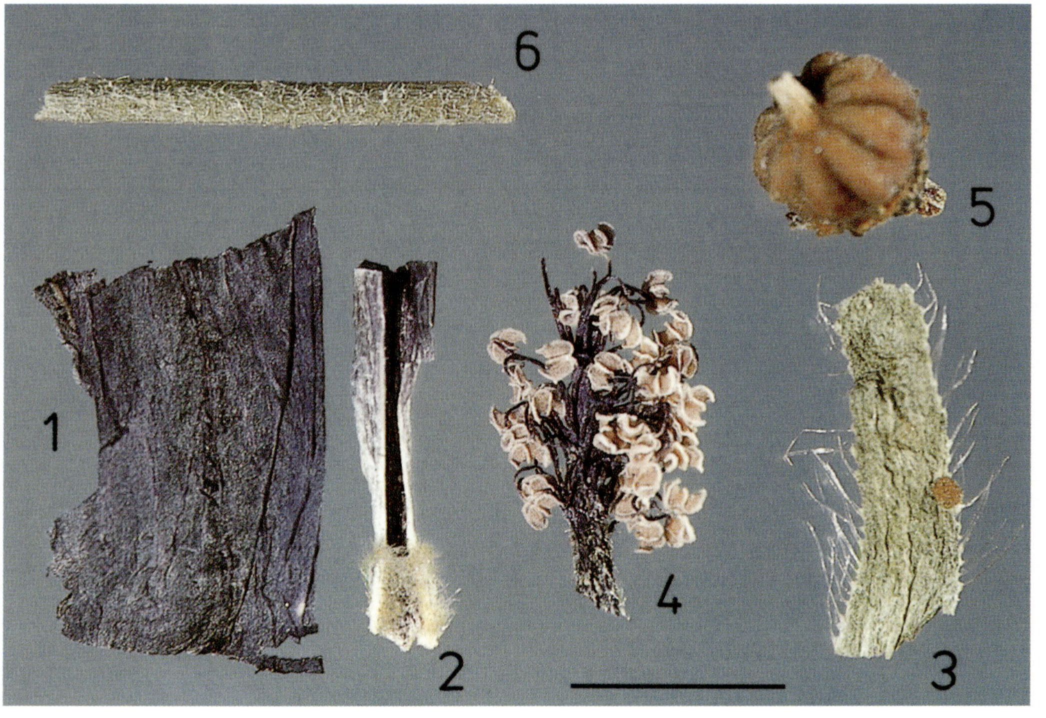
6
5
1
2
4
3

Pfingstrosenblütenblätter, Paeoniae petalum

Paeonia officinalis L. – Garten-Pfingstrose

Paeoniaceae – Pfingstrosengewächse

Droge: Die schnell getrockneten Kronblätter der gefüllten, rotblütigen Gartenform.

Merkmale: Leicht gerunzelte, dickliche, steife Kronblätter (1), von zahlreichen Nerven strahlig durchzogen; daneben vereinzelt Kelchblattfragmente (2) und Staubblätter (3).

Perlschnurartig verdickte Seitenwände der Epidermiszellen.

Geschmack herb und zusammenziehend.

Reinheit: Missfarbene, ausgebleichte Blütenblätter sollen fehlen.

Inhaltsstoffe: Anthocyanglykoside (Paeonin), Gerbstoffe.

Anwendung: Überwiegend als Schmuckdroge.

Monographie: DAC.

Pomeranzenblüten (Bitterorangenblüten), Aurantii amari flos

Citrus aurantium L. *ssp. aurantium* – Pomeranze

Rutaceae – Rautengewächse

Droge: Die noch geschlossenen Blütenknospen.

Merkmale: Langgestielte Blütenknospen (1) mit kleinem, napfförmigem Kelch (2) und fünf, an der Außenseite bräunlich punktierten Kronblättern (3); zahlreiche, an der Basis zu Bändern verwachsene Staubblätter (4); mehrfächriger Fruchtknoten (5) mit dickem Griffel und kopfiger Narbe.

Schizolysigene Exkretbehälter, große Oxalatprismen in den Kelchblättern, rundliche Pollen mit feinkörniger Exine.

Würzig-aromatischer, etwas bitterer Geschmack.

Reinheit: Verfälschungen kommen praktisch nicht vor.

Inhaltsstoffe: Ätherisches Öl (Monoterpene), Bitterstoffe, Flavonoide.

Anwendung: Als appetitanregendes Mittel und Geschmackskorrigens.

Monographie: Ph. Eur.

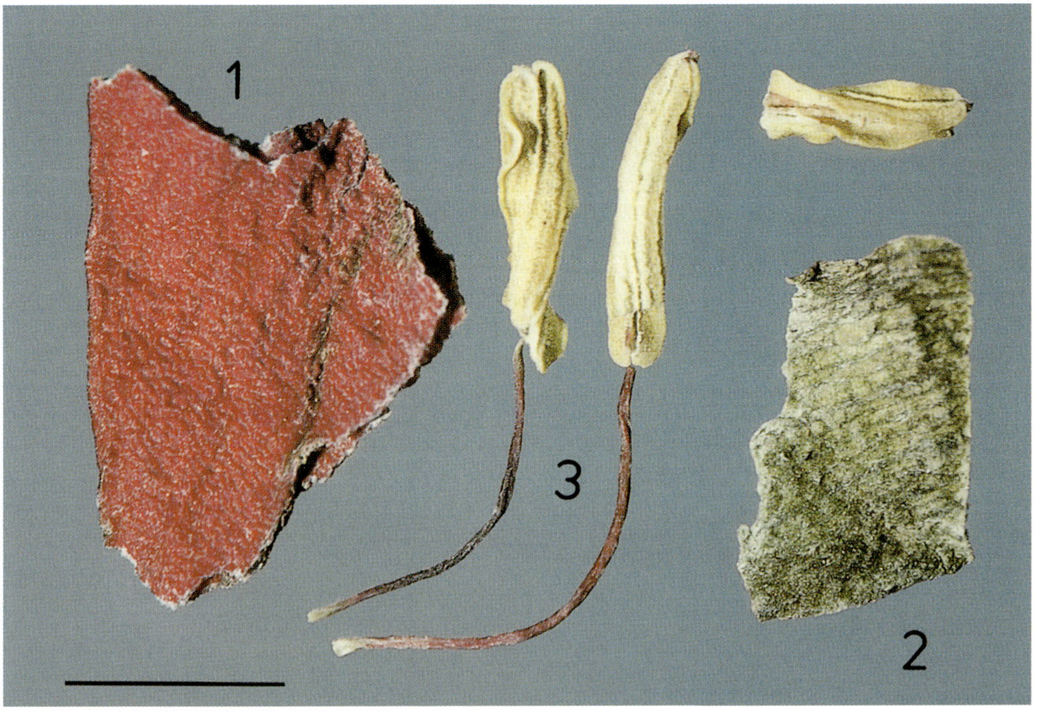
1
3
2

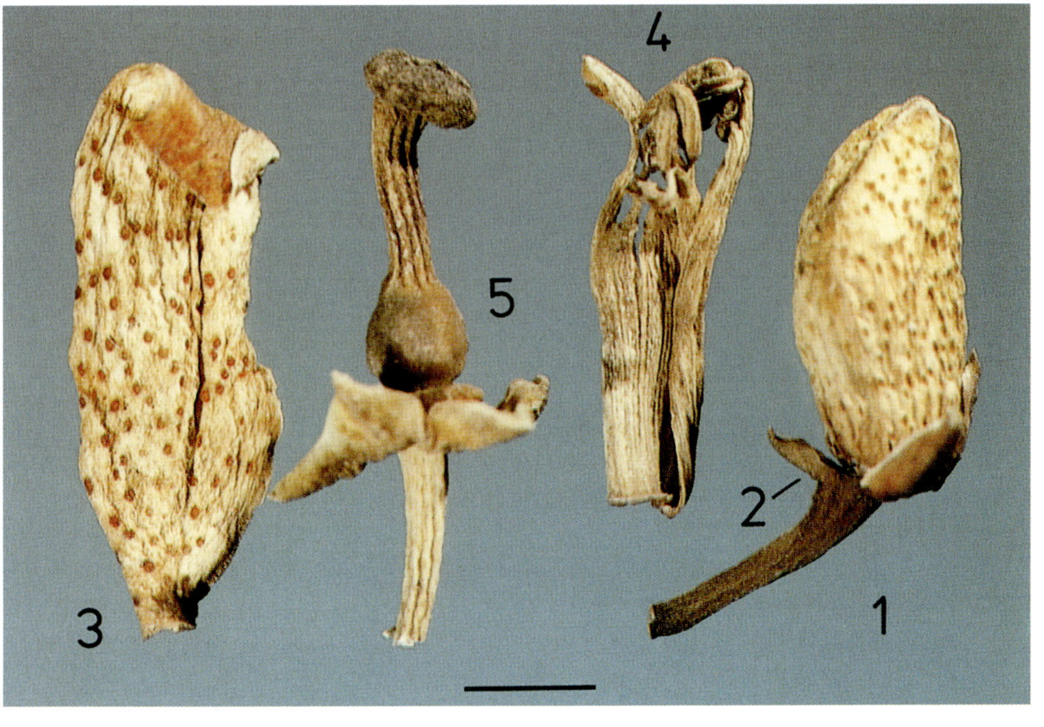
4
5
2
3
1

Ringelblumenblüten, Calendulae flos

Calendula officinalis L. – Ringelblume

Asteraceae – Korbblütengewächse

Droge: Die Randblüten der völlig entfalteten Blütenköpfchen.

Merkmale: Schmale Zungenblüten (1) mit dreizähniger Spitze (2) und unscheinbarem, leicht behaarten Fruchtknoten (Pappus fehlt [3]); seltener kommen eingerollte oder kahnförmige, kurzstachelige Früchte (4), kleine Röhrenblüten (5) und Hüllkelchblätter (6) vor.

Zweireihige Gliederhaare, Drüsenhaare, stachelige triporate Pollen.

Geschmack bitterlich herb.

Reinheit: Verfälschungen kommen praktisch nicht vor.

Inhaltsstoffe: Ätherisches Öl, Flavonoide (Calenduloside), Carotinoide, Bitterstoffe.

Anwendung: Innerlich bei entzündlichen Erkrankungen von Galle und Magen, äußerlich bei Brand- und Quetschwunden sowie Schleimhautentzündungen.

Monographie: Ph. Eur.

Safran, Croci stigma

Crocus sativus L. – Safran

Iridaceae – Schwertliliengewächse

Droge: Die Narbenschenkel der im Herbst geernteten Blüte.

Merkmale: Röhrenförmige Narbenschenkel (1), nach oben trichterförmig in einen feinkerbigen Saum (2) erweitert.

Große, runde Pollen mit feingekörnter Exine.

Beim Zerreiben kräftig aromatischer Geruch; würziger, leicht bitterer Geschmack, an Jodoform erinnernd.

Reinheit: Sehr häufig verfälscht (teure Droge), u. a. durch Blüten von *Calendula, Carthamus tinctorius* (Saflor [a]), *Tagetes*-Arten (amerikanischer Safran) und durch Griffel von *Crocus* (Feminell). Während die Narbenschenkel von *Crocus* im UV-Licht (365 nm) nicht fluoreszieren, leuchten der Saflor rot und die Blüten von *Calendula* gelb auf.

Inhaltsstoffe: Wasserlösliche Farbstoffe (Crocin), Bitterstoffe (Picrocrocin), ätherisches Öl (Safranal).

Anwendung: Als Gewürz und Färbemittel; als Arzneidroge obsolet (in größeren Mengen stark toxisch).

Monographie: DAC, ÖAB; Ph. Eur. (Croci stigma ad praeparationes homoeopathicae).

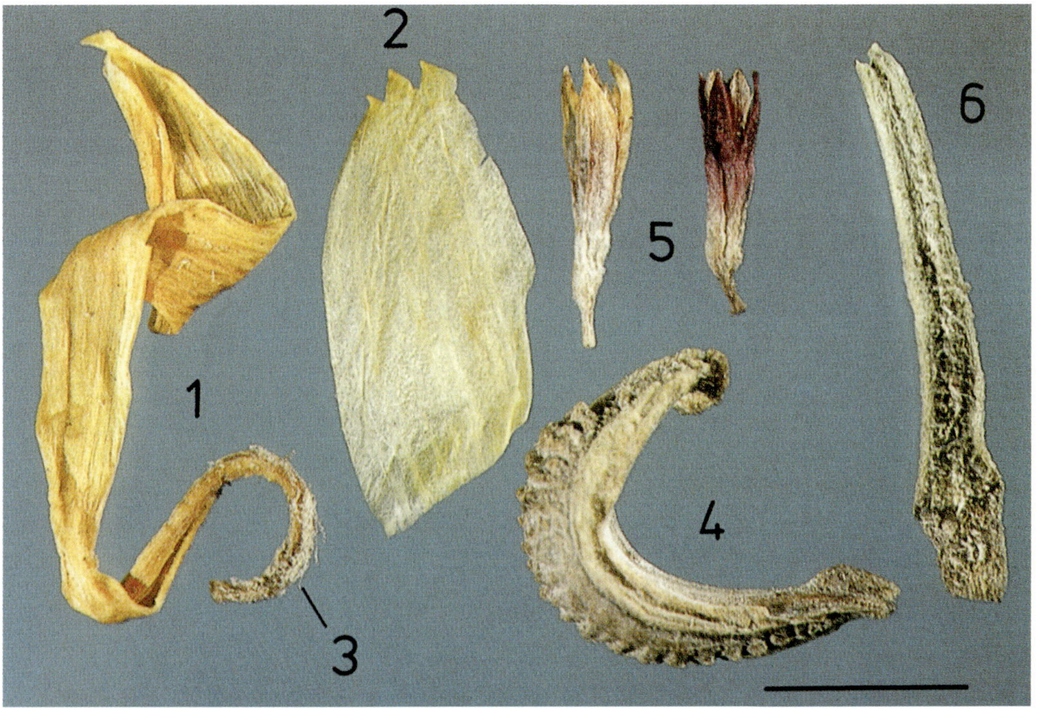
1
2
3
4
5
6

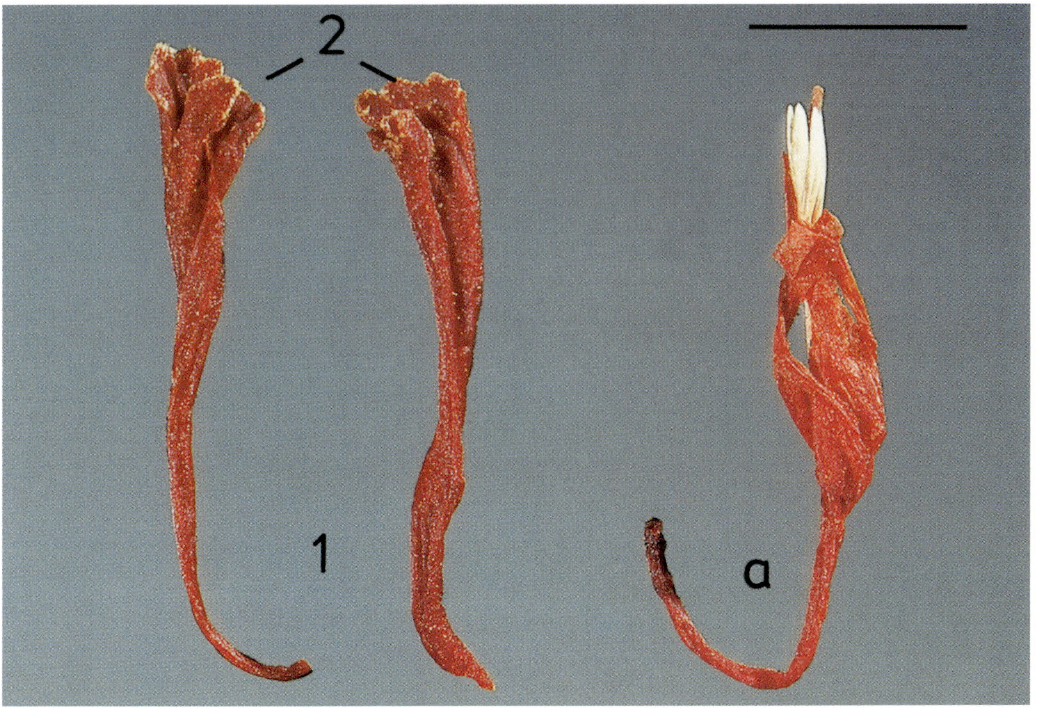
1
2
a

Schlehdornblüten, Pruni spinosae flos (Flores Acaciae)

Prunus spinosa L. – Schlehe

Rosaceae – Rosengewächse

Droge: Die im Frühjahr, noch vor dem Erscheinen der Blätter gesammelten Blüten.

Merkmale: Kreiselförmig ausgehöhlte Blütenachse (1); fünfblättriger Kelch (2), dessen Blätter nicht zurückgeschlagen sind; Blütenblätter (3) oft abgefallen; zahlreiche Staubblätter umgeben den Fruchtknoten (4) mit kopfiger Narbe; Blütenstiel am unteren Ende mit kleinen Knospenschuppen (5); vereinzelt auch Blattknospen (6).

Dickwandige, einzellige Borstenhaare; abgerundete Pollen mit drei großen Poren.

Reinheit: In guter Droge sollen Blattknospen und Zweigstücke fehlen. Blüten von *Prunus padus* haben zurückgeschlagene Kelchblätter und sind größer (zahlreiche Schlauchhaare, große Drüsenzotten).

Inhaltsstoffe: Flavonoide (Quercitrin, Rutin u. a.).

Anwendung: Als „Blutreinigungstee", schwache diuretische Wirkung.

Monographie: DAC.

Schlüsselblumenblüten, Primulae flos cum calyce

Primula veris L. – Wiesen-Schlüsselblume

Primula elatior (L.) Hill – Hohe Schlüsselblume

Primulaceae – Primelgewächse

Droge: Die ganzen oder geschnittenen Blüten.

Merkmale: Etwas bauchig aufgetriebene, dicht flaumig behaarte Kelchröhren (1) mit deutlich hervortretenden Rippen und breit dreieckigen Kelchzähnen (2); stark geschrumpfte Fragmente der Blütenkrone (3), die am Grunde der Kronzipfel orangegelbe Flecken aufweist (im getrockneten Zustand kaum noch zu erkennen); daneben vereinzelt Teile der Fruchtkapsel (4) mit Griffelresten (5).

Gliederhaare mit birnenförmiger Endzelle, Pollen von zweierlei Größe mit feinkörniger Exine.

Reinheit: Der Anteil an grünen Blüten darf 30 % nicht übersteigen.

Inhaltsstoffe: Triterpensaponine (vorwiegend in den Kelchblättern!), Flavonoide.

Anwendung: Bei Erkältungskrankheiten.

Monographie: DAC.

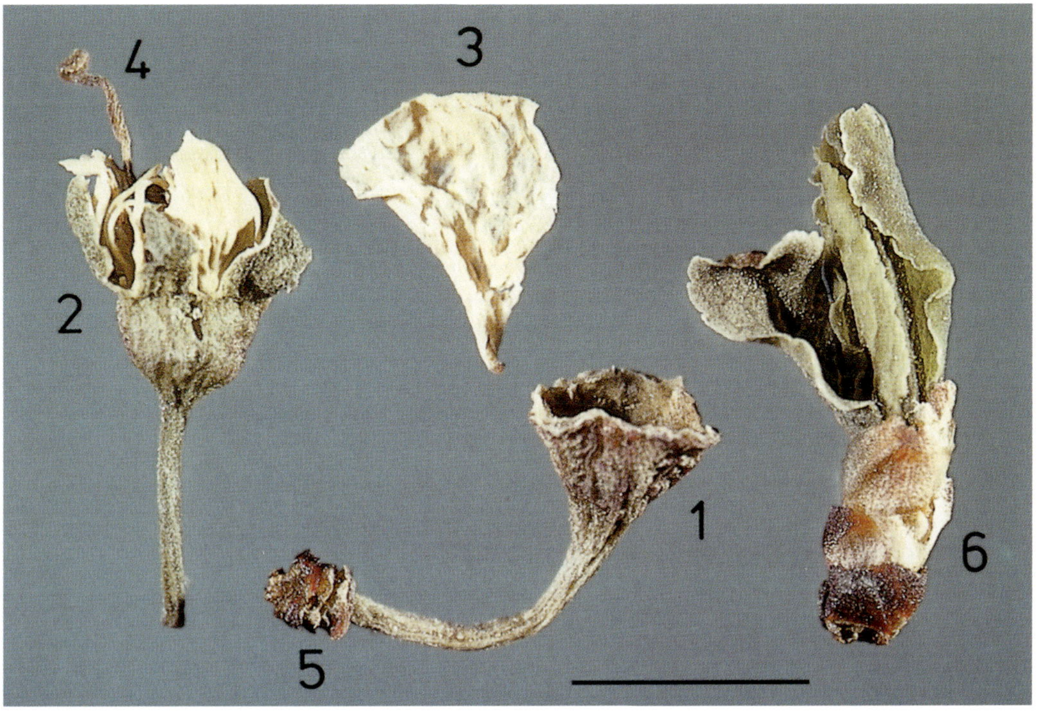
4
3
2
1
6
5

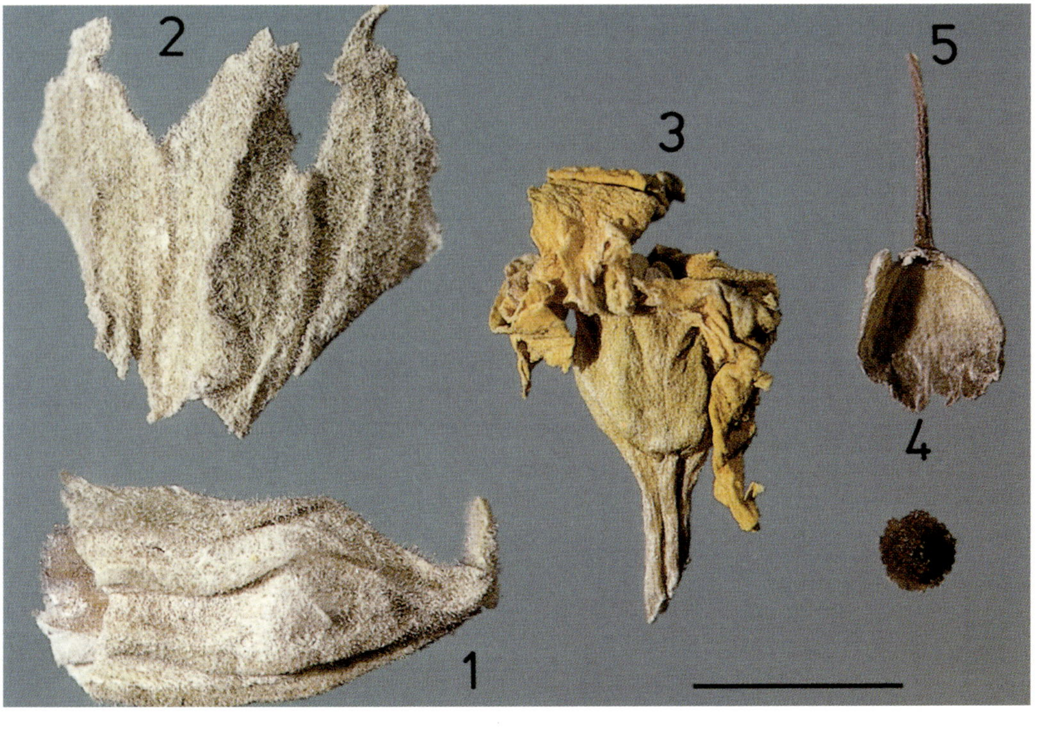
2
5
3
4
1

Stockrosenblüten, Alceae roseae flos (Flores Malvae arboreae)

Althaea rosea (L.) CAV. – Stockrose

Malvaceae – Malvengewächse

Droge: Die mit den Kelchen gesammelten Blüten.

> **Merkmale:** Filzig behaarte Blätter des Außen- und Innenkelchs (1); gefaltete, runzelige Kronblätter (2), am Grund weiß gebartet (3); Staubblattröhren (Columna) mit zahlreichen Staubbeuteln (4); vereinzelt typische, scheibenförmige Fruchtkapseln.

Büschelhaare, Peitschenhaare; große, stachelige Pollen; Oxalatdrusen.

Wässrige Abkochung färbt sich mit Säuren hellrot, mit Alkalien grün.

Geschmack schleimig herb.

Reinheit: Wegen des höheren Schleimgehaltes verlangt das EB 6 eine Blütendroge mit Kelchen. Im Handel kommt auch die reine Blütendroge vor (sine calycibus).

Inhaltsstoffe: Anthocyan-Farbstoffe, Schleim, Gerbstoffe.

Anwendung: Bei Erkältungskrankheiten; als Lebensmittelfarbstoff.

Weiße Taubnesselblüten, Lamii albi flos

Lamium album L. – Weiße Taubnessel

Lamiaceae – Lippenblütengewächse

Droge: Die Blütenkronen mit anhaftenden Staubblättern. Auch das während der Blütezeit gesammelte Kraut wird als Arzneidroge (Weißes Taubnesselkraut) gehandelt.

> **Merkmale:** S-förmige gekrümmte, zweilippige Kronblattröhre (1); an der Spitze stark behaarte, helmförmige Oberlippe (2); verschieden lange Staubblätter mit schwarzbraunen, behaarten Antheren (3), bis zum Schlund der Kronröhre miteinander verwachsen; Narbe (4).

Mehrzellige Gliederhaare, Schlauchhaare (der Anthere), „kartoffelförmige" Pollen, Drüsenhaare.

Reinheit: Verfälschungen kommen praktisch nicht vor.

Inhaltsstoffe: Triterpensaponine, Flavonoide, Gerbstoffe (Rosmarinsäure), Schleim.

Anwendung: Bei Erkältungskrankheiten; als „Blutreinigungstee" schwach diuretisch.

Monographie: DAC (enthält auch Monographie über Herba Lamii).

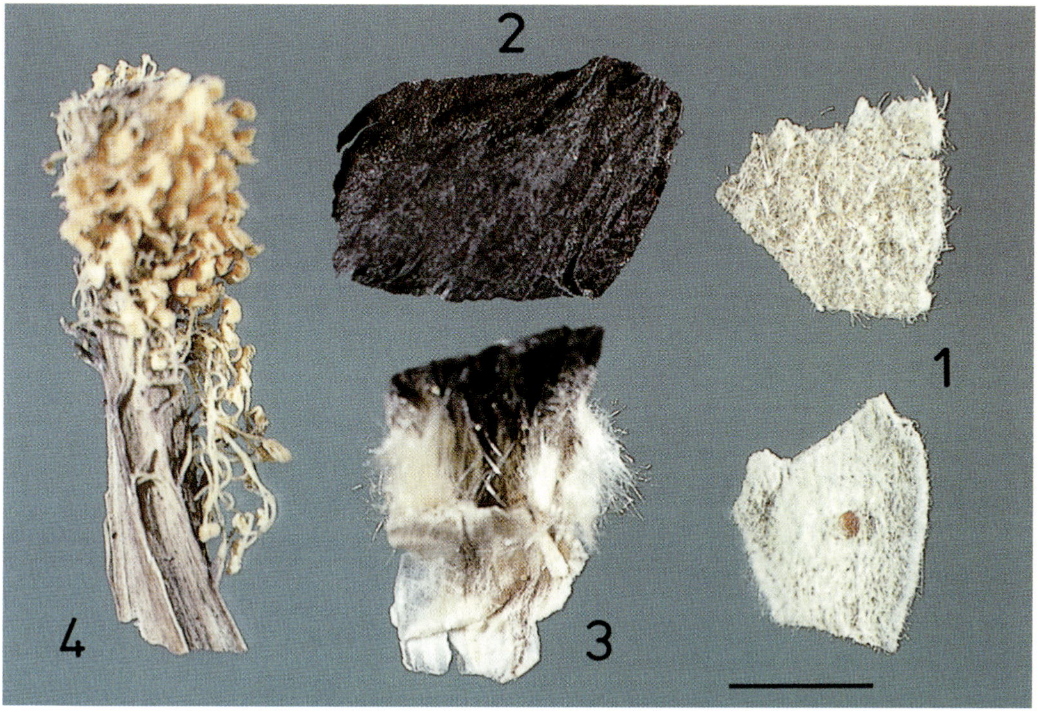
2
1
4
3

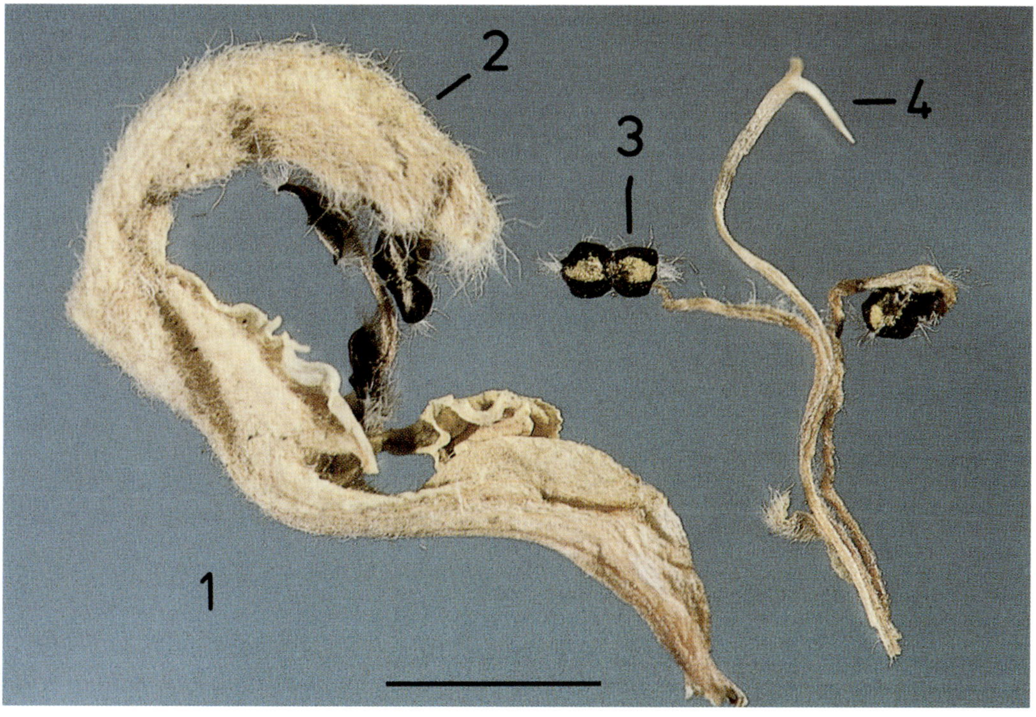
2
4
3
1

Frucht- und Samendrogen – Fructus, Semen

Als Früchte werden alle Organe einer Pflanze verstanden, die die heranwachsenden Samen bis zur Reife umhüllen und dann gegebenenfalls auch zu deren Verbreitung dienen. Bedingt durch die Vielfalt der vorkommenden Fruchtformen sind in der Gruppe der Fructus-Drogen Früchte unterschiedlichster morphologischer Prägung vertreten, wie z. B. Beeren, Balgfrüchte, Hülsen, Kapseln, Nüsse und Achänen. Vereinzelt werden auch nur die Fruchtwände (Pericarpium) ohne Samen bzw. ganze Fruchtstände oder auch Scheinfrüchte (Pseudofructus), an deren Ausgestaltung zusätzlich die Blütenachse beteiligt ist, als Arzneidrogen verwendet. Einen Sonderfall stellen die sog. Beerenzapfen des Wacholders dar. Als gymnosperme Pflanze bildet er keine echten Früchte, sondern umgibt die reifenden Samenanlagen mit fleischig werdenden Schuppenblättern.

Die Samen enthalten den Embryo, also eine junge Pflanze im vorübergehenden Ruhezustand, bestehend aus Keimblättern und -wurzel. Sie ist häufig umgeben von Nährgewebe und abschließend geschützt durch eine mehr oder weniger feste Samenschale. Als Arzneidrogen werden meist die ganzen Samen verwendet, in Ausnahmefällen auch nur die Samenschale bzw. Keimblätter allein.

Abbildung rechte Seite:

1. Anis
2. Bohnenhülsen
3. Cayennepfeffer
4. Fenchel
5. Hagebuttenschalen
6. Heidelbeeren
7. Hopfenzapfen
8. Kardamomen
9. Koriander
10. Kümmel
11. Mariendistelfrüchte
12. Bitterorangenschalen
13. Sennesfrüchte
14. Sternanis
15. Wacholderbeeren
16. Weißdornfrüchte
17. Bockshornsamen
18. Flohsamen, Indische Flohsamen
19. Kolasamen
20. Leinsamen
21. Rosskastaniensamen
22. Schwarze Senfsamen

Samen und Früchte als Bestandteil anderer Drogengruppen (Flos, Folium, Herba).

23. Tollkirschensamen (S. 84)
24. Stiefmütterchensamen (S. 132)
25. Lavendelfrüchte (S. 46)
26. Birkenfrüchte (S. 86)
27. Hirtentäschelfrüchte (S. 116)
28. Odermennigfrüchte (S. 124)
29. Benediktenkrautfrüchte (S. 118)

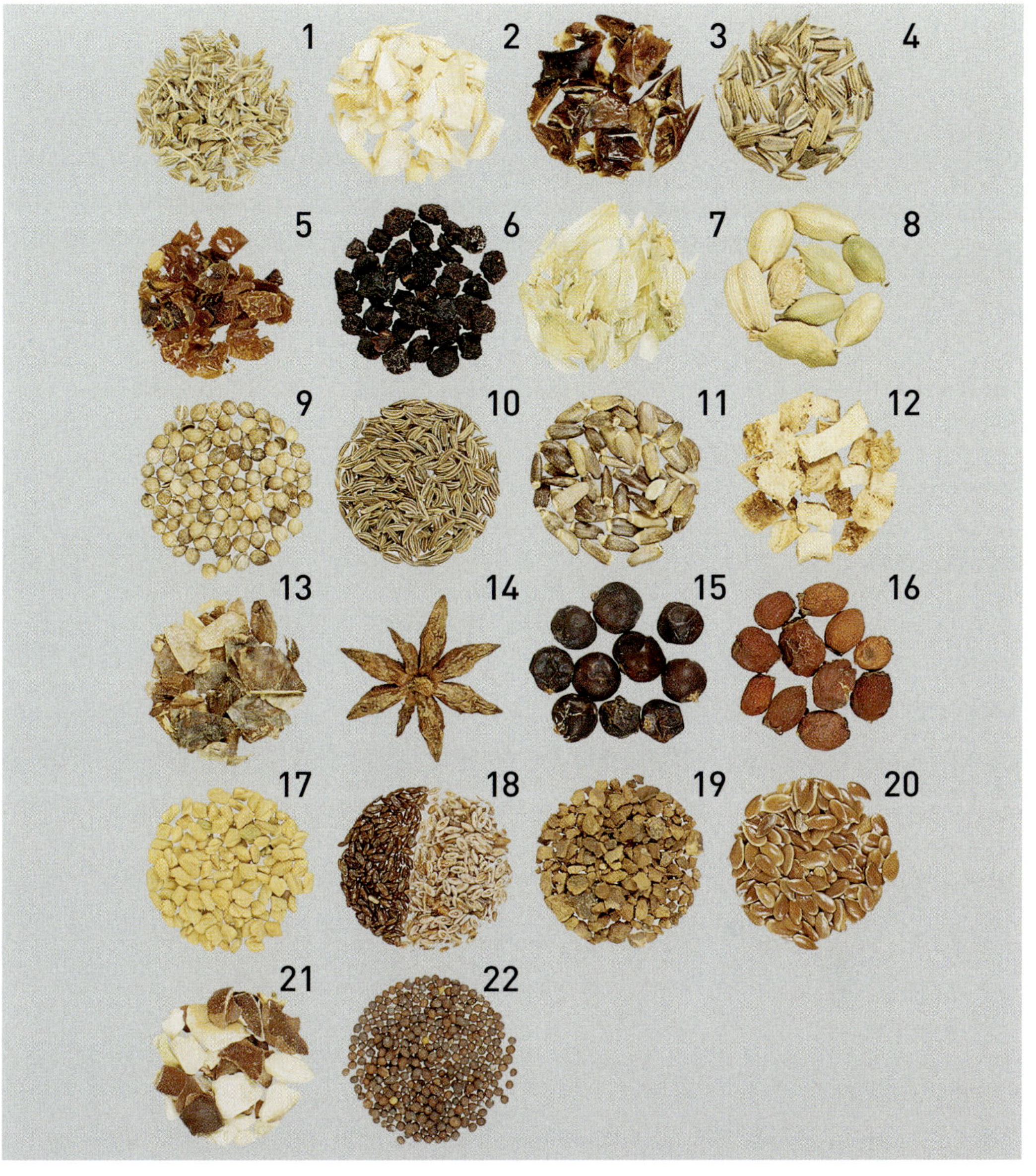
1
2
3
4
5
6
7
8
9
10
11
12
13
14
15
16
17
18
19
20
21
22

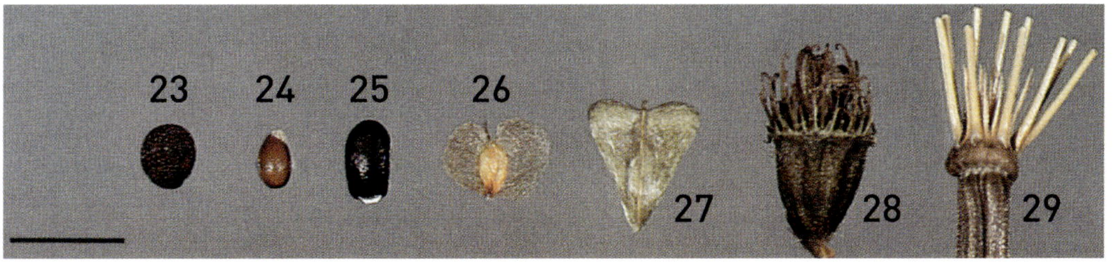
23
24
25
26
27
28
29

Anis, Anisi fructus

Pimpinella anisum L. – Anis

Apiaceae – Doldengewächse

Droge: Die reifen, getrockneten, meist noch zusammenhängenden Spaltfrüchte (Doppelachäne).

> **Merkmale:** Eiförmige bis verkehrt birnenförmige Früchte mit feiner Behaarung (1); wenig hervortretende, leicht wellige Rippen (2); Griffelpolster mit kurzem, umgebogenem Griffel (3); Stängelteile mit Karpophorresten.

Warzig raue Borstenhaare, schizogene Exkretgänge, Parkettzellen, Endosperm mit Oxalatrosetten.

Stark würziger Geruch und Geschmack (anisartig).

Reinheit: Verfälschungen mit giftigen Schierlingsfrüchten (deutlich gewellte Rippen, Nachweis von Coniin) und Petersilienfrüchten (kleiner und unbehaart) sind heute seltener, dafür aber häufig Verunreinigungen mit Korianderfrüchten (s. S. 68).

Inhaltsstoffe: Ätherisches Öl (trans-Anethol, Anisaldehyd).

Anwendung: Bei Erkältungskrankheiten und Magen-Darm-Beschwerden krampflösend.

Monographie: Ph. Eur.

Bitterorangenschalen, Aurantii amari epicarpium et mesocarpium (Pomeranzenschalen, Aurantii pericarpium)

Citrus aurantium L. *ssp. aurantium* – Pomeranze, Bitterorange

Rutaceae – Rautengewächse

Droge: Der von der reifen Frucht durch Abschälen gewonnene und vom schwammigen, weißen Parenchym (Albedo-Schicht) weitgehend befreite, äußere Teil (Flavedo-Schicht) der Fruchtwand.

> **Merkmale:** Mehr oder weniger viereckige, z. T. leicht gewölbte Schalenstückchen; außen (1) grubig vertieft (Exkretbehälter); Innenseite (2) heller, infolge der durchscheinenden Ölräume (3) grob punktiert.

Kleinzelliges Exokarp, große Exkretbehälter, Hesperidin-Sphärite, Parenchym mit Oxalatprismen.

Das Drogenpulver wird durch 5 %ige Kalilauge gelb gefärbt; mit Schwefelsäure ergibt es eine orange Färbung, die durch Erhitzen in rot übergeht.

Würzig bitterer Geschmack.

Reinheit: Beimengungen durch Fruchtschalen anderer *Citrus*-Arten (gelbliche bis gelblich-grüne Außenseite) führen zu einem niedrigeren Bitterwert.

Inhaltsstoffe: Bitterstoffe (Naringin, Neohesperidin), ätherisches Öl (Limonen).

Anwendung: Bei mangelnder Magensaftbildung; zur Appetitanregung.

Monographie: Ph. Eur.

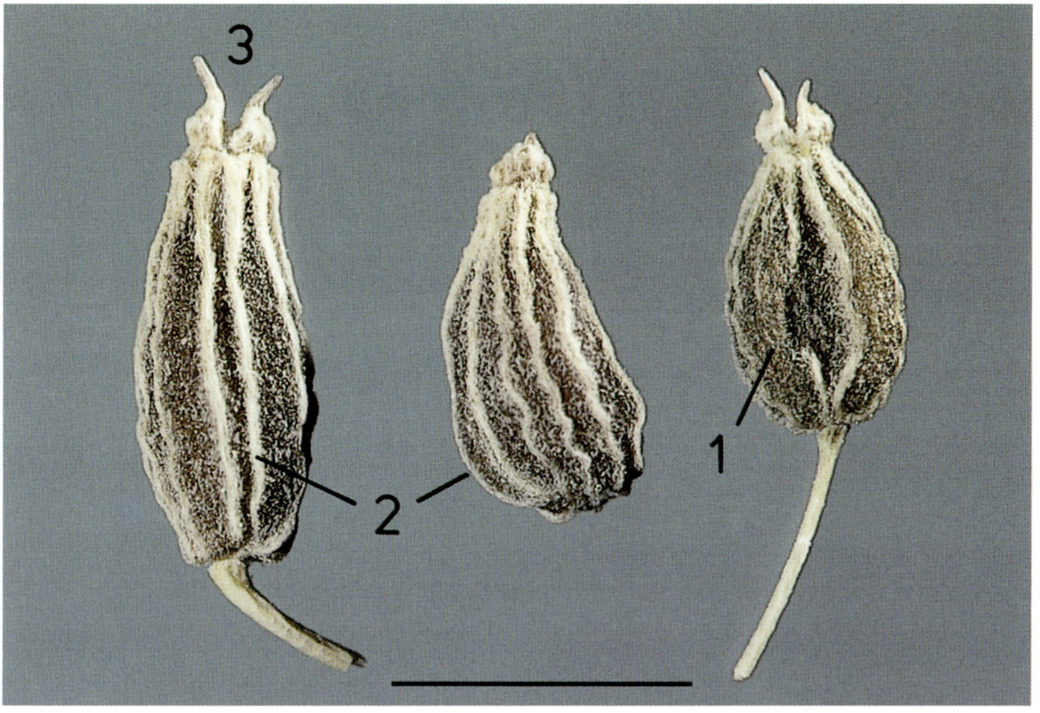
3
2
1

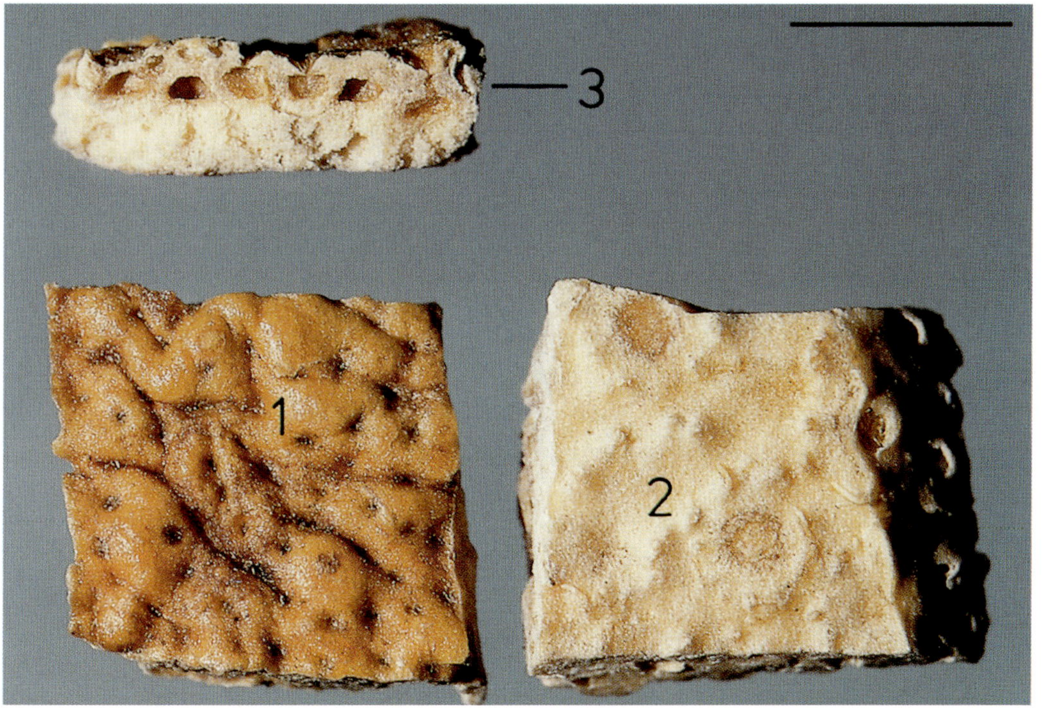
3
1
2

Bohnenhülsen, Phaseoli pericarpium (Fructus Phaseoli sine semine)

Phaseolus vulgaris L. – Gartenbohne

Fabaceae – Schmetterlingsblütengewächse

Droge: Die geschnittenen, von den Samen befreiten Hülsen.

Merkmale: Ungleichmäßig geschnittene, leicht eingerollte Fruchtwände (1); außen matt, schwach gerunzelt (2); innen mit seidig glänzendem Häutchen (3); Endstücke kurz geschnäbelt (4); vereinzelt Fruchtstiele (5).

Exokarp mit Cuticularstreifung, Oxalatprismen mit charakteristischen Diagonalstrukturen.

Im Tuschepräparat gequollene Schleimballen.

Reinheit: Verfälschungen kommen praktisch nicht vor.

Inhaltsstoffe: Arginin, Kieselsäure, Chromsalze.

Anwendung: Als Antidiabetikum zweifelhaft; nur geringe diuretische Wirkung.

Monographie: DAC.

Cayennepfeffer, Capsici fructus acer

Capsicum frutescens L. s. l. – Cayennepfeffer

Solanaceae – Nachtschattengewächse

Droge: Die reifen, meist vom Kelch befreiten Beeren.

Merkmale: Kegelförmige, gerade bis leicht säbelartig gebogene Früchte; ledrige, glänzende Außenseite (1); innen matt mit zahlreichen längsgestreckten Blasen (2); die Plazenta (3) setzt sich in zwei bis drei Streifen an der Fruchtwand fort; scheibenförmige Samen (4) mit feiner Punktierung.

Rosenkranzzellen, Gekrösezellen, rote Öltropfen, Oxalatsand.

Brennend scharfer Geschmack.

Reinheit: Früchte von *Capsicum annuum* sollten fehlen (geringerer Scharfstoffgehalt); unreife Früchte können an den kleinen Stärkekörnern erkannt werden.

Inhaltsstoffe: Scharfstoffe (Capsaicin u. a.), Carotinoide, Ascorbinsäure.

Anwendung: Äußerlich zur lokalen Durchblutungsförderung bei rheumatischen Beschwerden, innerlich zur Anregung der Magensaftsekretion; als Gewürz.

Monographie: DAB, ÖAB, Ph. Helv.; in Vorbereitung für Ph. Eur.

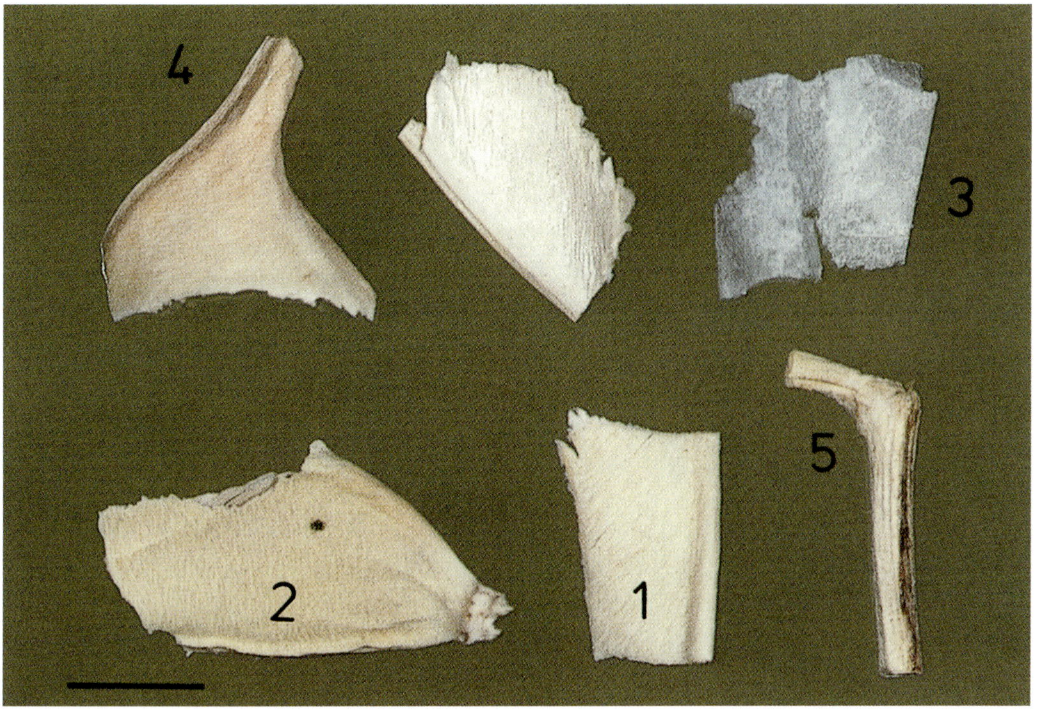
4
3
5
2
1

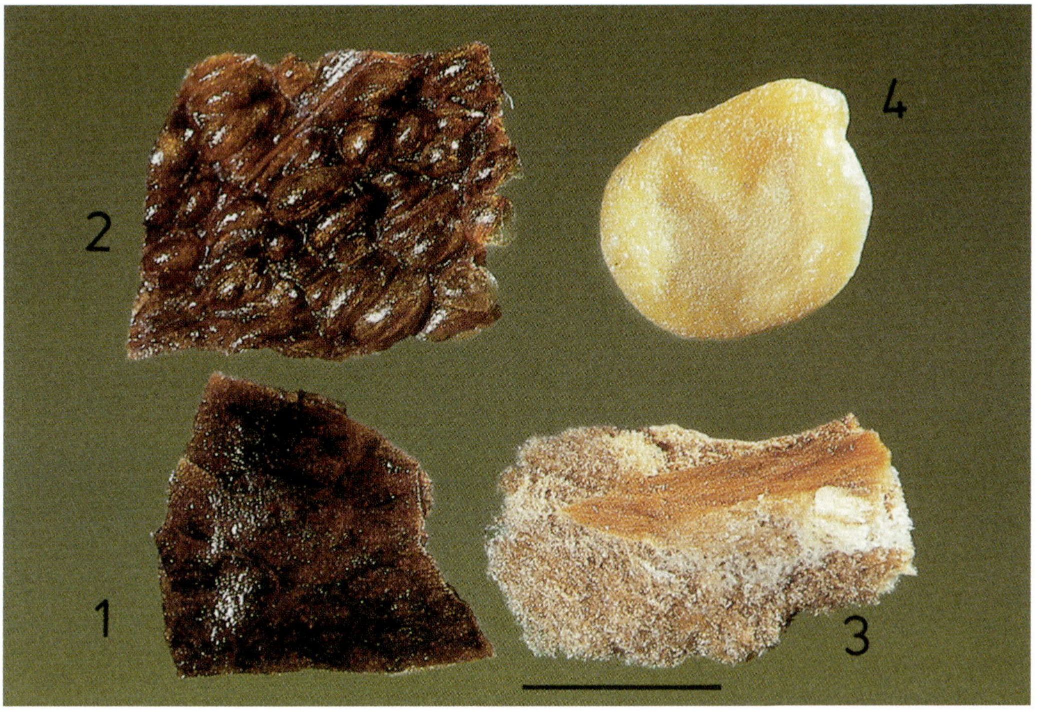
4
2
1
3

Fenchel, Foeniculi fructus

Foeniculum vulgare MILL. ssp. *vulgare* var. *vulgare* – Bitterer Fenchel

F. vulgare MILL. ssp. *vulgare* var. *dulce* (MILL.) THELL. – Süßer Fenchel

Apiaceae – Doldengewächse

Droge: Die reifen, getrockneten Früchte (Doppelachänen).

> **Merkmale:** Zylindrische Spaltfrüchte (1), meist als Teilfrüchte (2) vorliegend; gewölbte Außenseite von fünf kräftigen Rippen durchzogen, in den Tälchen dunkel durchscheinende Exkretgänge; auf der abgeflachten Fugenseite zwei Exkretgänge (3) getrennt durch eine helle Leiste (Karpophor); Griffelpolster (4) und Fruchtstiele (5) meist noch vorhanden.

Parkettzellen, Exkretgänge, „Fensterzellen“, Endosperm mit Oxalatrosetten.

Stark würziger Geschmack und Geruch nach Anethol.

Reinheit: Gelegentlich wurden Verunreinigungen durch Fremdsaaten (Weizen, Hirse usw.) beobachtet.

Inhaltsstoffe: Ätherisches Öl (trans-Anethol, Fenchon). Der süße Fenchel enthält wenig Fenchon.

Anwendung: Bei krampfartigen Beschwerden im Magen-Darm-Bereich; zur Schleimlösung in den Atemwegen; als Gewürz.

Monographie: Ph. Eur.

Hagebuttenschalen, Rosae pseudofructus (Fructus Cynosbati)

Rosa canina L. – Hundsrose; daneben auch andere Arten der Gattung *Rosa*

Rosaceae – Rosengewächse

Droge: Die reifen, von Früchten und dem Blütenboden aufsitzenden Haaren weitgehend befreiten Achsenbecher der Scheinfrüchte. Im Handel ebenfalls die gesamte Scheinfrucht (Fructus Cynosbati cum semine) und die Hagebuttenkerne („Semen“ Cynosbati).

> **Merkmale:** Teile der Achsenbecher (1), außen glänzend, stark gerunzelt oder auch glatt; Innenseite mit stechenden Haaren (2); Abbruchstelle der Blütenhülle mit wulstigem Rand (3); vereinzelt auch Früchte (4).

Gefensterte, dickwandige Epidermis, Borstenhaare mit spiraliger Strukturierung, Oxalatdrusen und -prismen.

Reinheit: Die spitz-eiförmigen, drei- bis mehrkantigen Früchte (Nüsschen) dürfen bis zu 3 % enthalten sein.

Inhaltsstoffe: Vitamin C, Fruchtsäuren, Pektine.

Anwendung: Als Haus- und Frühstückstee.

Monographie: Ph. Eur., DAC (cum semine).

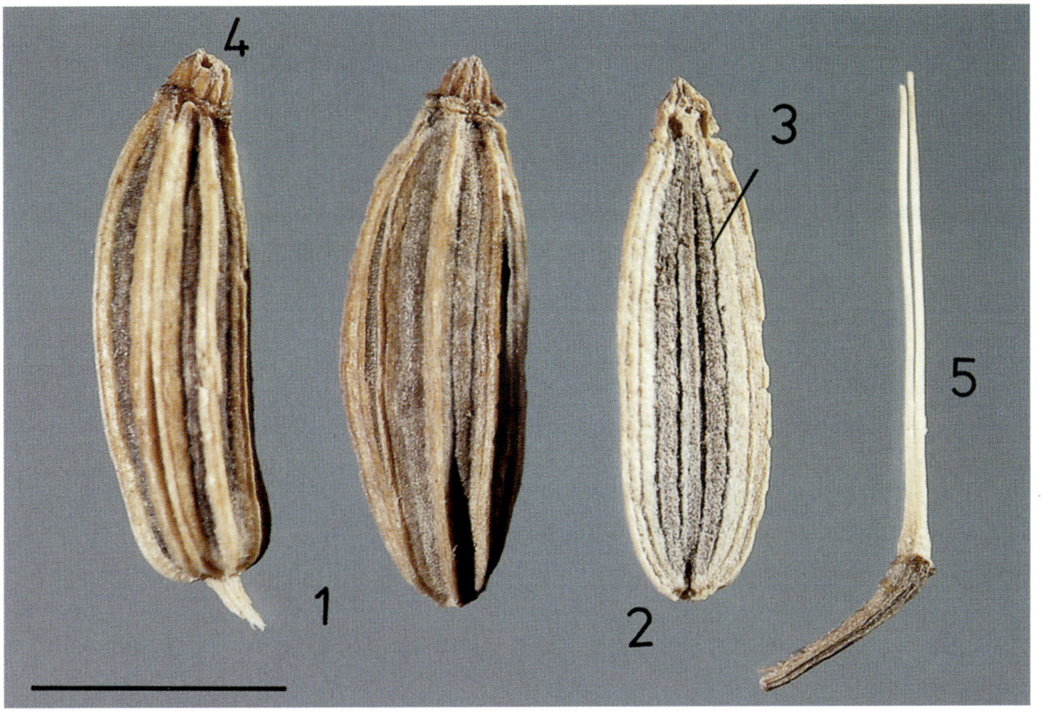
4
3
5
1
2

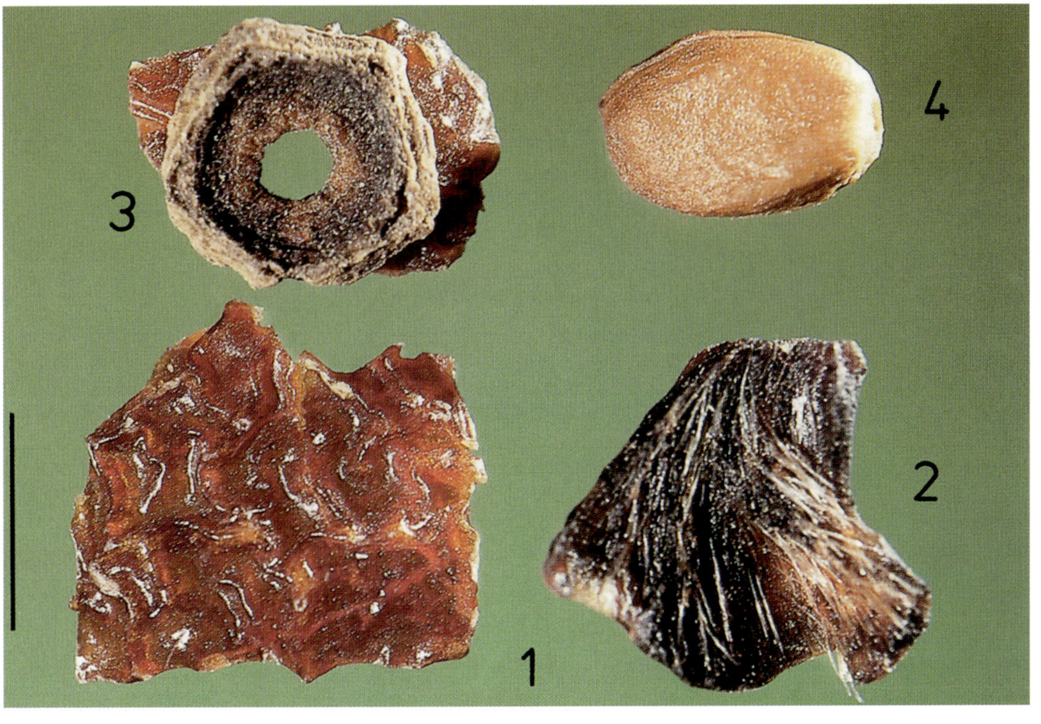
4
3
2
1

Heidelbeeren, Myrtilli fructus siccus

Vaccinium myrtillus L. – Heidelbeere

Ericaceae – Heidekrautgewächse

Droge: Die reifen, getrockneten Beerenfrüchte.

> **Merkmale:** Grobrunzelige, rundliche Früchte (1), z.T. noch mit kurzem Stiel (2), am Scheitel mit wulstartigem Kelchrand (3); zahlreiche glänzende Samen (4) im Fruchtfleisch.

Steinzellgruppen, farbstoffhaltiges Parenchym.

Eingeweichte Früchte färben Wasser purpurrot, nach Zugabe von Alkalien schmutzig grün.

Angenehm süßsaurer, leicht zusammenziehender Geschmack.

Reinheit: Verfälschungen durch Rauschbeeren (*V. uliginosum;* wässriger Extrakt nur etwas bräunlich gefärbt) sind selten. Sie besitzen keinen wulstartigen Kelchrand.

Inhaltsstoffe: Anthocyan-Farbstoffe, Gerbstoffe (Catechine).

Anwendung: Bei unspezifischen Durchfallerkrankungen.

Monographie: Ph. Eur. (daneben auch **Myrtilli fructus recens** – Frische, gefriergetrocknete Heidelbeeren; als Ausgangsprodukt für Phytopharmaka gegen Nachtblindheit u.a. Netzhauterkrankungen).

Hopfenzapfen, Lupuli flos

Humulus lupulus L. – Hopfen

Cannabaceae – Hanfgewächse

Droge: Die im September vor der Reife gesammelten Fruchtstände.

> **Merkmale:** Trockenhäutige, netznervige Blättchen am Grunde mit zahlreichen Drüsenschuppen (1); eiförmige Deckblätter (2) und schief-eiförmige Vorblätter (3) mit eingerolltem Grund, der eine nussartige Frucht (4) umschließt; z.T. Fruchtstandsachsen.

Einzellige Haare; vielzellige, schüsselförmige Drüsenschuppen.

Bitterer, aromatischer Geschmack.

Reinheit: Reife Früchte sollen in der Droge nicht enthalten sein. Überalterte Droge erkennt man am intensiven Geruch nach Valeriansäure.

Inhaltsstoffe: Bitterstoffe (Humulon, Lupulon), ätherisches Öl.

Anwendung: Als mildes Beruhigungsmittel (Tagessedativum).

Monographie: Ph. Eur.

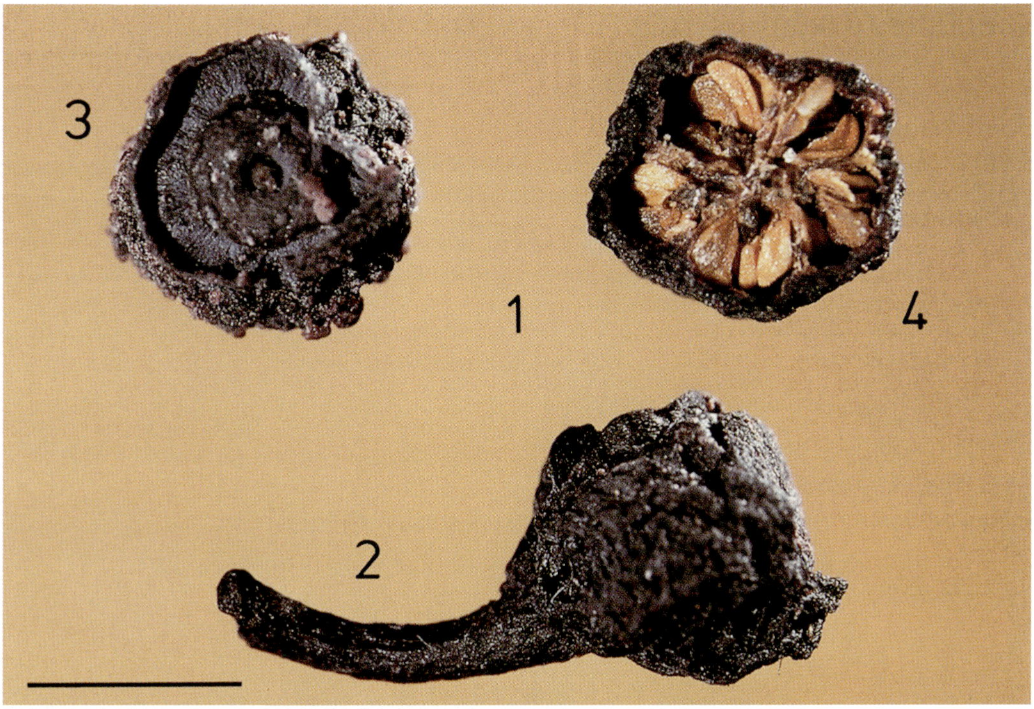
3
1
4
2

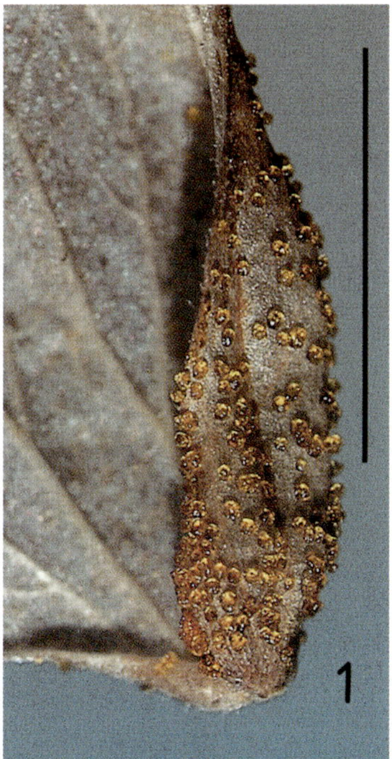
1

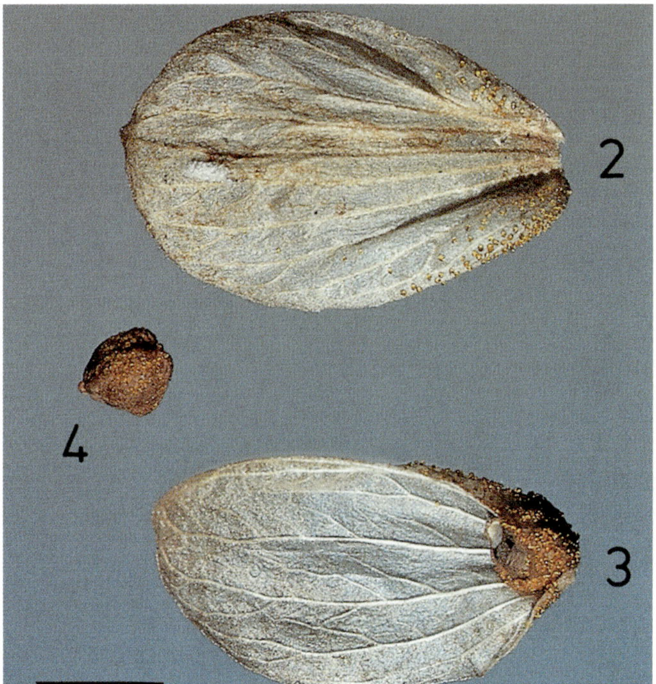
2
4
3

Kardamomen, Cardamomi fructus

Elettaria cardamomum (L.) MATON – Kardamom

Zingiberaceae – Ingwergewächse

Droge: Die kurz vor der Reife geernteten Früchte. Für arzneiliche Zwecke werden nur die Samen verwendet.

Merkmale: Kurzgestielte Kapseln (1), 3-fächrig, 3-klappig aufspringend (2), mit leicht streifiger (3), dünner, papierartiger Fruchtwand. Samen runzelig, unregelmäßig gekantet (4), von dünnhäutigem Mantel (Arillus [5]) umgeben, der erst nach Aufweichen in Wasser deutlicher sichtbar wird.

Ölzellen, Steinzellen, stärkehaltige Perispermfetzen.

Geschmack stark würzig, etwas brennend.

Reinheit: Gelegentlich verfälscht mit Früchten von *Elettaria major* oder einiger Arten der Gattungen *Aframomum* und *Amomum.*

Inhaltsstoffe: Ätherisches Öl (Cineol, α-Terpinylacetat), fettes Öl.

Anwendung: Bei dyspeptischen Beschwerden, als Gewürz und Geschmackskorrigens.

Monographie: DAC.

Koriander, Coriandri fructus

Coriandrum sativum L. – Koriander

Apiaceae – Doldengewächse

Droge: Die reifen, getrockneten Spaltfrüchte (Doppelachänen).

Merkmale: Kugelige bis ovale, nicht zerfallende Früchte (1) mit flachen, geschlängelten Hauptrippen und deutlicher hervortretenden, geraden Nebenrippen (2); im Querschnitt sind beide Teilfrüchte durch einen großen Hohlraum (3) getrennt; in der Fugenwand jeder Teilfrucht nur zwei dunklere Ölstriemen (4) vorhanden.

Parkettzellen, Exkretgänge, Sklerenchymplatten des Mesokarps, Endosperm mit Oxalatrosetten.

Aromatisch würziger Geschmack und Geruch.

Reinheit: Verfälschungen kommen praktisch nicht vor.

Inhaltsstoffe: Ätherisches Öl (Linalool u. a.).

Anwendung: Bei Oberbauchbeschwerden (Blähungen, krampfartige Magen-Darm-Störungen); als Gewürz.

Monographie: Ph. Eur.

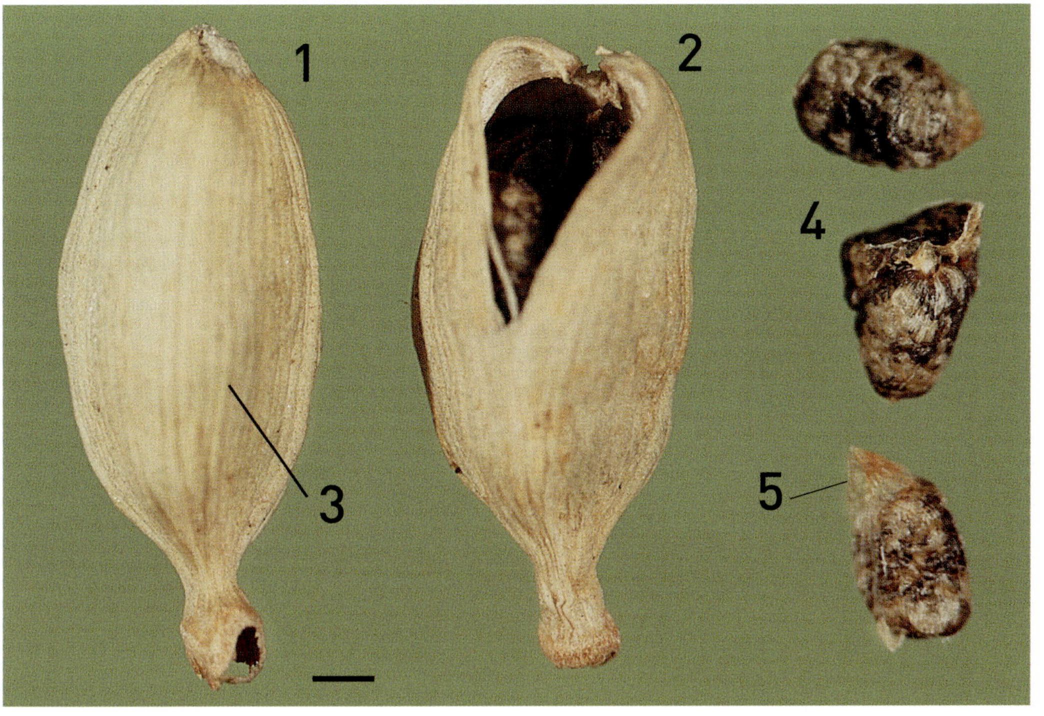
1
2
3
4
5

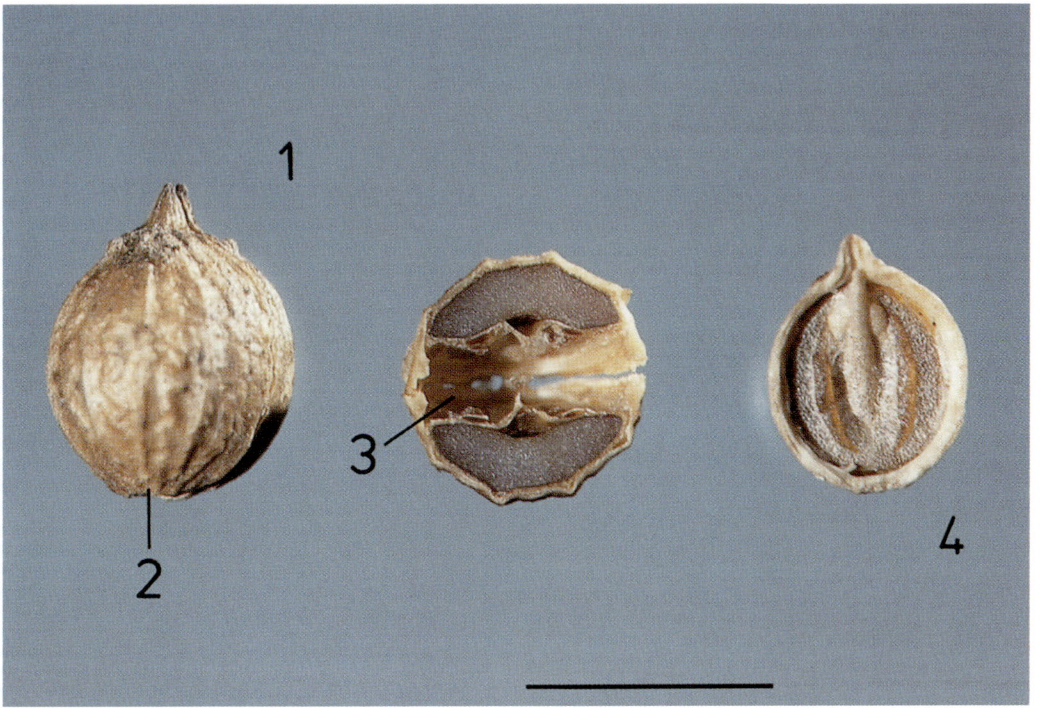
1
2
3
4

Kümmel, Carvi fructus

Carum carvi L. – Kümmel

Apiaceae – Doldengewächse

Droge: Die reifen, leicht in Teilfrüchte zerfallenden Doppelachänen.

> **Merkmale:** Sichelförmig gekrümmte Teilfrüchte (1), beiderseits zugespitzt; scharf hervortretende helle Rippen (2); z. T. Griffelreste (3) vorhanden; ganze Spaltfrüchte noch mit kurzem Stielchen (4).

Parkettzellen, Exkretgänge, Steinzellen, Endosperm mit Oxalatrosetten.

Aromatisch würziger Geschmack und Geruch beim Zerreiben.

Reinheit: Verfälschungen durch andere Apiaceenfrüchte kommen nur selten vor und lassen sich bereits makroskopisch erkennen.

Inhaltsstoffe: Ätherisches Öl (Carvon, Limonen).

Anwendung: Bei Völlegefühl, Blähungen, krampfartigen Magen-Darm-Störungen; als Gewürz.

Monographie: Ph. Eur.

Mariendistelfrüchte, Cardui mariae fructus

Silybum marianum (L.) GAERTN. – Mariendistel

Asteraceae – Korbblütengewächse

Droge: Die reifen, vom Pappus befreiten Früchte (Achänen).

> **Merkmale:** Eiförmig-längliche, etwas flachgedrückte, glänzende Achänen mit unterschiedlich pigmentierter Fruchtwand (1); am oberen Ende mit knorpeligem, ringförmigem Wulst (2); an der Basis mit rinnenförmigem Nabel (3); dicke, abgeflachte Keimblätter (4).

Palisadenepithel, Pigmentzellschicht, „zigarrenförmige“ Oxalatkristalle, Keimblätter mit Oxalatdrusen.

Die Pigmentschicht der Früchte läuft im Chloralhydratpräparat rot aus.

Reinheit: Verfälschungen sind selten, evtl. durch die sehr ähnlichen Früchte von *S. eburneum* (Keimblattgewebe in konz. Schwefelsäure gleichmäßig zitronengelb).

Inhaltsstoffe: Gemisch verschiedener Flavanonderivate (= Silymarin).

Anwendung: Drogenextrakte bei Gallenblasenbeschwerden; Silibinin als Antidot bei Knollenblätterpilz-Vergiftungen.

Monographie: DAB; in Vorbereitung für Ph. Eur. (Silybi marianae fructus).

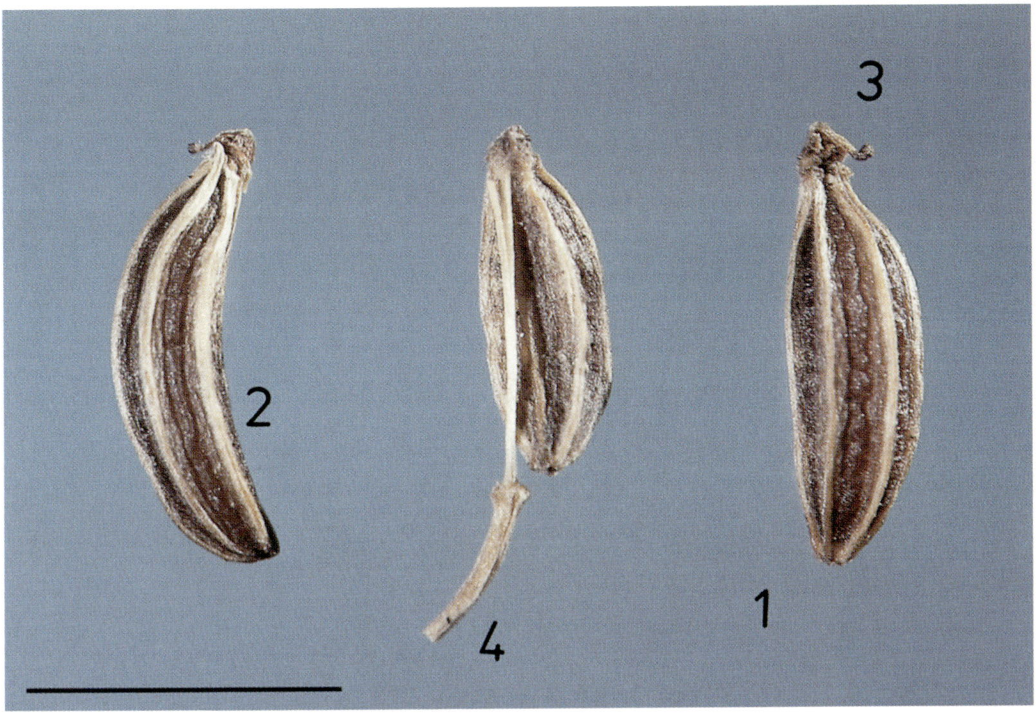
3
2
4
1

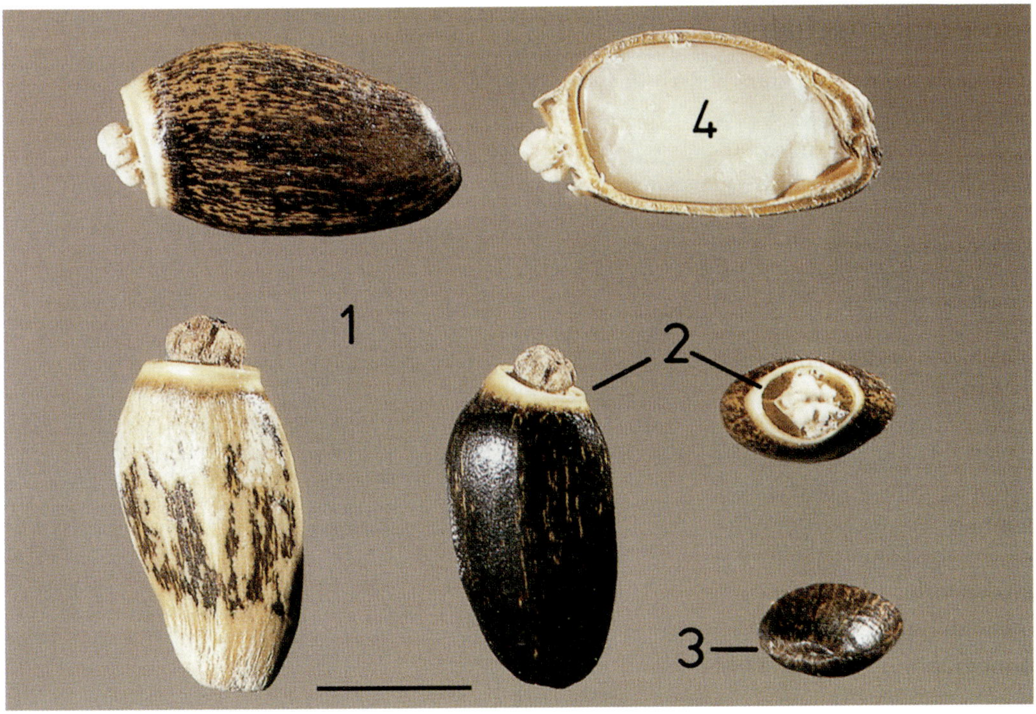
4
1
2
3

I. Alexandriner – Sennesfrüchte, Sennae fructus acutifoliae
II. Tinnevelly – Sennesfrüchte, Sennae fructus angustifoliae

I. *Cassia senna* L. – Sennesstrauch, II. *Cassia angustifolia* VAHL
Caesalpiniaceae – Caesalpiniengewächse
Droge: Die reifen, getrockneten Hülsenfrüchte („Sennesschoten").

Merkmale: Blattartige Stücke von unregelmäßiger Gestalt, am Rande (1) oft klappig zusammenhängend; außen glänzend, von feinen Nerven durchzogen; innen heller und fein gestreift; vereinzelt Teile mit Stiel (2) – oder Griffelresten (3). Flache, herz- bis keilförmige Samen mit stumpfem Schnabel und netzrunzeliger Oberfläche (Faltennetz zusammenhängend [4] = *C. senna;* quer verlaufende, geschlängelte Falten [5] = *C. angustifolia*). Beide Drogen auch als Fadenschnitt (6) im Handel!

Bogig überkreuzende Faserschichten (Exokarp), Oxalatprismen.
Mit 5 %iger Kalilauge Gelbfärbung, die erst nach Erhitzen in Rotviolett umschlägt.
Reinheit: Verfälschungen kommen praktisch nicht vor.
Inhaltsstoffe: Dianthronglykoside (Sennoside); bei *C. senna* deutlich höherer Wirkstoffgehalt im Vergleich zu *C. angustifolia.*
Anwendung: Als Abführmittel bei akuter Obstipation, Hämorrhoiden, vor und nach operativen Eingriffen.
Monographie: Ph. Eur.

Sternanis, Anisi stellati fructus

Illicium verum HOOK. f. – Sternanis (chinesischer)
Illiciaceae – Sternanisgewächse
Droge: Die ganzen, getrockneten Sammelbalgfrüchte.

Merkmale: Korkig-holzige Sammelfrüchte (1); sternartig angeordnete, kahnförmige, etwas spitz zulaufende Bälge, an der nach oben gerichteten Bauchseite tief klaffend (2), außen runzelig (3), innen glatt glänzend. Je Balg ein eiförmig zusammengedrückter Same (4); Fruchtstiel leicht gekrümmt (5).

Knorrige Astrosklereide in der Columnella, palisadenförmige Steinzellen, Ölzellen.
In KOH erwärmt rotfärbend, Shikimifrüchte dagegen gelblich-braun.
Stark würziger Geruch und Geschmack (anisartig).
Reinheit: Heute nur noch selten durch giftige (Anisatin) Shikimifrüchte von Illicium anisatum (Japan. Sternanis) verfälscht. Früchte im Allgemeinen etwas kleiner und dickbäuchiger, Balgspitzen deutlich nach oben gekrümmt. Geschmack nicht scharf nach Anis, sondern nur schwach bitter aromatisch, zuweilen kampferartig.
Inhaltsstoffe: Ätherisches Öl (trans-Anethol), fettes Öl, Gerbstoffe.
Anwendung: Als Aromatikum und Gewürz, häufig in Teemischungen zur Glühweinbereitung; seltener als Expektorans und Stomachikum.
Monographie: Ph. Eur.

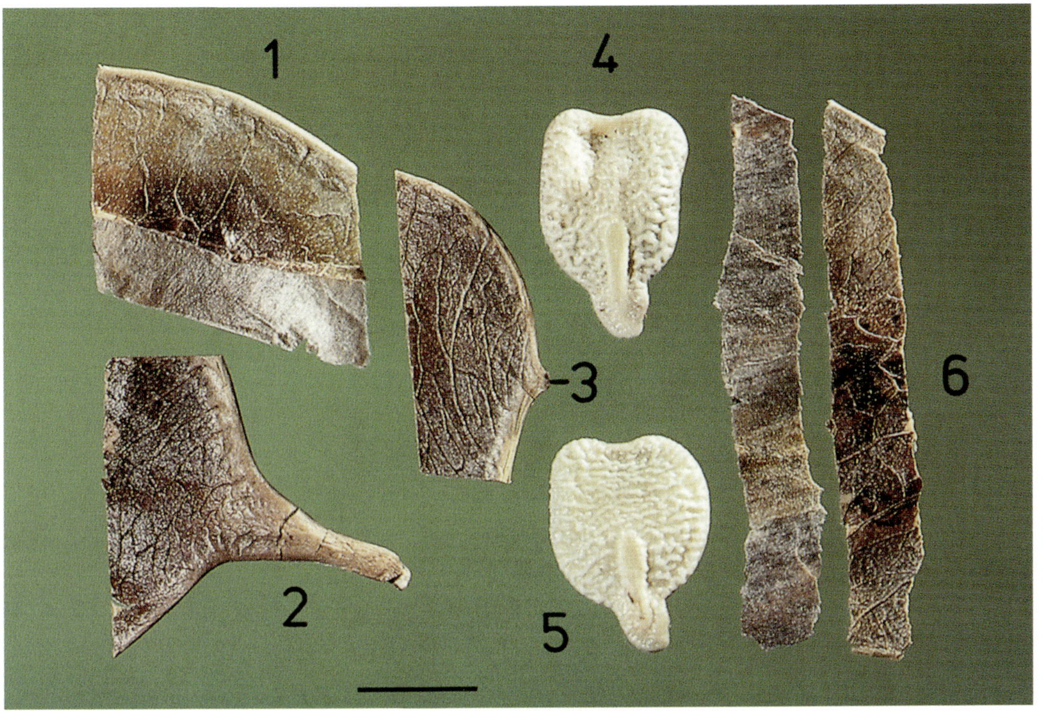
1
4
3
6
2
5

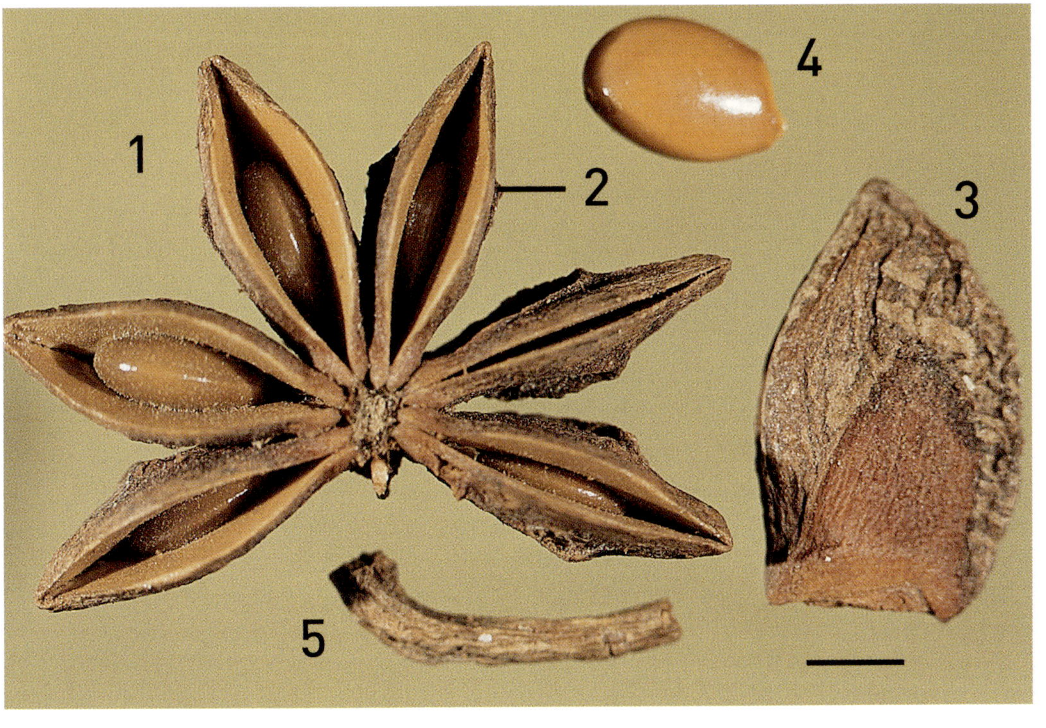
4
1
2
3
5

Wacholderbeeren, Juniperi fructus

Juniperus communis L. – Wacholder

Cupressaceae – Zypressengewächse

Droge: Die reifen, von Blatt- und Stängelteilen befreiten Beerenzapfen (von drei Hochblättern eingeschlossene Samen; Pseudofructus).

> **Merkmale:** Kugelige, häufig bläulich bereifte Scheinfrüchte; am Scheitel (1) mit dreispaltigem Höcker (Verwachsungsstelle der Fruchtblätter); an der Basis mehrere dreizählige Blattwirtel (2); krümeliges Gewebe der Fruchtschuppen mit großen Exkretbehältern (3) und drei kantigen, harten Samen (4).

Tonnenzellen, Steinzellen mit Oxalatprismen.

Beim Zerreiben stark aromatischer Geruch.

Reinheit: Früchte anderer *Juniperus*-Arten (*J. oxycedrus* = größer, braunrot; *J. sabina* = vier Fruchtschuppen, verzweigte Tonnenzellen) sollen fehlen.

Inhaltsstoffe: Ätherisches Öl (α- und β-Pinen).

Anwendung: Als harntreibendes Mittel bei chronischen Harnwegsentzündungen; als Gewürz.

Monographie: Ph. Eur.

Weißdornfrüchte, Crataegi fructus

Crataegus laevigata (Poir.) DC. – Zweigriffeliger Weißdorn

Crataegus monogyna Jacq. – Eingriffeliger Weißdorn

Rosaceae – Rosengewächse

Droge: Die getrockneten Scheinfrüchte (unterständiger Fruchtknoten mit Achsengewebe verwachsen).

> **Merkmale:** Eiförmige, grobrunzelige Scheinfrüchte (1), am oberen Ende z. T. noch mit 5 zurückgeschlagenen Kelchblattzipfeln (2). Gewebe des Achsenbechers („Fruchtfleisch" [3]) krümelig-klebrig, im Inneren 1 (*monogyna* [4]) oder 2–3 harte Steinkerne *(laevigata)*.

Steinzellen, Oxalatprismen u. -drusen; dickwandige, sog. ‚Krückstockhaare' *(laevigata)*.

Reinheit: Selten Verfälschungen durch Früchte anderer *Crataegus*-Arten (*C. nigra* [schwarz], *azarolus* [gelbrot u. größer], *pentagyna* [erheblich kleiner]); diese enthalten alle mehr als 3 Steinkerne.

Inhaltsstoffe: Oligomere Procyanidine, Flavonoide.

Anwendung: Ausgangsmaterial für die Herstellung von Fertigarzneimitteln zur Behandlung beginnender Herzinsuffizienz (Alters- u. Belastungsherz). Zur Teebereitung nicht gebräuchlich.

Monographie: Ph. Eur.

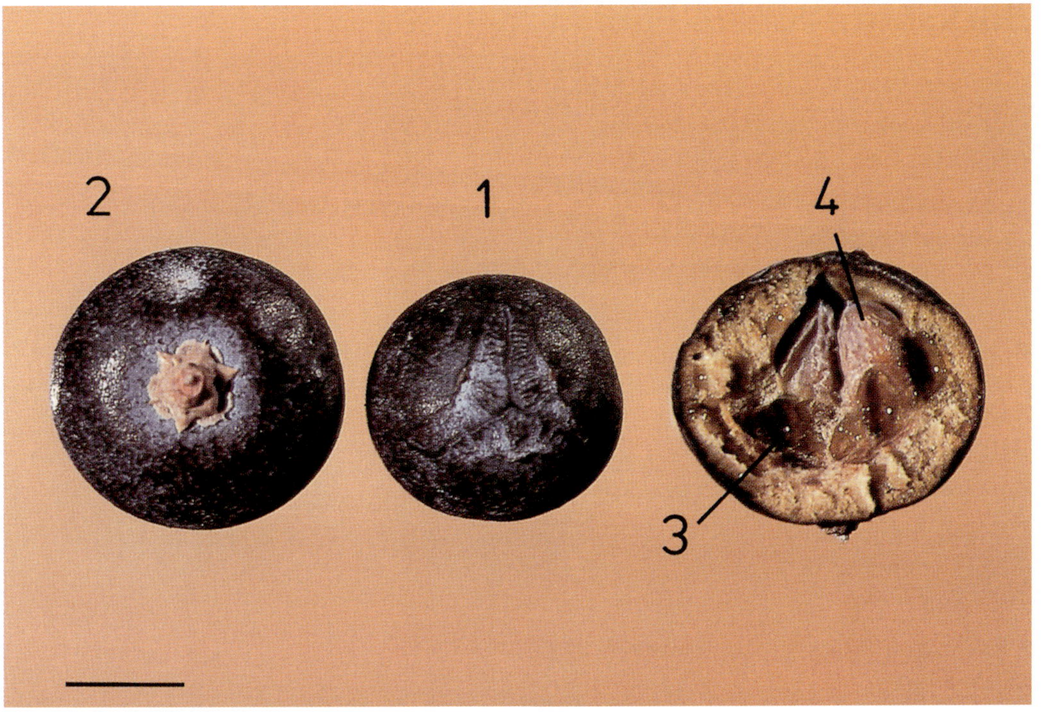
2
1
4
3

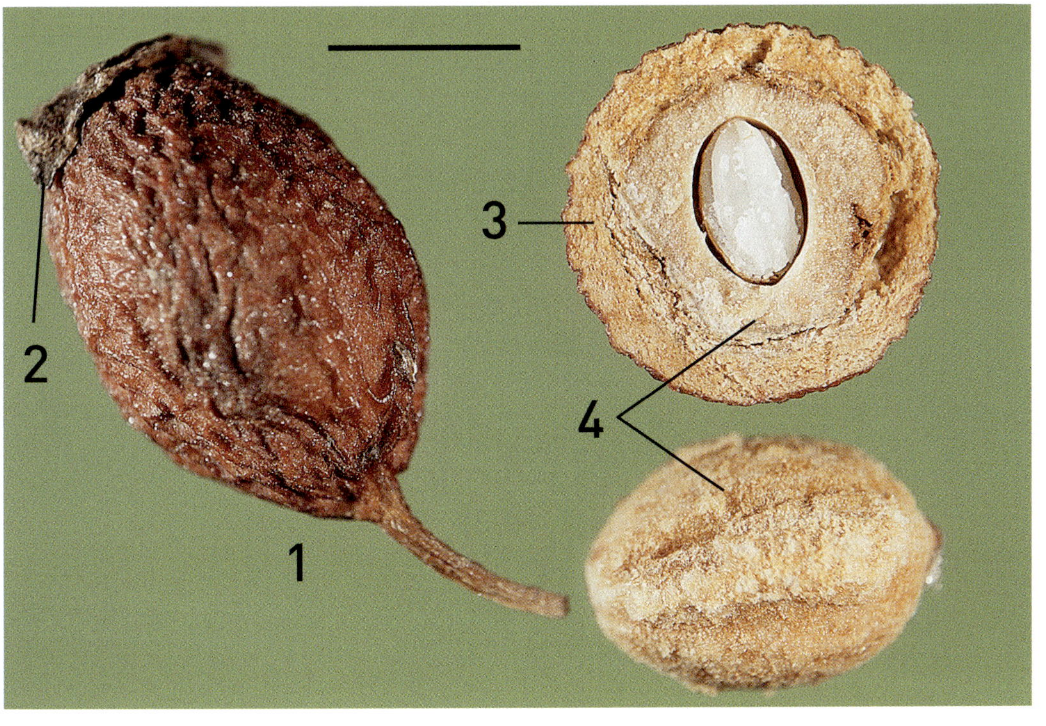
2
1
3
4

Bockshornsamen, Foenugraeci semen

Trigonella foenum-graecum L. – Bockshornklee

Fabaceae – Schmetterlingsblütengewächse

Droge: Die reifen, getrockneten Samen.

Merkmale: Flache, harte Samen von prismatischer Gestalt (1) mit feinpunktierter Oberfläche und weißem Nabel (2); beidseitig von einer schrägen Furche (3) durchzogen; der kleinere Abschnitt enthält die Wurzel (4), der größere die Blätter (5) des Keimlings.

Palisadenzellen mit „Lichtlinie“, Trägerzellen, Schleimendosperm.

Reinheit: Da die Droge ausschließlich aus Kulturen stammt, kommen Verfälschungen praktisch nicht vor.

Inhaltsstoffe: Schleimstoffe, Steroidsaponine, Trigonellin.

Anwendung: Äußerlich zur Behandlung von entzündlichen Verhärtungen und Ekzemen. Innerliche Wirkung als Roborans und Mucilaginosum wird angezweifelt.

Monographie: Ph. Eur.

I. Flohsamen, Psyllii semen
II. Indische Flohsamen, Plantaginis ovatae semen

I. *Plantago afra* L. (syn.: *P. psyllium*) – Flohsamenkraut

P. indica L. – (syn.: *P. arenaria*) – Sandwegerich

II. *Plantago ovata* FORSK. (syn.: *P. ispaghula* ROXB.)

Plantaginaceae – Wegerichgewächse

Droge: Die reifen Samen; bei *P. ovata* z. T. auch nur die Samenschalen (Plantaginis ovatae seminis tegumentum).

Merkmale: Elliptische Samen von schiffchenförmiger Gestalt; konvexe Rückseite (1) bei *P. ovata* mit ovalem, braunem Fleck; auf der konkaven Bauchseite (2) mit langgestreckter Furche und weißlichem Nabel (3); durchscheinender Embryo (4); gelegentlich sind auch die Indischen Flohsamen einheitlich rotbraun gefärbt (5).

Schleimepidermis, dickwandiges Endosperm; bei Semen Psylli außerdem Farbstoffschicht.

Reinheit: Verfälschungen kommen selten vor, allenfalls durch Samen anderer *Plantago*-Arten (quellen nur ganz wenig in Wasser).

Inhaltsstoffe: Schleim, Hemicellulose.

Anwendung: Als mild wirkendes Quellungs-Abführmittel.

Monographie: Ph. Eur.

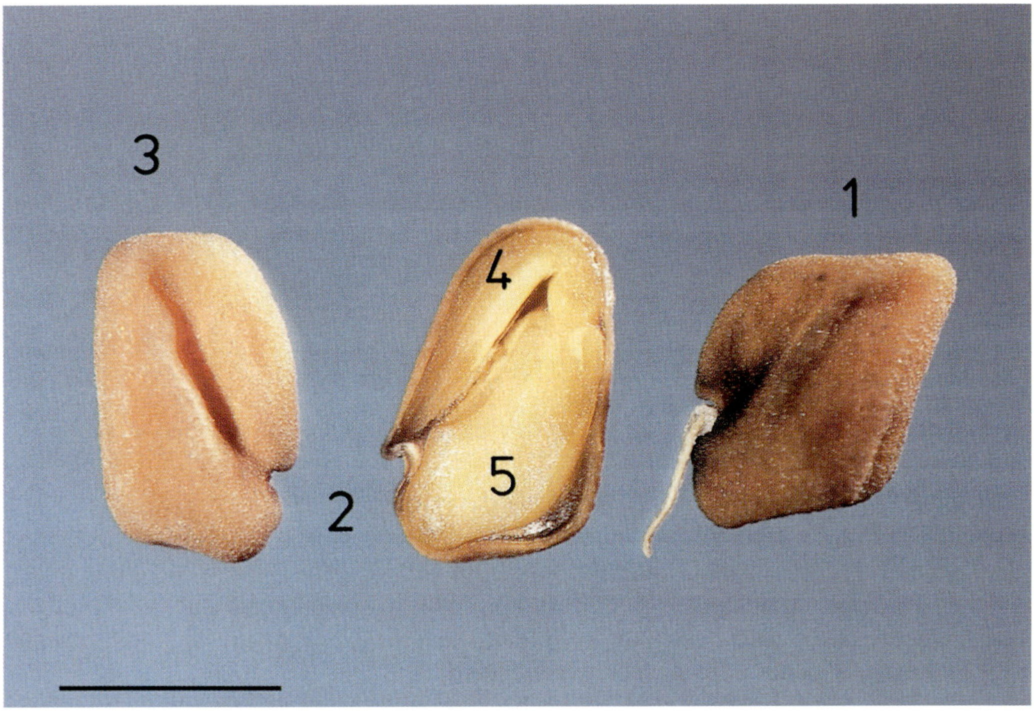
3
1
4
5
2

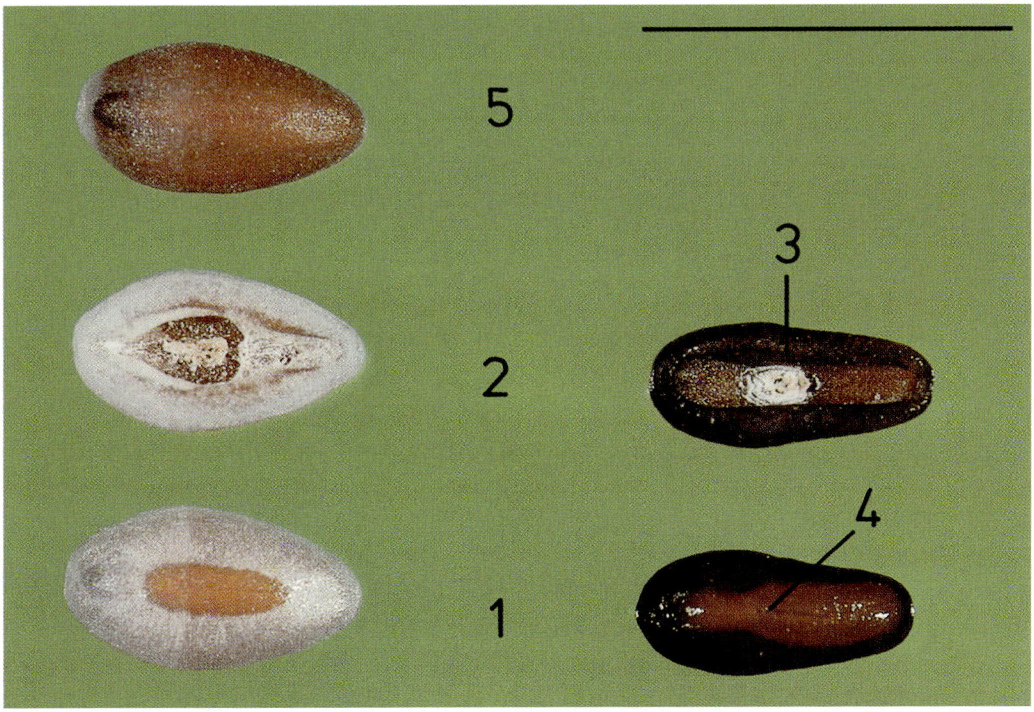
5
3
2
4
1

Kolasamen, Colae semen

Cola acuminata SCHOTT et ENDL. – Kolabaum

Cola nitida SCHOTT et ENDL.

Sterculiaceae – Sterculiagewächse

Droge: Die getrockneten, von der Samenschale befreiten Cotyledonen.

Merkmale: Harte, unregelmäßig geformte Bruchstücke (1), z. T. mit gewölbter Außenseite (2), gelegentlich mit Höhlung (3), die die Reste des Embryos (Plumula, Radicula) enthält.

Dünnwandige Parenchymzellen, z. T. mit rotem Inhalt, Stärkekörner.

Schwach bitterer, zusammenziehender Geschmack.

Reinheit: Gelegentlich Beimengungen wertloser Colasamen *(Cola anomala, C. astrophora)* oder Samen anderer Arten (*Coula edulis, Dimorphandra mora*) sog. ‚falscher Cola' [kein Coffein, andere Stärke].

Inhaltsstoffe: Methylxanthine (Coffein, Theobromin), Catechingerbstoffe.

Anwendung: Anregungsmittel bei Ermüdung und Abgespanntheit.

Monographie: Ph. Eur.

Leinsamen, Lini semen

Linum usitatissimum L. – Lein, Flachs

Linaceae – Leingewächse

Droge: Die reifen, getrockneten Samen.

Merkmale: Ovale, flachgedrückte, glänzende Samen (1) mit feingrubiger Oberfläche; das eine Ende zu einem seitlich gebogenen Schnabel (2) ausgezogen, in der seitlichen Einbuchtung Mikropyle (3) und weißlicher Nabel (4); Wurzel (5) und Blätter (6) des Keimlings.

Schleimepidermis, Faserschicht, Pigmentzellen und Keimblattgewebe.

Reinheit: Die Droge darf nicht ranzig, bitter oder verdorben riechen oder schmecken. Leinsamen ohne glänzende Oberfläche (feucht geworden) sind auszuschließen.

Inhaltsstoffe: Schleimstoffe, fettes Öl, cyanogene Glykoside (Linamarin u. a.).

Anwendung: Als mild wirkendes Quellungs-Abführmittel; toxische Wirkungen durch die vorhandenen cyanogenen Glykoside sind nicht zu befürchten.

Monographie: Ph. Eur.

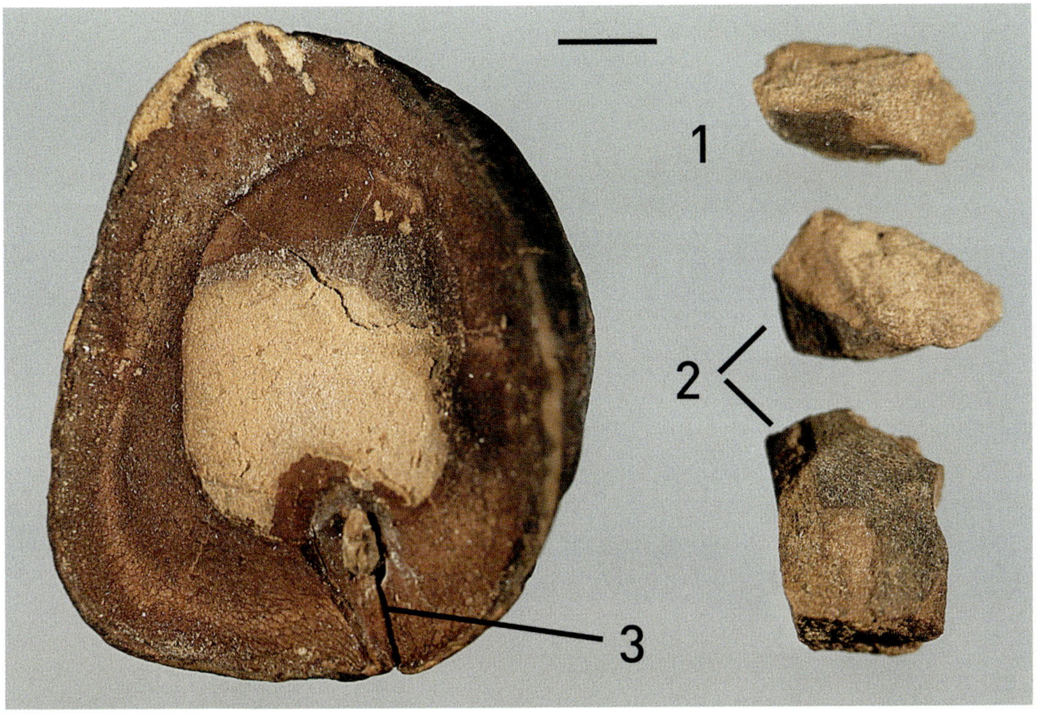
1
2
3

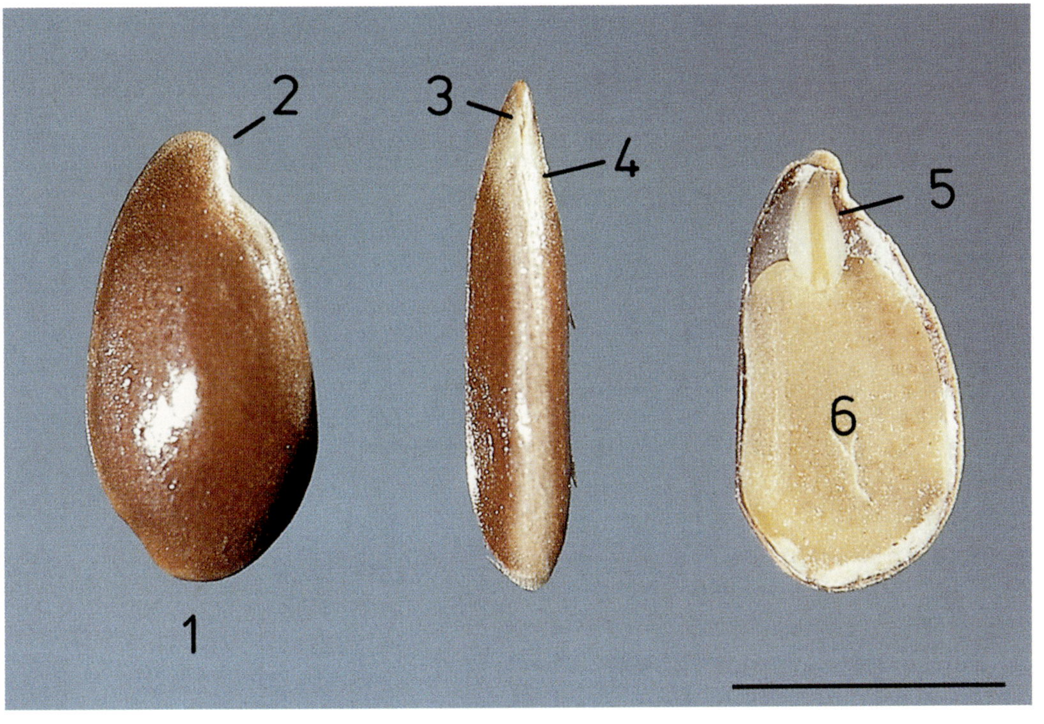
2
3
4
5
6
1

Rosskastaniensamen, Hippocastani semen

Aesculus hippocastanum L. – Rosskastanie

Hippocastanaceae – Rosskastaniengewächse

Droge: Die vollreifen, nach Vortrocknung gebrochenen und rasch nachgetrockneten Samen.

Merkmale: Dunkle, nur im frischen Zustand glänzende Samenschale (1) mit großem, rundlichem, hellem Fleck (Hilum [2]); schwach gelbliche Keimblätter (3).

Fragmente der Samenschale mit dicken, z. T. schlauchförmig eingestülpten Zellwänden, farbloses Keimblattgewebe; große Stärkekörner mit kreuzförmigem Spalt; zahlreiche Fetttropfen.

Anfangs süßlicher, später stark bitterer Geschmack.

Reinheit: Beimengungen von Teilen der Fruchtschale sind leicht zu erkennen.

Inhaltsstoffe: Triterpensaponin-Gemisch (Aescin).

Anwendung: Drogenextrakte bei venösen Stauungen, Oedemen und traumatischen Schwellungen.

Monographie: DAB.

Schwarze Senfsamen, Brassicae nigrae semen

Brassica nigra (L.) Koch – Schwarzer Senf

Brassicaceae – Kreuzblütengewächse

Droge: Die reifen, getrockneten Samen.

Merkmale: Kugelige bis eiförmige Samen mit netzig-grubiger Oberfläche (1); Nabelfleck (2) als heller Punkt sichtbar; gelblich-weiße Keimblätter (3), im Querschnitt ist das von den gefalteten Kotyledonen umhüllte Keimwürzelchen (4) zu erkennen.

Schleimepidermis, kleinlumige Palisadenzellen, Großzellen, Pigmentschicht, Keimblattgewebe.

Geschmack erst ölig mild, dann brennend scharf.

Reinheit: Von Samen anderer *Brassica*-Arten schwer zu unterscheiden, sofern sie ebenfalls Sinigrin enthalten, sind sie eher als Substitution anzusehen.

Inhaltsstoffe: Senfölglukoside (Sinigrin), Schleim, fettes Öl.

Anwendung: Als hautreizende Pflaster zur Durchblutungsförderung.

Monographie: DAC, ÖAB, Ph. Helv.

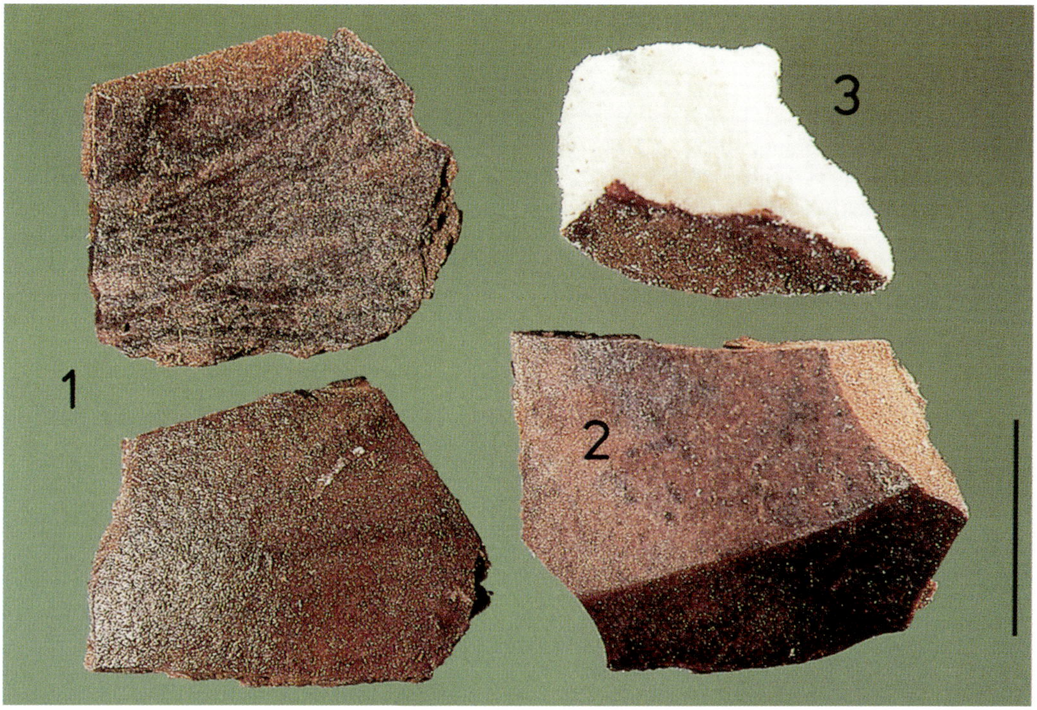
3
1
2

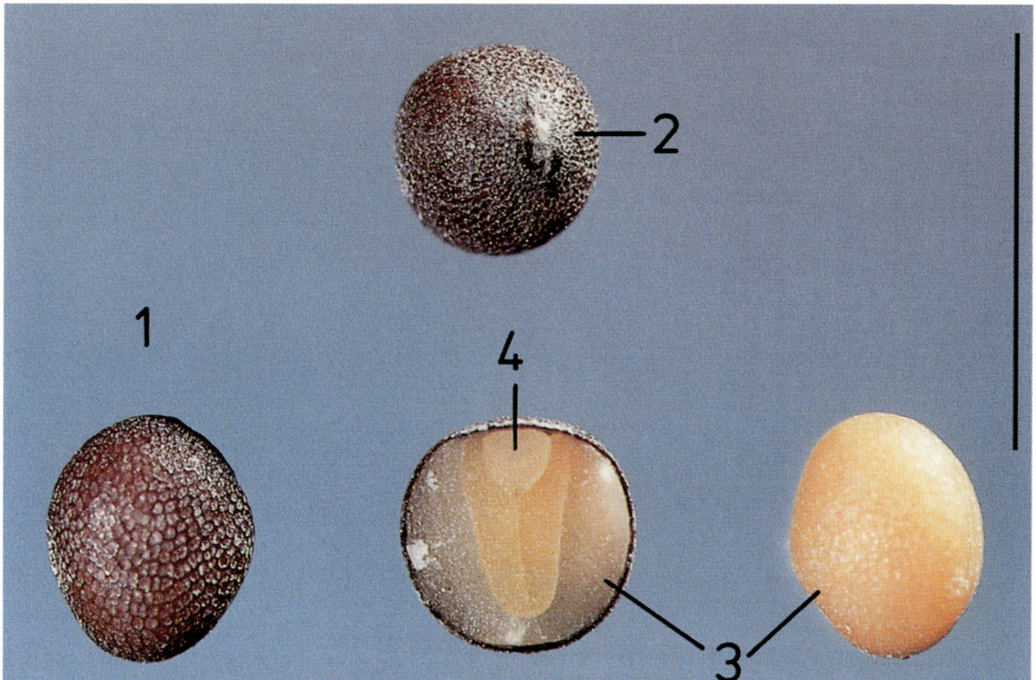
2
1
4
3

Blattdrogen – Folium

Blätter sind zumeist flächig ausgebreitete Organe, die an der Pflanze die unterschiedlichsten Funktionen übernehmen können, wie z. B. Keim-, Nieder-, Hoch-, Laub- oder Blütenblätter. Als Folium-Drogen werden nur die grünen, assimilierenden Laubblätter der Arzneipflanzen verwendet. Bei ihrer Gewinnung werden gelegentlich auch die jungen Zweigspitzen, Blüten und Früchte mitgeerntet bzw. bei gefiederten Blättern nach der Ernte in der Regel die Blattspindeln entfernt. Einen Sonderfall stellen die farblosen Zwiebelschuppen (Bulbus) dar. Es sind fleischig angeschwollene Niederblätter, die einen stark gestauchten, unterirdischen Spross umhüllen.

Abbildung rechte Seite:

1. Bärentraubenblätter
2. Belladonnablätter
3. Birkenblätter
4. Bitterkleeblätter
5. Boldoblätter
6. Brombeerblätter
7. Digitalisblätter
8. Eibischblätter
9. Eucalyptusblätter
10. Hamamelisblätter
11. Heidelbeerblätter
12. Huflattichblätter
13. Hyoscyamusblätter
14. Malvenblätter
15. Meerzwiebel
16. Melissenblätter
17. Orthosiphonblätter
18. Pfefferminzblätter
19. Rosmarinblätter
20. Salbeiblätter
21. Sennesblätter
22. Stramoniumblätter
23. Walnussblätter
24. Weißdornblätter mit Blüten

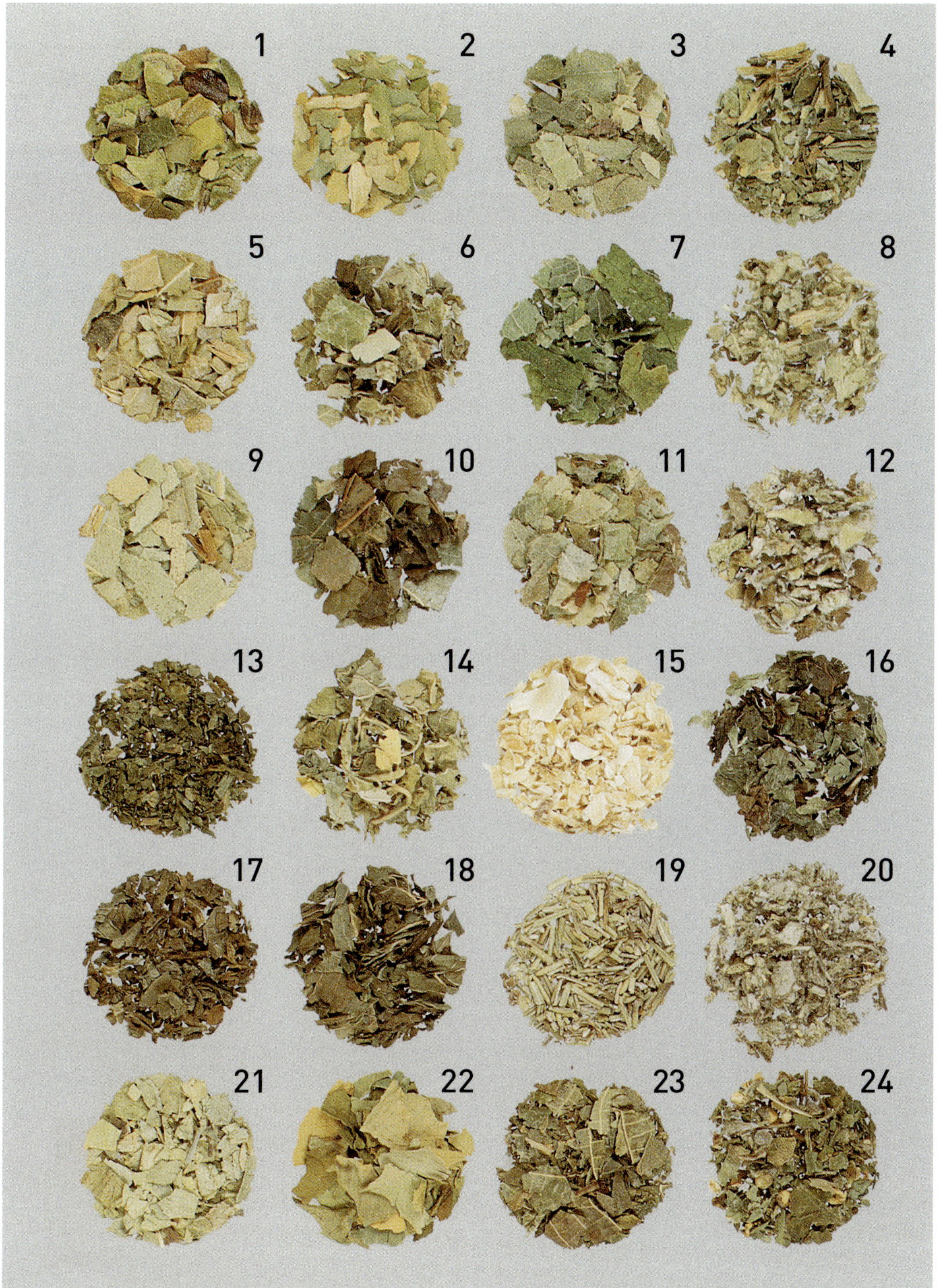
1
2
3
4
5
6
7
8
9
10
11
12
13
14
15
16
17
18
19
20
21
22
23
24

Bärentraubenblätter, Uvae ursi folium

Arctostaphylos uva-ursi (L.) SPRENG. – Bärentraube

Ericaceae – Heidekrautgewächse

Droge: Die rasch getrockneten Laubblätter.

> **Merkmale:** Steife, derbledrige Blattbruchstücke mit leicht zurückgebogenem Rand (1); oberseits eingesenkte (2), unterseits etwas erhabene Netznervatur; nur junge Blätter sind am Rande fein behaart (3).

Mehrschichtiges Palisadenparenchym, anomocytische Stomata mit vielen Nebenzellen und großem Vorhof, Oxalatprismen.

Die gepulverte Droge gibt mit Vanillin-Salzsäure-Lösung eine rötliche Färbung (Catechin-Gerbstoffe).

Reinheit: Braunverfärbte Blattfragmente deuten auf eine minderwertige Droge hin. Verwechslungen mit Blättern anderer Ericaceen, z. B. von *Vaccinium vitis-idaea* sind möglich (Drüsenzotten [a] auf der Blattunterseite; an der Spitze oft ausgerandet [b]). Es werden auch Verfälschungen mit arbutinfreien *Arctostaphylos*-Arten *[A. pungens]* beobachtet (keine Oxalatprismen, deutliche Behaarung).

Inhaltsstoffe: Hydrochinonglykoside (Arbutin), Gerbstoffe.

Anwendung: Bei Blasen- und Nierenbeckenkatarrhen als Harndesinfiziens.

Monographie: Ph. Eur.

Belladonnablätter, Belladonnae folium

Atropa bella-donna L. – Tollkirsche

Solanaceae – Nachtschattengewächse

Droge: Die blühenden Zweigspitzen, gelegentlich auch mit Früchten, oder die Laubblätter allein.

> **Merkmale:** Dünne brüchige Blattstücke, häufig eingerollt und miteinander verknäult; auf der helleren Unterseite (1) treten die schwach behaarten Haupt- und Seitennerven deutlich hervor; die Oberseite (2) ist z. T. punktiert (Oxalatsand); Teile der glockenförmigen Blütenkrone und der Beerenfrüchte mit zahlreichen Samen (3) können vorkommen.

Anisocytische Stomata, Oxalatsandzellen, gelegentlich Samenschalenepidermis mit wulstig gekerbten Wandverdickungen.

Reinheit: Die Droge ist in der Vergangenheit zahlreichen Verfälschungen durch Blätter von *Solanum* (Oxalatprismen), *Scopolia* (Kapselfrüchte), *Phytolacca* (Oxalatraphiden), *Ailanthus* (Oxalatdrusen), *Physalis* (Oxalatdrusen u. -prismen) und *Lonicera* (Oxalatdrusen) ausgesetzt gewesen.

Inhaltsstoffe: Tropanalkaloide (L-Hyoscyamin, Atropin, wenig L-Scopolamin), Flavonoide, Cumarine.

Anwendung: Bei Magen-Darm-Erkrankungen als krampflösendes Mittel; in der Augenheilkunde früher als Mydriatikum; Atropin als Antidot bei Vergiftungen mit Alkylphosphaten (Cholinesterasehemmer).

Monographie: Ph. Eur.

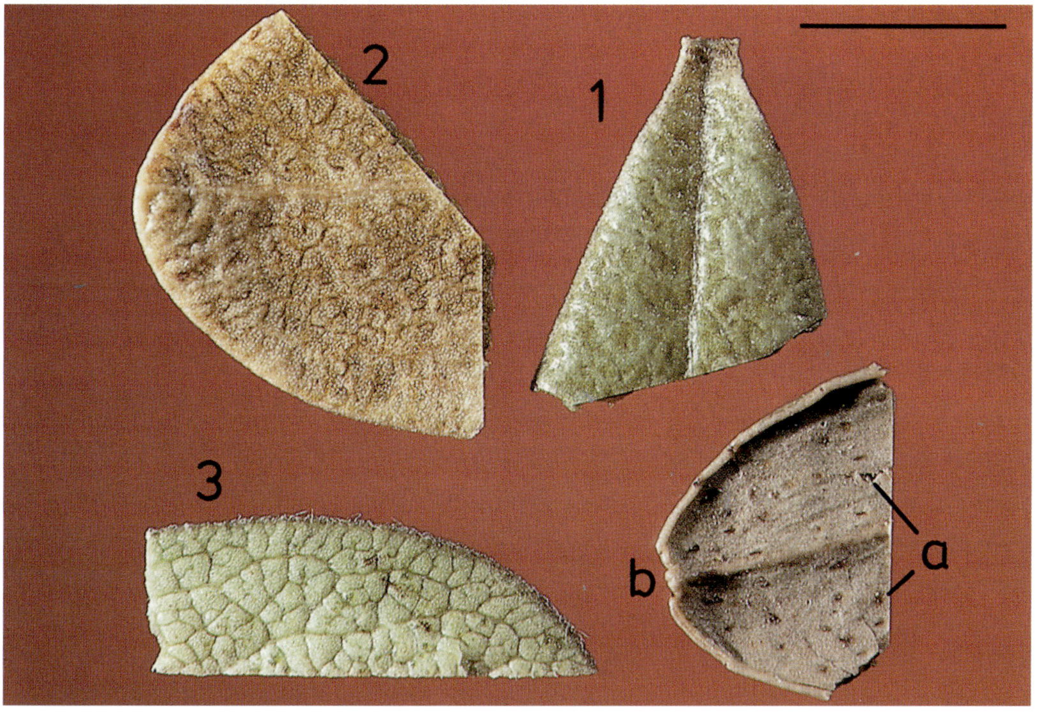
2
1
3
a
b

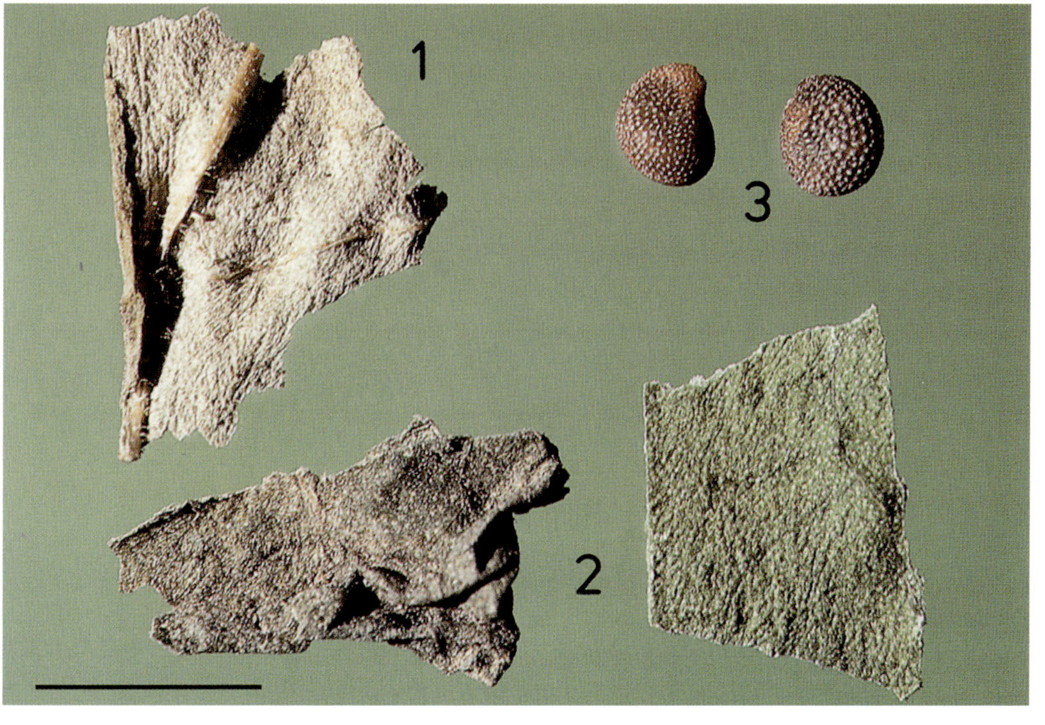
1
3
2

Birkenblätter, Betulae folium

Betula pendula ROTH – Hängebirke

B. pubescens EHRH. – Moorbirke

Betulaceae – Birkengewächse

Droge: Die meist im Frühjahr gesammelten und im Schatten getrockneten Laubblätter.

Merkmale: Spröde, oberseits dunklere Blattfragmente mit gesägtem Rand (*B. pendula* = doppelt gesägt); feinadrige, helle Netznervatur auf der Oberseite (1) besonders deutlich, Blattunterseite (2) dicht drüsig punktiert (bei *B. pubescens* Drüsenschuppen seltener, in den Aderwinkeln kleine Haarbüschel); daneben regelmäßige Blattstiele (3), dreilappige Fruchtschuppen (*B. pendula* [4], *B. pubescens* [5]) und geflügelte Nüsschen (6).

Große Drüsenschuppen, anomocytische Stomata, Oxalatdrusen, Einzelkristalle in Leitbündelnähe.

Reinheit: Gelegentlich Verwechslungen mit Blättern von *Populus tremula* (flach gedrückte Blattstiele).

Inhaltsstoffe: Flavonoide (Hyperosid, Quercitrin), Ascorbinsäure.

Anwendung: Zur Förderung der Harnbildung (Vorbeugung von Harnsteinen).

Monographie: Ph. Eur.

Bitterkleeblätter, Menyanthidis trifoliatae folium (Trifolii fibrini folium)

Menyanthes trifoliata L. – Fieber-, Bitterklee

Menyanthaceae – Fieberkleegewächse

Droge: Die während der Blütezeit gesammelten Laubblätter.

Merkmale: Faltige, unbehaarte Blattbruchstücke (1) mit stark runzeligem Hauptnerv und Stielfragmenten (2), an denen zuweilen noch die dreiteilige Verzweigung des gefingerten Blattes zu erkennen ist; die Spitzen (3) und Buchten der Blätter weisen verdickte Stellen mit Wasserspalten auf; vereinzelt kommen Blütenblattfragmente (4) vor.

Feingestreifte Kutikula, anomocytische Stomata, Aerenchym.

Stark bitterer Geschmack.

Reinheit: Verfälschungen kommen praktisch nicht vor.

Inhaltsstoffe: Secoiridoid-Bitterstoffe (Menthiafolin, Dihydrofoliamenthin u.a.).

Anwendung: Zur Anregung der Magensaftsekretion bei Appetitlosigkeit.

Monographie: Ph. Eur.

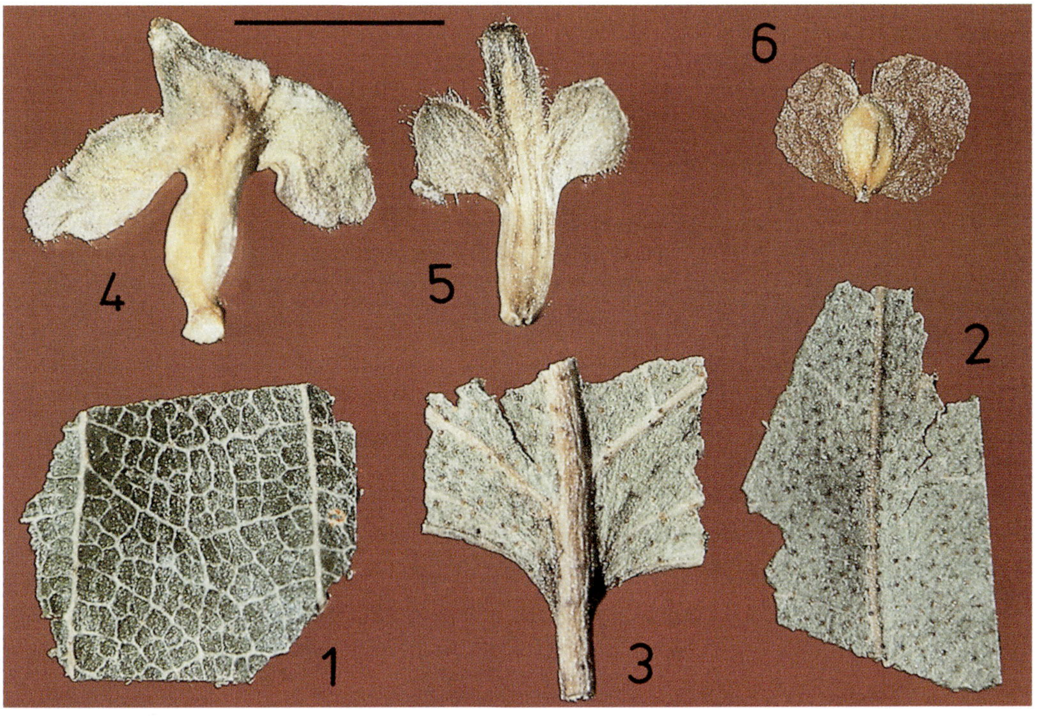
1
2
3
4
5
6

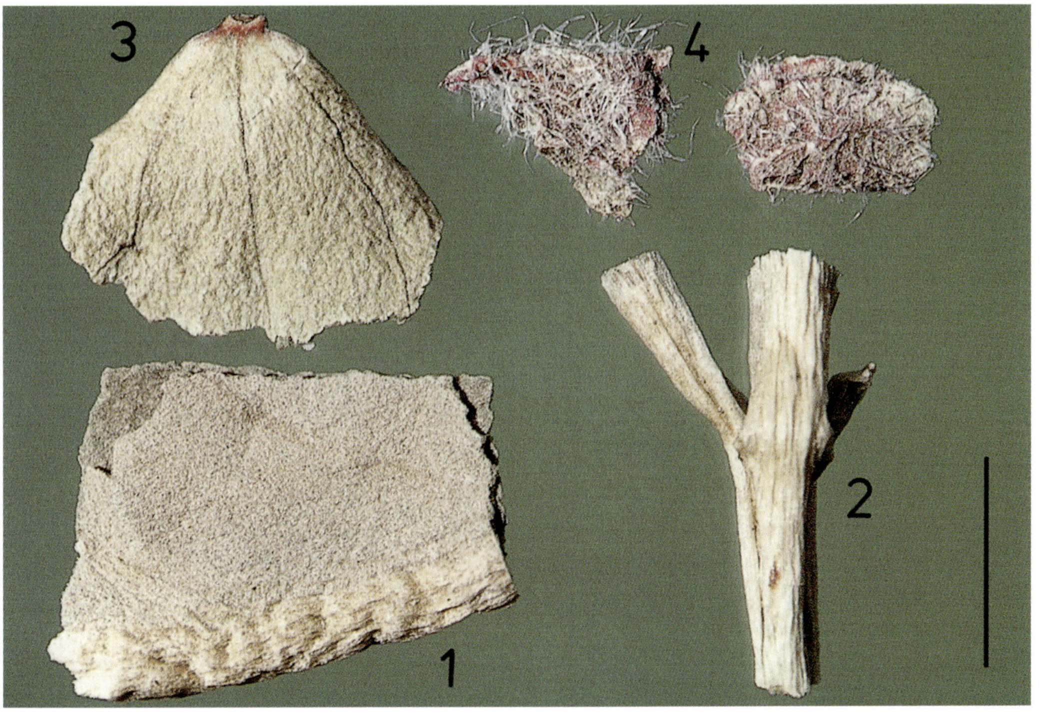
1
2
3
4

Boldoblätter, Boldi folium

Peumus boldus MOL. – Boldo

Monimiaceae – Monimiagewächse

Droge: Die getrockneten Laubblätter.

Merkmale: Ledrig-steife Blattbruchstücke mit eingerolltem Rand (1), oberseits deutlich sichtbare helle Höckerchen mit Büschelhaaren (2), unterseits Nerven deutlich hervortretend (3). Vereinzelt Zweigstückchen mit strichförmigen, hellen Lenticellen; vereinzelt kleine ovale, harte Samen.

Büschelhaare, Ölzellen, Oxalatnädelchen.

Brennend würziger Geschmack, etwas bitter.

Reinheit: Verfälschungen durch ähnlich riechende Blätter von *Cryptocarya peumus* (Höcker und Büschelhaare fehlen).

Inhaltsstoffe: Aporphinalkaloide (Boldin), ätherisches Öl (Ascaridol, Cineol), Flavonoide.

Anwendung: Als Choleretikum und bei leichten, krampfartigen Magen-Darm-Störungen. In Chile werden Blätter auch als Anthelmintikum (Ascaridol) benutzt.

Monographie: Ph. Eur.

Brombeerblätter, Rubi fruticosi folium

Rubus fruticosus L. – Brombeere

Rosaceae – Rosengewächse

Droge: Die während der Blütezeit gesammelten Laubblätter.

Merkmale: Dünne, faltige Blattbruchstücke mit gesägtem Rand (1); an der etwas helleren, mehr oder weniger dicht behaarten Unterseite (2) tritt die Nervatur deutlich hervor; am Mittelnerv vereinzelt feine Stacheln (3); daneben einzelne, an der dem Licht zugewandten Seite rotüberlaufene Stiel- oder Stängelteile (4) mit kräftiger ausgebildeten Stacheln; seltener gelblich-weiße bis rosafarbene Blütenteile.

Einzellige Borstenhaare, sternförmige Büschelhaare, anomocytische Stomata, Oxalatdrusen.

Reinheit: Blattfragmente mit weißfilziger Unterseite (a) deuten auf Beimengungen von *Rubus idaeus* (Himbeere) hin. Die ebenfalls im Handel befindliche fermentierte Droge (zur Geschmacksverbesserung) ist schwärzlich verfärbt.

Inhaltsstoffe: Gerbstoffe (Gallotannine), Pflanzensäuren (Citronensäure u. a.).

Anwendung: Als Frühstückstee; bei unspezifischen Durchfallerkrankungen.

Monographie: DAC.

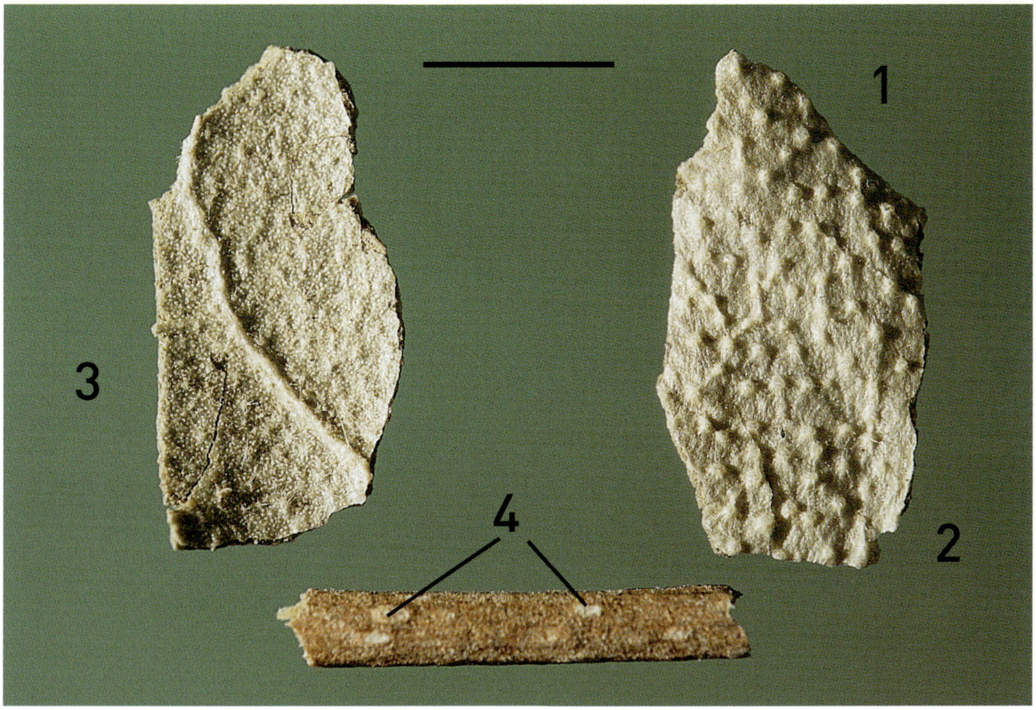
1
3
4
2

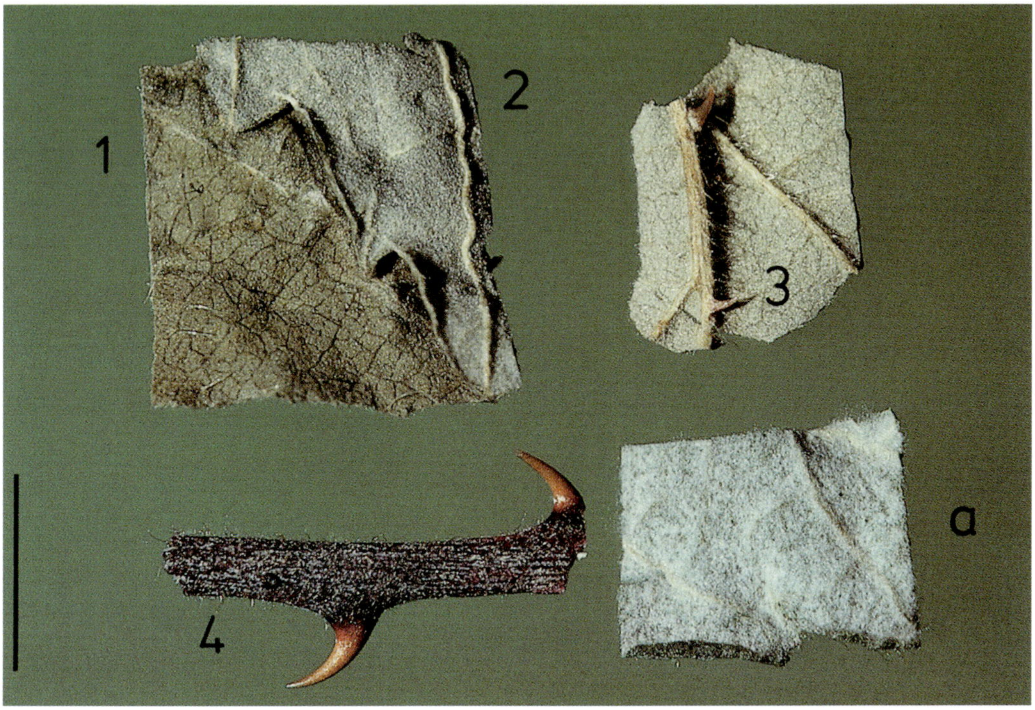
2
1
3
a
4

I. Digitalis-lanata-Blätter, Digitalis lanatae folium
II. Digitalis-purpurea-Blätter, Digitalis purpureae folium

I. *Digitalis lanata* EHRH. – Wolliger Fingerhut

II. *Digitalis purpurea* L. – Roter Fingerhut

Scrophulariaceae – Braunwurzgewächse

Droge: Die im Frühherbst der ersten Vegetationsperiode geernteten Rosettenblätter.

Merkmale: Gefaltete Blattstücke, bei *D. lanata* mit kahler Oberfläche (1), deutlich hervortretendem Hauptnerv (2) und bogenläufigen Seitennerven; bei *D. purpurea* beiderseits dicht behaart (3) und auf der helleren Unterseite (4) mit einem feinmaschigen Netz kleiner, vorspringender Nerven.

Anomocytische Stomata (*D. lanata, purpurea*), knotig verdickte Epidermiszellen (*D. lanata*), typische Gliederhaare (*D. purpurea*).

Stark bitterer Geschmack.

Reinheit: Da die Drogen überwiegend aus Kulturen stammen, kommen Verfälschungen kaum vor.

Inhaltsstoffe: Cardenolidglykoside, Steroidsaponine, Flavonoide.

Anwendung: Bei Herzinsuffizienz jeder Genese (überwiegend die isolierten Reinglykoside).

Monographie: I. ÖAB; II. Ph. Eur.

Eibischblätter, Althaeae folium

Althaea officinalis L. – Eibisch

Malvaceae – Malvengewächse

Droge: Die unmittelbar vor der Blüte gesammelten Laubblätter.

Merkmale: Beiderseits samtartig behaarte Blattbruchstücke (1) mit grob gekerbt-gezähntem Rand (2); die handförmige Nervatur (3) tritt an der Unterseite deutlich hervor; daneben kommen behaarte Blattstiele (4) und vereinzelt Blütenknospen vor.

Büschelhaare, große Pollenkörner mit stacheliger Exine, Oxalatdrusen, anisocytische zuweilen auch paracytische Stomata, Schleimzellen.

Reinheit: Blätter anderer Malvaceen, insbesondere von *Lavatera thuringiaca* dürfen nicht vorhanden sein (Sternhaare auf säulenförmigen Gewebepolstern).

Inhaltsstoffe: Schleim (Polyglykane), Flavonoide.

Anwendung: Zur Reizlinderung bei Schleimhautentzündungen von Mund, Rachen, Magen und Darm.

Monographie: Ph. Eur.

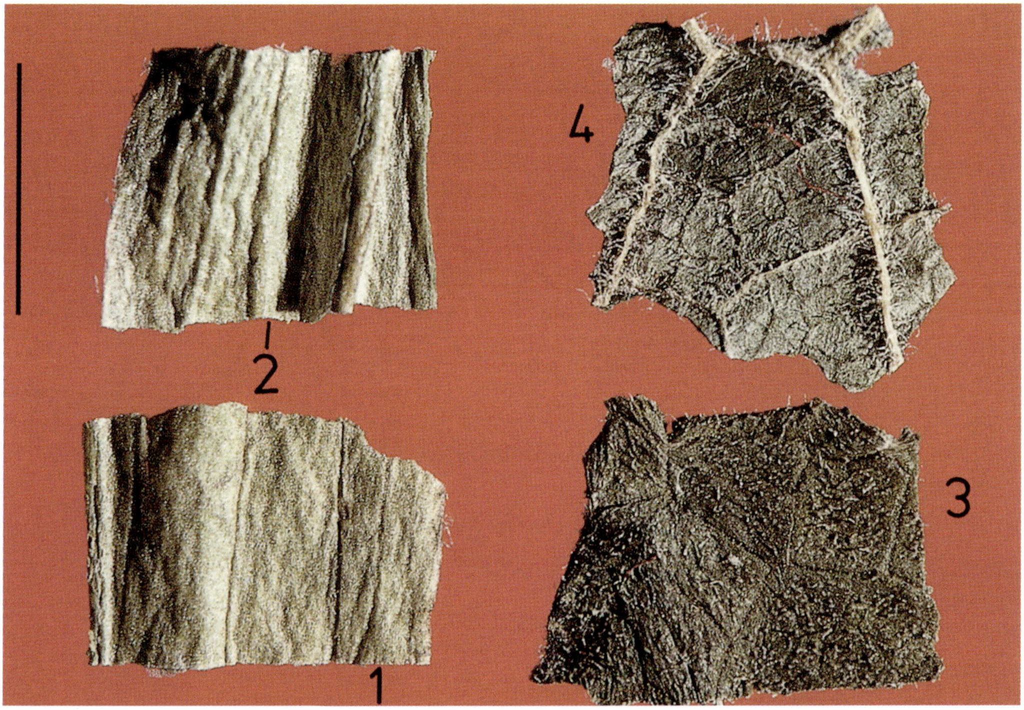
4
2
3
1

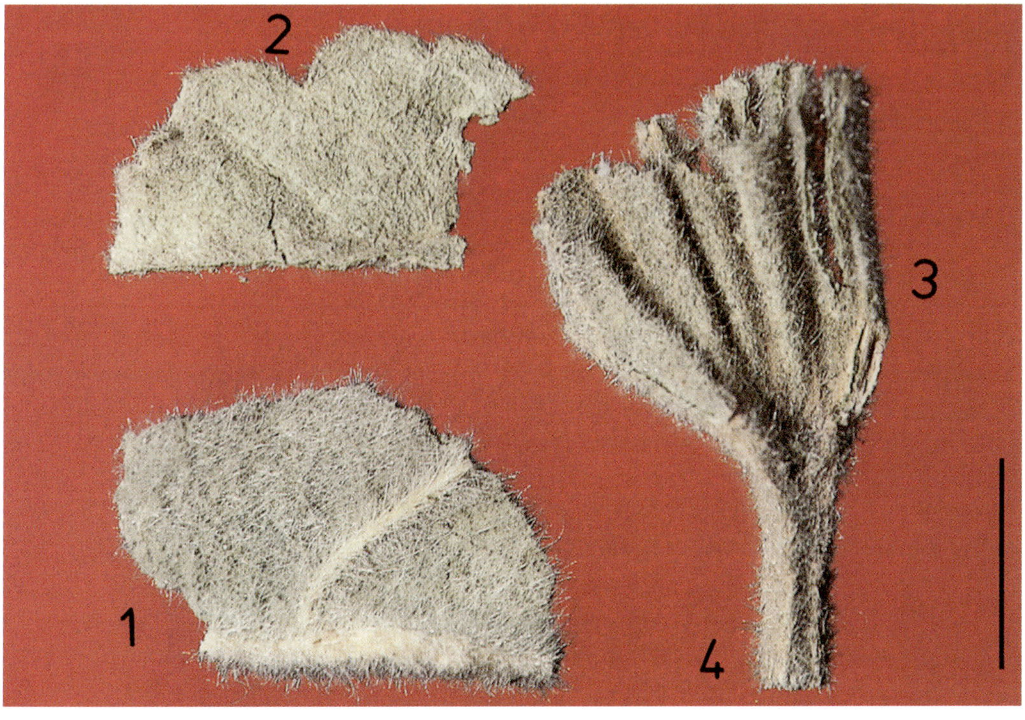
2
3
1
4

Eucalyptusblätter, Eucalypti folium

Eucalyptus globulus LABILL. – Eukalyptusbaum

Myrtaceae – Myrtengewächse

Droge: Die meist im Schatten getrockneten sichelförmigen Folgeblätter von älteren Bäumen.

Merkmale: Steifledrige, kahle Blattbruchstücke mit knorpelig wulstigem Rand (1); beiderseits fallen dunkle Korkwarzen (2) und zahlreiche Spaltöffnungen (weißliche Punktierung [3]) auf; die Exkretbehälter (4) sind besonders an frischen Bruchflächen und aufgeschnittenen Blattstielen (5) deutlich erkennbar.

Äquifazialer Blattaufbau, Exkretbehälter, Oxalatdrusen und -prismen, große Spaltöffnungen (Vorhöfe mit Wachskörnern).

Beim Zerreiben in der Handfläche kräftig aromatischer Geruch nach Cineol.

Reinheit: Die im durchscheinenden Licht stark punktierten, oval-herzförmigen Jugendblätter dürfen nicht vorhanden sein.

Inhaltsstoffe: Ätherisches Öl (Cineol), Gerbstoffe, Flavonoide.

Anwendung: Fast ausschließlich zur Gewinnung von Eukalyptusöl.

Monographie: Ph. Eur.

Hamamelisblätter, Hamamelidis folium

Hamamelis virginiana L. – Virginische Zaubernuss

Hamamelidaceae – Zaubernussgewächse

Droge: Die im Herbst gesammelten, möglichst sofort getrockneten Laubblätter.

Merkmale: Dünne, brüchige Blattfragmente mit dunkler Oberseite (1); unterseits (2) deutlich hervortretende Nervatur und zahlreiche punktförmige Warzen (Sklereid-Idioblasten); jüngere Blätter (3) deutlich behaart, bei älteren nur in den Nervenwinkeln Haare vorhanden.

Kristallzellreihen, verholzte Idioblasten, paracytische Stomata.

Reinheit: Die sehr ähnlich gestalteten Blätter von *Corylus avellana* (keine Idioblasten und Kristallzellreihen, dafür langgestielte Drüsenhaare und Oxalatdrusen) dürfen nicht vorhanden sein.

Inhaltsstoffe: Gerbstoffe (Gallotannine, kond. Catechine u. a.), wenig ätherisches Öl, Flavonoide.

Anwendung: Innerlich und äußerlich als Mittel bei Venenerkrankungen (z. B. Hämorrhoiden).

Monographie: Ph. Eur.

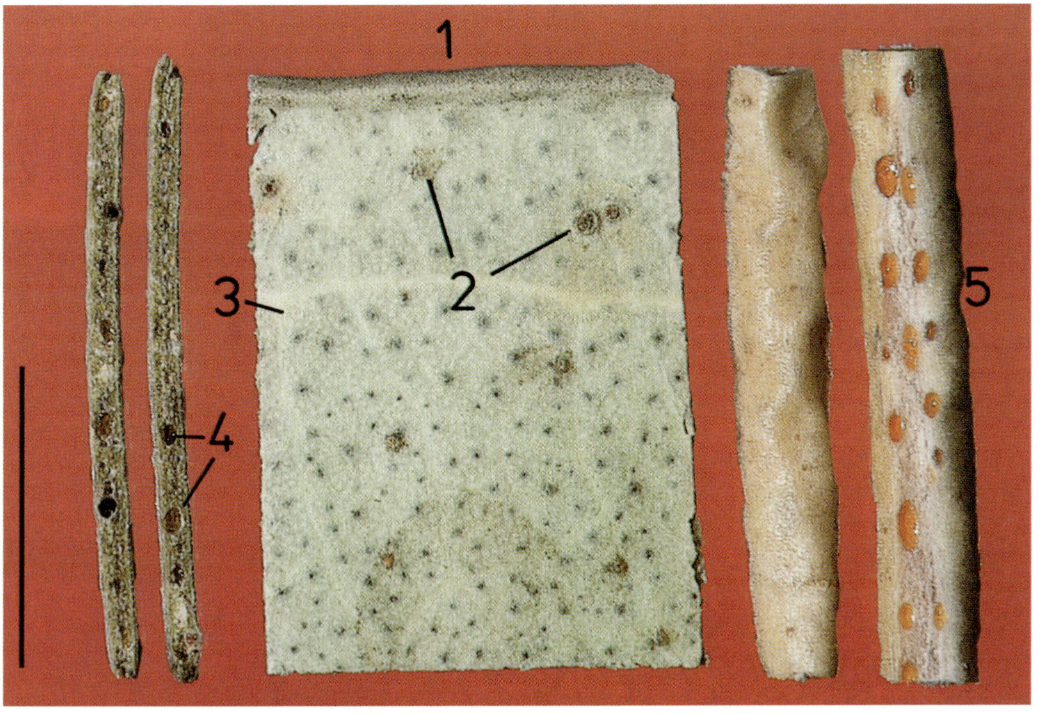
1
2
3
4
5

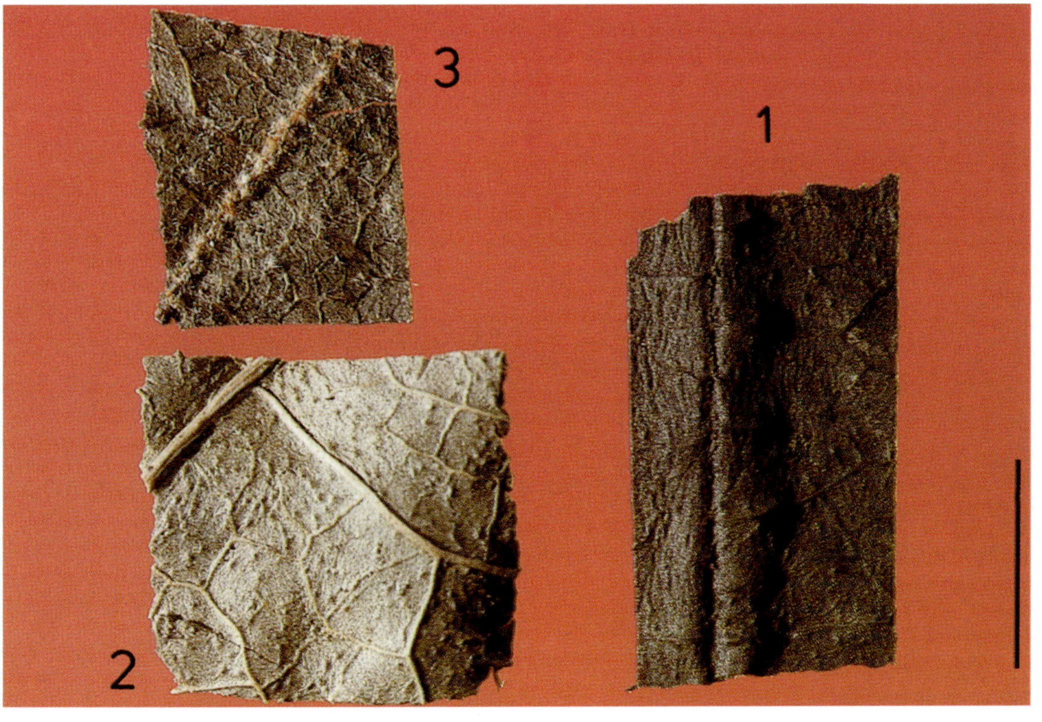
3
1
2

Heidelbeerblätter, Myrtilli folium

Vaccinium myrtillus L. – Heidelbeere

Ericaceae – Heidekrautgewächse

Droge: Die getrockneten Laubblätter.

Merkmale: Dünne Blattbruchstücke mit gekerbt-gesägtem Rand (1), wobei jeder Blattzahn in einer gestielten Drüsenzotte (2) endet; unterseits (3) hervortretende Nervatur ebenfalls mit vereinzelten Drüsen; daneben auch kantige Stängelteile (4) zuweilen mit Seitenknospen.

Große Drüsenzotten, Kristallzellreihen, paracytische Stomata.

Reinheit: Blätter von anderen *Vaccinium*-Arten, insbesondere von *V. vitis-idaea* (drüsige Punktierung der Unterseite, s. S. 82) gelten als Verfälschung.

Inhaltsstoffe: Catechingerbstoffe, Leucoanthocyane, Flavonoide.

Anwendung: Bei Beschwerden im Gastro-Intestinal-Trakt, der Nieren und ableitenden Harnwege. Wirksamkeit nicht belegt, bei hohen Dosierungen und längerem Gebrauch können chronische Vergiftungen auftreten!

Huflattichblätter, Farfarae folium

Tussilago farfara L. – Huflattich

Asteraceae – Korbblütengewächse

Droge: Die im Mai bis Juni gesammelten und rasch an der Sonne getrockneten Laubblätter.

Merkmale: Sehr brüchige, oft stapelartige zusammenhängende Blattstücke mit kahler, runzeliger Oberseite (1) und dicht weißfilziger Unterseite (2); der Blattrand (3) ist unregelmäßig gezähnt und meist violett überlaufen wie auch einzelne Blattnerven (4); ältere, weniger behaarte Blätter sowie auch die jüngeren nach Entfernen des weißen Haarfilzes lassen auf der Blattunterseite ein wabenartiges Muster (5) des großräumigen, im Mesophyll gelegenen Aerenchyms erkennen; gelegentlich kommen auch Stücke des langen, rinnigen Blattstiels (6) vor.

Kutikularstreifung, Wollhaare, großräumiges Schwammparenchym (Aerenchym).

Reinheit: Häufig verfälscht durch Blätter von verschiedenen *Petasites*-Arten (keine Kutikularstreifung aber Tonnenhaare vorhanden) und gelegentlich mit solchen von *Arctium lappa* (Kutikularstreifung und Tonnenhaare vorhanden).

Inhaltsstoffe: Schleimstoffe, Gerbstoffe, Pyrrolizidin-Alkaloide nur in Spuren.

Anwendung: Zur Linderung trockenen Hustenreizes und bei Entzündungen des Rachenraums.

Monographie: ÖAB.

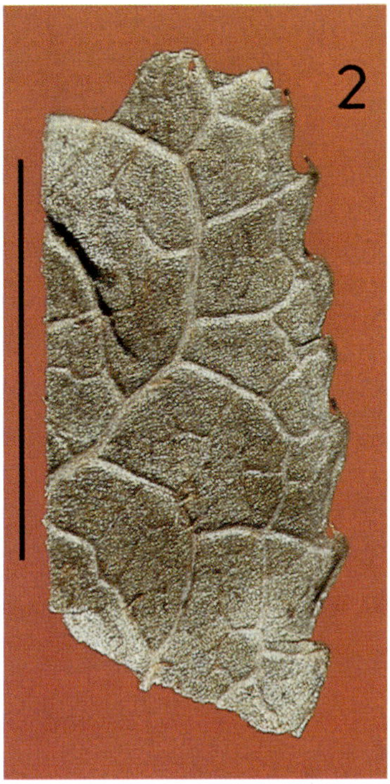
2

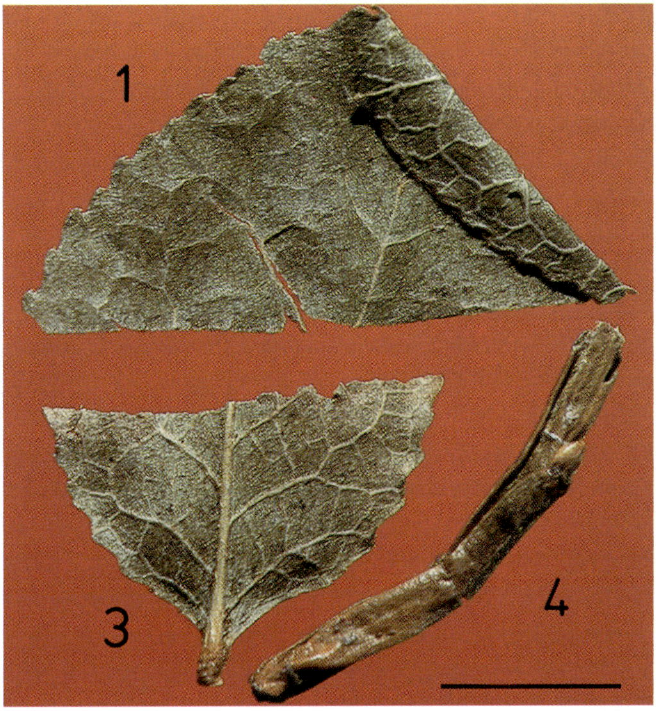
1
3
4

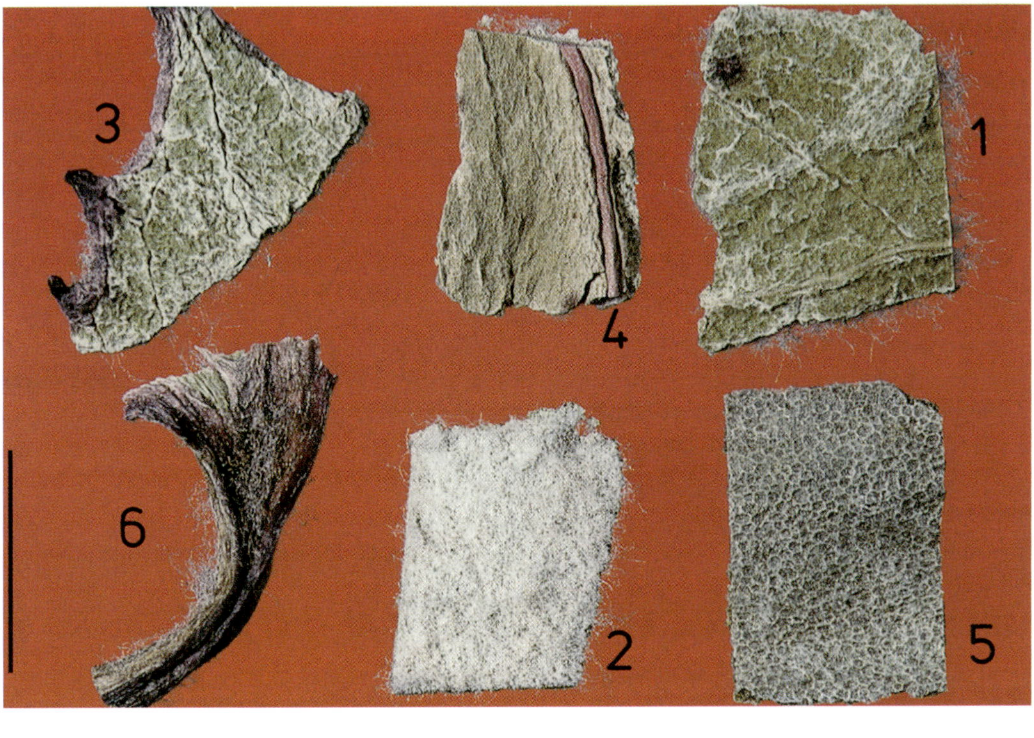
3
4
1
6
2
5

Hyoscyamusblätter, Hyoscyami folium

Hyoscyamus niger L. – Bilsenkraut

Solanaceae – Nachtschattengewächse

Droge: Die blühenden Zweigspitzen, gelegentlich auch mit Früchten, oder die Laubblätter allein.

Merkmale: Stark zusammengeschrumpfte Blattstücke mit beiderseits stark behaarter Mittelrippe (1) und unregelmäßig gezahntem Rand (2); Teile des glockenförmigen, ebenfalls stark behaarten Kelches sowie Fragmente der Blütenkrone und der Kapselfrüchte mit zahlreichen Samen (3) können vorkommen.

Anisocytische Stomata, überwiegend Oxalatprismen (vereinzelt auch Drusen), Drüsenhaare, tricolpate Pollen.

Reinheit: Vgl. Belladonnablätter.

Inhaltsstoffe: Tropanalkaloide (höherer Scopolaminanteil als bei Belladonnablättern).

Anwendung: Ein mit fettem Öl bereiteter Auszug wird gelegentlich noch als Einreibung bei rheumatischen Schmerzen verwendet; ansonsten siehe Belladonnablätter.

Monographie: Ph. Eur.

Malvenblätter, Malvae folium

Malva sylvestris L. – Wilde Malve

M. neglecta WALLR. – Weg-Malve

Malvaceae – Malvengewächse

Droge: Die getrockneten Laubblätter.

Merkmale: Dünne, mehrfach gefaltete Blattstücke (1) mit handförmiger Nervatur (2) und kerbig-gezähntem Rand (3); beiderseits schwach behaart (vor allem an den Nerven); daneben vereinzelt dünne Blattstiele (4), Blütenblattfragmente (5) und zuweilen auch typische Malvaceen-Früchte (tortenförmige Spaltfrucht).

Sternhaare, große Pollen mit stacheliger Exine, Oxalatdrusen, anomocytische Stomata.

Reinheit: Verwechslungen mit Blättern von *Althaea officinalis* (samtartig behaart, s. S. 88), kommen vor. Sporenlager (a) von *Puccinia malvacearum* (Rostpilz) dürfen nur vereinzelt vorkommen.

Inhaltsstoffe: Schleim, Gerbstoffe.

Anwendung: Zur Reizlinderung bei Schleimhautentzündungen im Mund und Rachen sowie im Magen-Darm-Bereich.

Monographie: DAC, ÖAB, Ph. Helv.

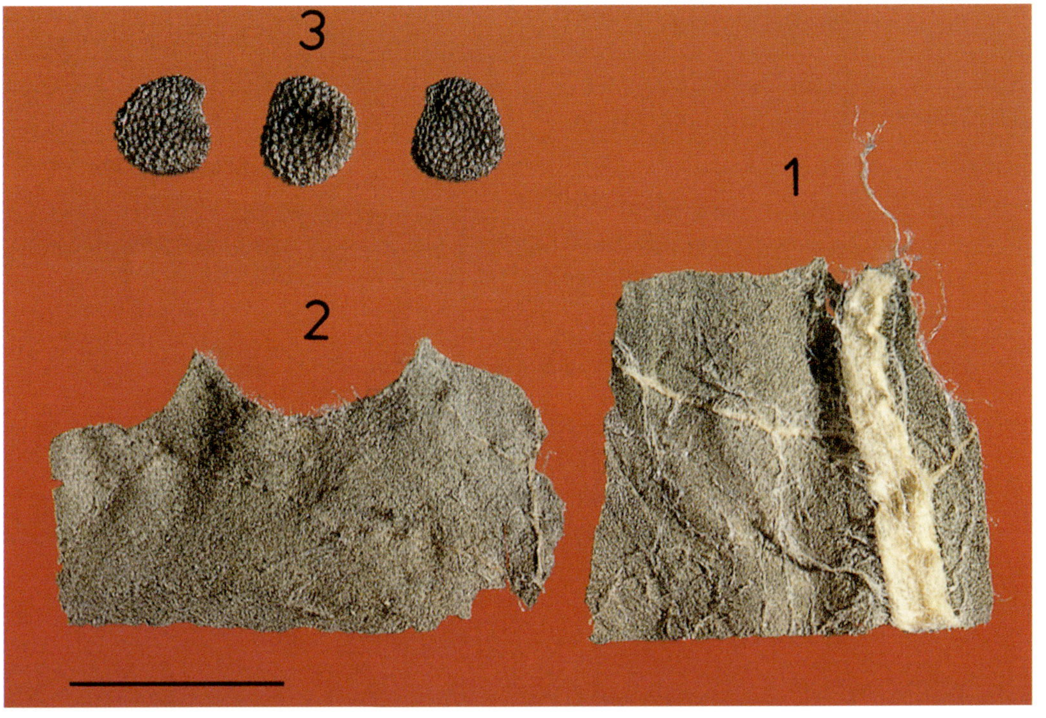
3
1
2

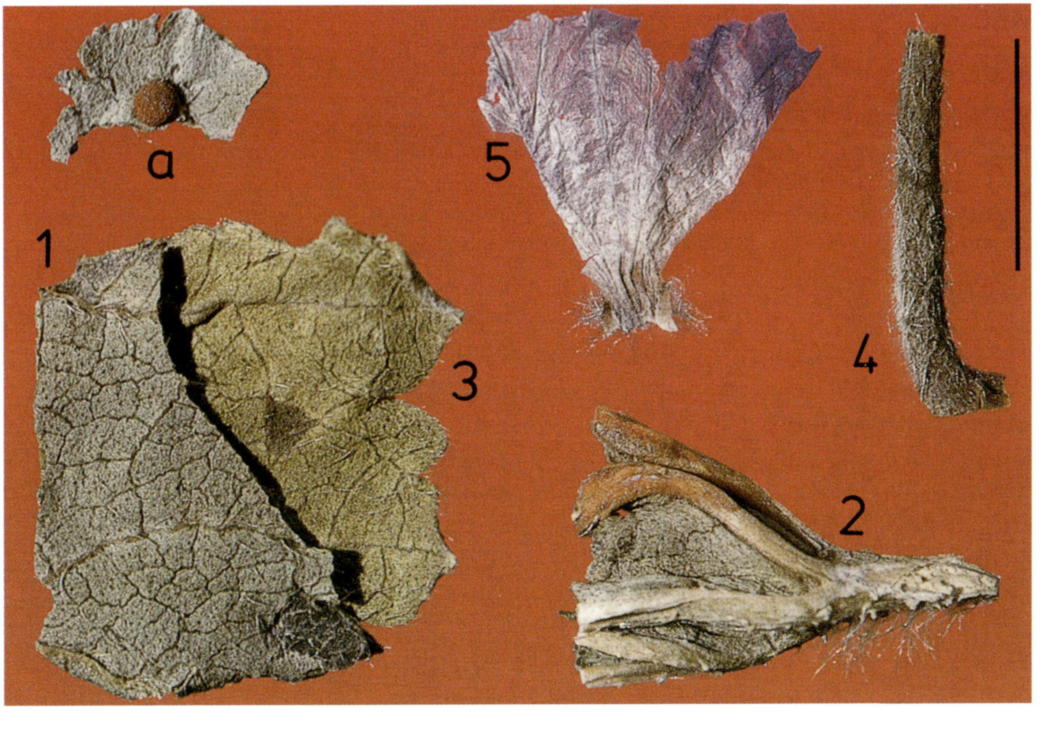
a
5
1
3
4
2

Meerzwiebel, Scillae bulbus

Urginea maritima (L). BAK. – Meerzwiebel

Hyacinthaceae – Hyazinthengewächse

Droge: Die nach der Blütezeit gesammelten und rasch bei 40–50° C getrockneten, mittleren, fleischigen Zwiebelschuppen der weißschaligen Rasse.

Merkmale: Hornartig eingetrocknete Zwiebelstreifen, deren Kanten (1) stark hervortreten; an einzelnen Stücken ist gelegentlich noch die Parallelnervatur (2) der Zwiebelschuppen zu erkennen.

Farbloses Parenchym, sehr große Oxalatraphiden.

Stark bitterer Geschmack (Vorsicht!).

Reinheit: Verwechslungen eventuell mit Zwiebelschuppen von *Ornithogalum* (Oxalatraphiden sehr viel kleiner). Im Handel fast ausschließlich eine Ware von *U. indica* (Industriedroge), die nach Arzneibuch-Definition als Verfälschung zu betrachten ist.

Inhaltsstoffe: Bufadienolide (Scillaren A. u. a.), Schleimstoffe.

Anwendung: Standardisierte Extrakte und Reinsubstanzen als herzwirksame Bestandteile (Insuffizienz, Angina) in Fertigarzneimitteln.

Monographie: DAB.

Melissenblätter, Melissae folium

Melissa officinalis L. – Zitronenmelisse

Lamiaceae – Lippenblütengewächse

Droge: Die unmittelbar nach der Ernte getrockneten Laubblätter.

Merkmale: Dünne, zerknitterte Blattstücke, oberseits mit langen Borstenhaaren (1); auf der meist helleren Unterseite (2) deutlich hervortretende Nerven, die kurzbehaart sind (Eckzahnhaare); Drüsenschuppen nur wenig auffällig; außerdem rinnenförmige Stücke der Blattstiele (3), Kelchfragmente (4) und vereinzelt Nüsschen (5).

Glieder- und Eckzahnhaare, diacytische Stomata, Lamiaceen-Drüsenschuppen.

Beim Verreiben in der Handfläche zitronenähnlicher Geruch, nach längerer Aufbewahrung der Droge stark vermindert.

Reinheit: Selten verfälscht, evtl. durch Blätter von *Nepeta cataria* (unterseits filzig grün, keine Eckzahnhaare), von *Stachys*-Arten (Oxalatnadeln im Mesophyll) oder von *Ballota nigra* (keine Drüsenhaare auf der Blattunterseite).

Inhaltsstoffe: Ätherisches Öl (Citral, Citronellal u. a.), Lamiaceen-Gerbstoffe.

Anwendung: Bei nervösen Magen-Darm-Beschwerden, Einschlafstörungen und Appetitlosigkeit; Extrakte mit Hemmwirkung auf Herpesviren.

Monographie: Ph. Eur.

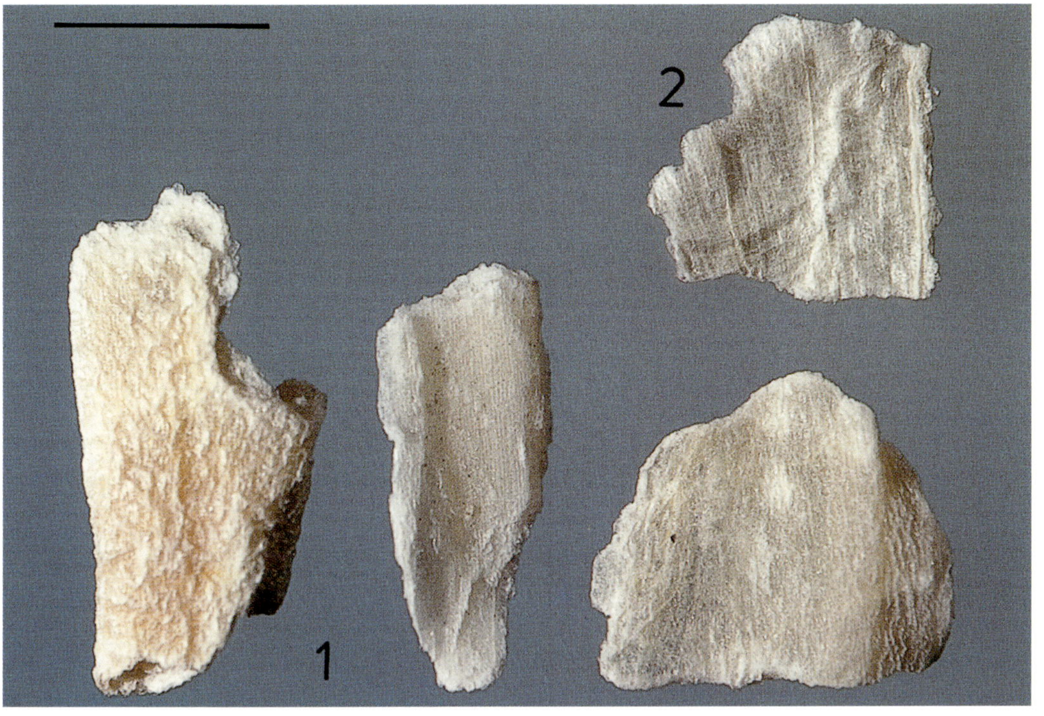
2
1

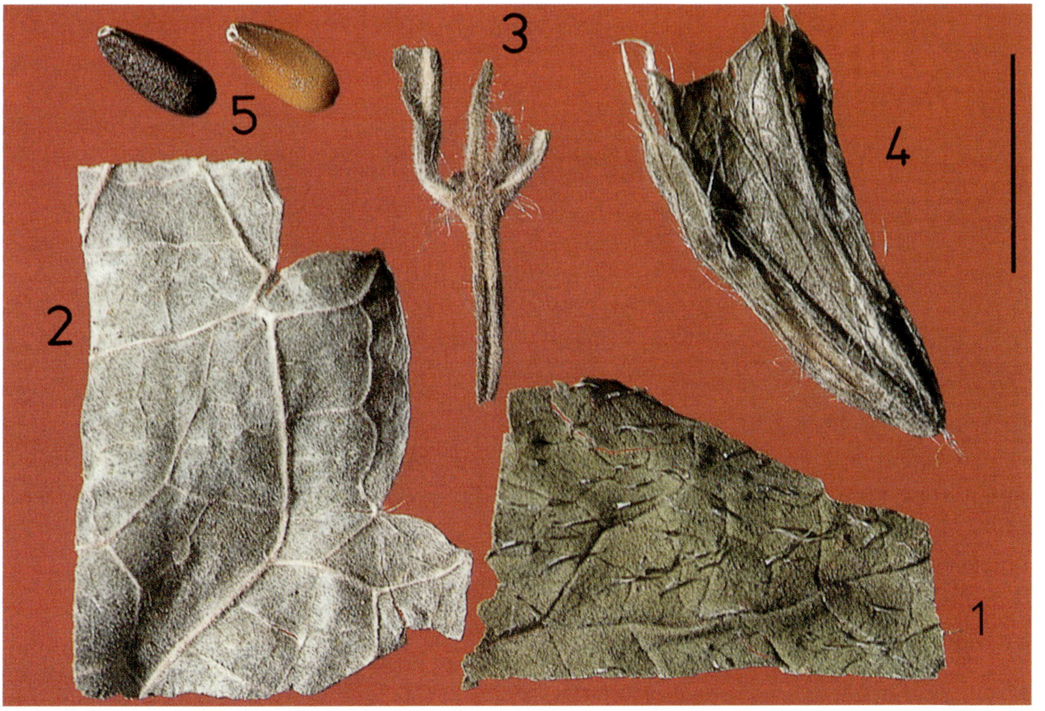
3
5
4
2
1

Orthosiphonblätter, Orthosiphonis folium

Orthosiphon stamineus BENTH. – Katzenbart

Lamiaceae – Lippenblütengewächse

Droge: Die kurz vor der Blüte gesammelten und im Schatten getrockneten Laubblätter und Stängelspitzen.

Merkmale: Dünne, spröde Blattstücke (1), beiderseits mit auffälliger Punktierung (Drüsenschuppen); Nervatur auf der Unterseite hervortretend und bisweilen violett überlaufen; keilförmiger Blattgrund (2); geringe Anteile vierkantiger Blattstiele (3) und traubig angeordneter Blütenknospen dürfen vorkommen.

Mehrzellige Gliederhaare, diacytische Stomata, Lamiaceen-Drüsenschuppen (meist nur mit vier Sekretionszellen).

Nur schwach aromatischer Geruch beim Zerreiben in der Handfläche.

Reinheit: Gelegentlich durch Blätter anderer, praktisch geruchloser *Orthosiphon*-Arten verfälscht. Identifizierung durch dc-Untersuchung möglich.

Inhaltsstoffe: Flavonoide (Sinensetin u. a.), wenig ätherisches Öl, Kaliumsalze.

Anwendung: Zur Förderung der Harnbildung bei Blasen- und Nierenkatarrhen.

Monographie: Ph. Eur.

Pfefferminzblätter, Menthae piperitae folium

Mentha x piperita L. – Pfefferminze

Lamiaceae – Lippenblütengewächse

Droge: Die getrockneten und weitgehend von Stängeln befreiten Laubblätter.

Merkmale: Dünne, brüchige, z. T. leicht aufgewölbte Blattstücke (1); unterseits mit stärker hervortretenden Nerven (2), die lange Gliederhaare aufweisen; insbesondere auf der Unterseite (3) zahlreiche Drüsenschuppen; vereinzelt vierkantige, violett überlaufene Stängelteile (4), die eine gegenständige Blattstellung erkennen lassen.

Mehrzellige Gliederhaare, diacytische Stomata, Lamiaceen-Drüsenschuppen.

Beim Verreiben in der Handfläche deutlicher Geruch nach Menthol.

Reinheit: Von Minzenrost (*Puccinia menthae*) befallene, braunfleckige Blätter dürfen einen Anteil von 10% nicht überschreiten. Beimengungen von Blättern anderer *Mentha*-Arten (*M. arvensis, M. crispa, M. pulegium*) lassen sich eindeutig durch dc-Prüfung nachweisen.

Inhaltsstoffe: Ätherisches Öl (Menthol u. a. Monoterpene), Lamiaceen-Gerbstoffe, Flavonoide.

Anwendung: Bei Magen-Darm-Galle-Beschwerden; mentholhaltige Zubereitungen äußerlich zur Juckreizlinderung und bei Gesichtsneuralgien.

Monographie: Ph. Eur.

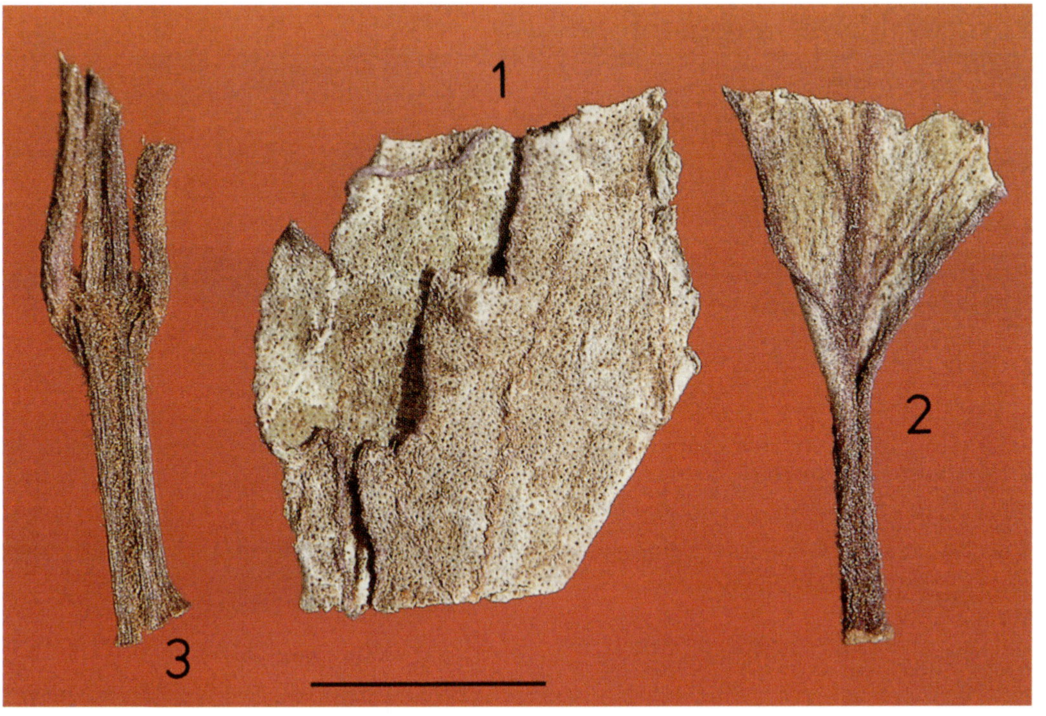
1
2
3

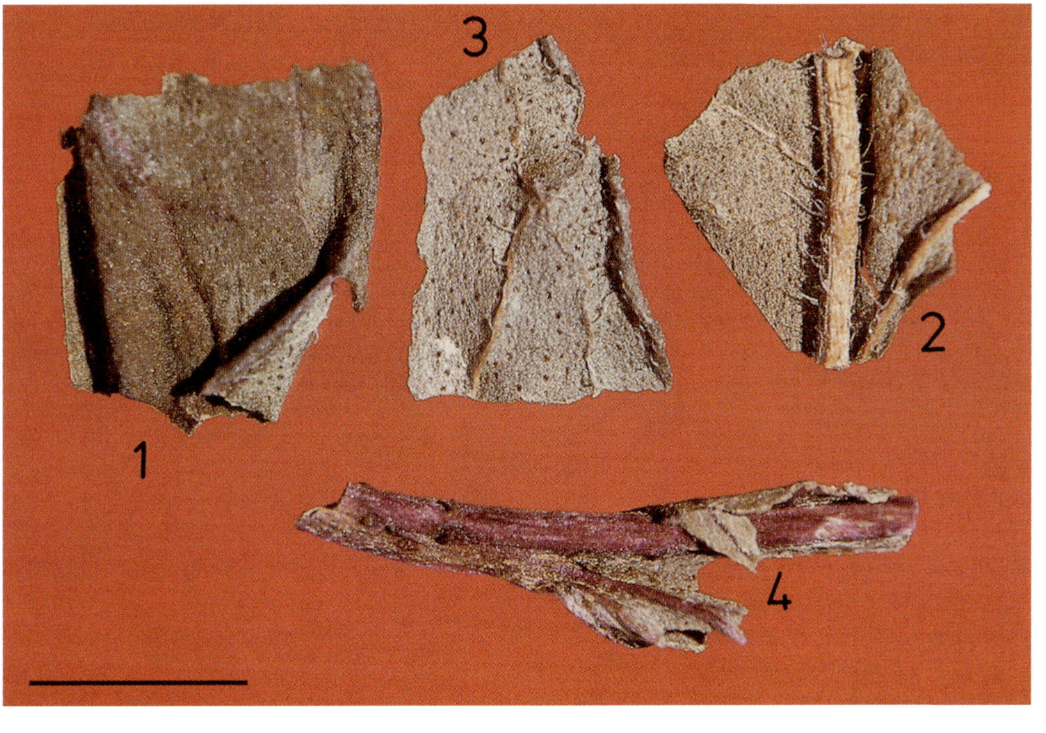
3
2
1
4

Rosmarinblätter, Rosmarini folium

Rosmarinus officinalis L. – Rosmarin

Lamiaceae – Lippenblütengewächse

Droge: Die während oder kurz nach der Blüte geernteten Laubblätter.

Merkmale: Starre, brüchige, fast nadelförmige Blattstücke mit runzeliger, stark nach unten eingerollter Oberseite (1); filzig behaarte Unterseite (2) ist nur als schmaler Streifen zu erkennen; beide Merkmale sind besonders an Querschnitten (3) gut zu erkennen; vereinzelt auch Früchte (4), Kelchblatt (5) – und Stängelfragmente (6) vorhanden.

Große verholzte Etagenhaare, Lamiaceen-Drüsenschuppen.

Bitterer, scharf würziger Geschmack.

Reinheit: Sehr selten durch Blätter von *Ledum palustre* (rotbrauner Haarfilz) und *Teucrium montanum* (unverzweigte Haare) verunreinigt.

Inhaltsstoffe: Äth. Öl (Cineol, Campher u. a.), Gerbstoffe (Rosmarinsäure), Diterpenbitterstoffe.

Anwendung: Innerlich bei Magen-Darm-Galle-Störungen, als Gewürz; äußerlich bei Muskel- und Gelenkrheumatismus.

Monographie: Ph. Eur.

I. Salbeiblätter, Salviae officinalis folium
II. Dreilappiger Salbei, Salviae trilobae folium

I. *Salvia officinalis* L. – Echter Salbei

II. *Salvia triloba* L.F. – Dreilappiger Salbei

Lamiaceae – Lippenblütengewächse

Droge: Die zur Zeit der beginnenden Fruchtreife geernteten und weitgehend von Stängeln befreiten Laubblätter.

Merkmale: Spröde Blattfragmente, häufig in kleinen Klumpen zusammenhängend; beiderseits dicht behaart (1) mit feingekerbtem Blattrand (2); bei älteren Blättern ist unterseits das feinmaschige Nervennetz (3) besser zu erkennen; vereinzelt Blattstiele (4). Die Behaarung des Dreilappigen Salbei (5) ist beiderseits insgesamt dichter; Spreitengrund mit einem oder zwei seitlichen Lappen.

Wollhaare, Lamiaceen-Drüsenschuppen, diacytische Stomata; bei *S. triloba* auf der Blattoberseite zusätzlich steife, dickwandige Gliederhaare, an der Basis 30–50 µm breit.

Reinheit: Zur sicheren Unterscheidung der verschiedenen *Salvia*-Arten ist die DC des ätherischen Öls und der Flavonoide hilfreich.

Inhaltsstoffe: Ätherisches Öl (*S. officinalis* = überwiegend Thujon; *S. triloba* = überwiegend Cineol), Lamiaceen-Gerbstoffe, Bitterstoffe (Carnosol), Flavonoide.

Anwendung: Bei Entzündungen im Mund- und Rachenraum; innerlich bei Verdauungsbeschwerden und zur Verminderung erhöhter Schweißsekretion.

Monographie: Ph. Eur.

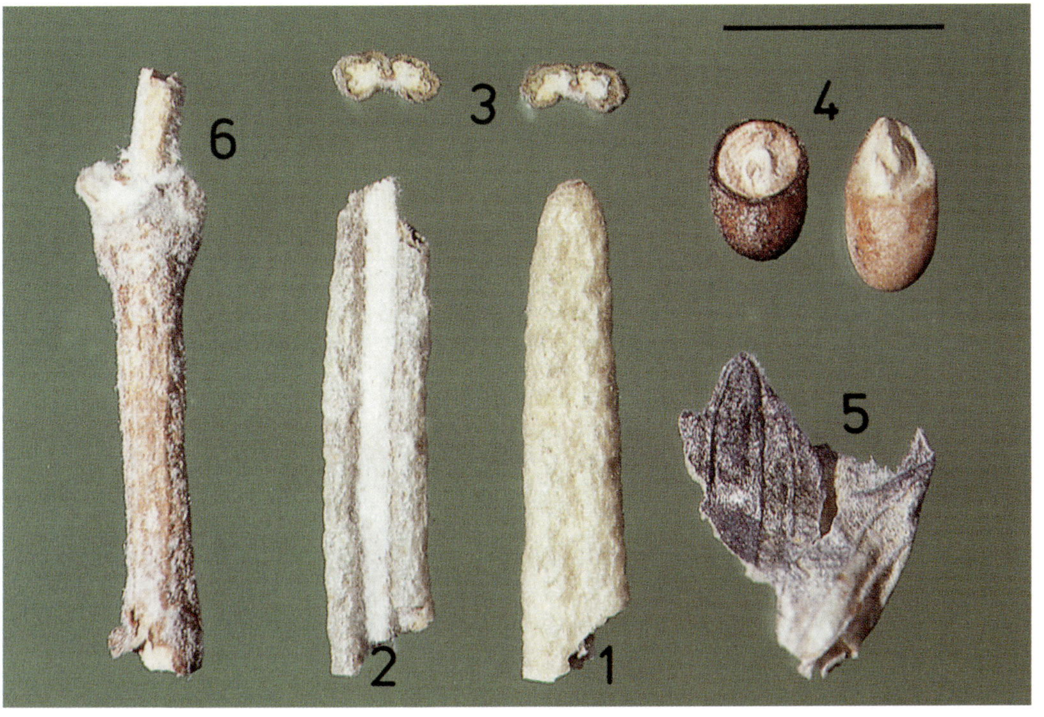
6
3
3
4
5
2
1

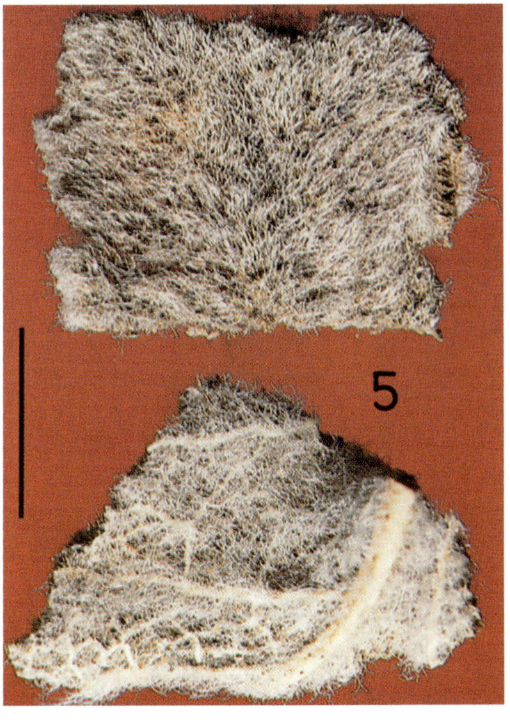
5

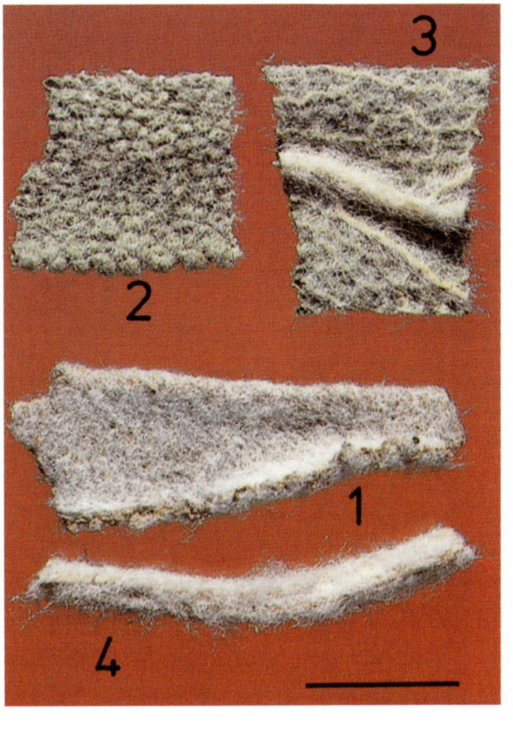
3
2
1
4

Sennesblätter, Sennae folium

Cassia senna L. – Sennesstrauch (Alexandriner Droge)

C. angustifolia VAHL – (Tinnevelly Droge)

Caesalpiniaceae – Caesalpiniengewächse

Droge: Die vor dem Trocknen (Tinnevelly Droge) oder danach (Alexandriner Droge) von der Blattspindel abgestreiften Fiederblätter.

Merkmale: Flache, papierartige Blattstücke mit glattem Rand, asymmetrischem Blattgrund (1) und beiderseits kurzer Behaarung (2); bei *C. senna* sind die Seitennerven (3) am Rand miteinander verbunden und die Blattspitzen (4) mit einem zarten Stachel versehen.

Einzellige Borstenhaare, paracytische Stomata, Oxalatdrusen, Kristallzellreihen.

Reinheit: Als Verfälschung werden nur noch selten die Blätter von *Cassia auriculata* (Palthe-Senna [keine Sennoside!]) beobachtet. Mikroskopisch sind sie an der längeren und dichteren Behaarung (a), sowie mikrochemisch durch karminrote Färbung der Leucoanthocyanidine mit konz. Schwefelsäure zu erkennen, s. S. 20.

Inhaltsstoffe: Dianthronglykoside (Sennoside), in geringen Anteilen auch Anthrachinonderivate, Schleim.

Anwendung: Als Abführmittel bei akuter Obstipation, Hämorrhoiden, vor und nach operativen Eingriffen.

Monographie: Ph. Eur.

Stramoniumblätter, Stramonii folium

Datura stramonium L. – Stechapfel

und seine Varietäten (*var. stramonium, inermis, tatula, godrinii*).

Solanaceae – Nachtschattengewächse

Droge: Die blühenden Zweigspitzen oder die Laubblätter allein.

Merkmale: Zusammengeschrumpfte Blattstücke; Seitennerven auf der Oberseite (1) kräftig eingesenkt, unterseits (2) hervortretend; jüngere Blätter behaart, ältere kahl; Teile der trichterförmigen, gefalteten Blütenkrone können vorkommen, ebenso Samen (3) mit netzartig punktierter Schale.

Anisocytische Stomata, zahlreiche Oxalatdrusen in typischer Anordnung, Drüsenhaare mit mehrzelligen Köpfchen.

Reinheit: Vgl. Belladonnablätter.

Inhaltsstoffe: Tropanalkaloide (höherer Scopolaminanteil als bei Belladonnablättern).

Anwendung: In Zubereitungen für Räucherungen bei Asthma bronchiale; ansonsten s. S. 82.

Monographie: Ph. Eur.

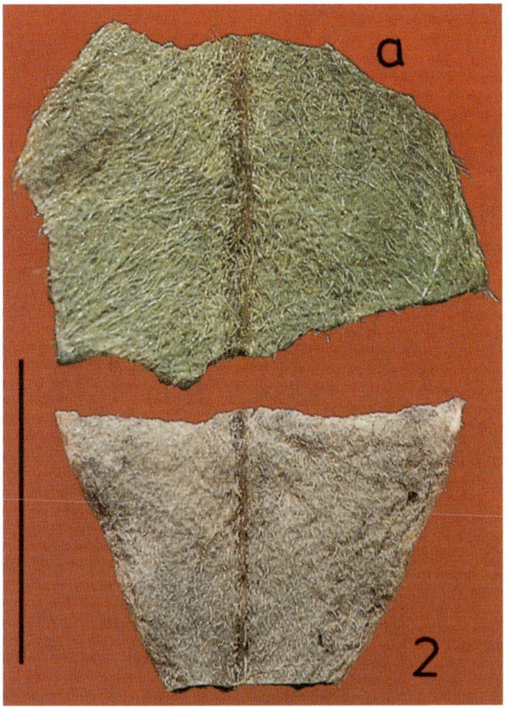
a
2

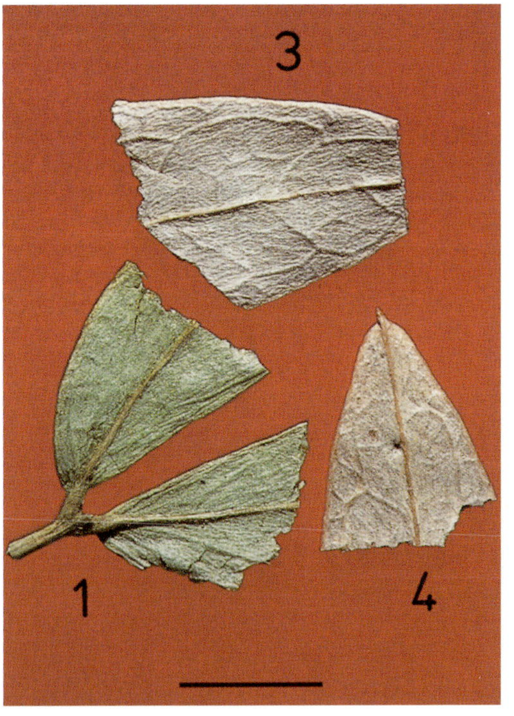
3
1
4

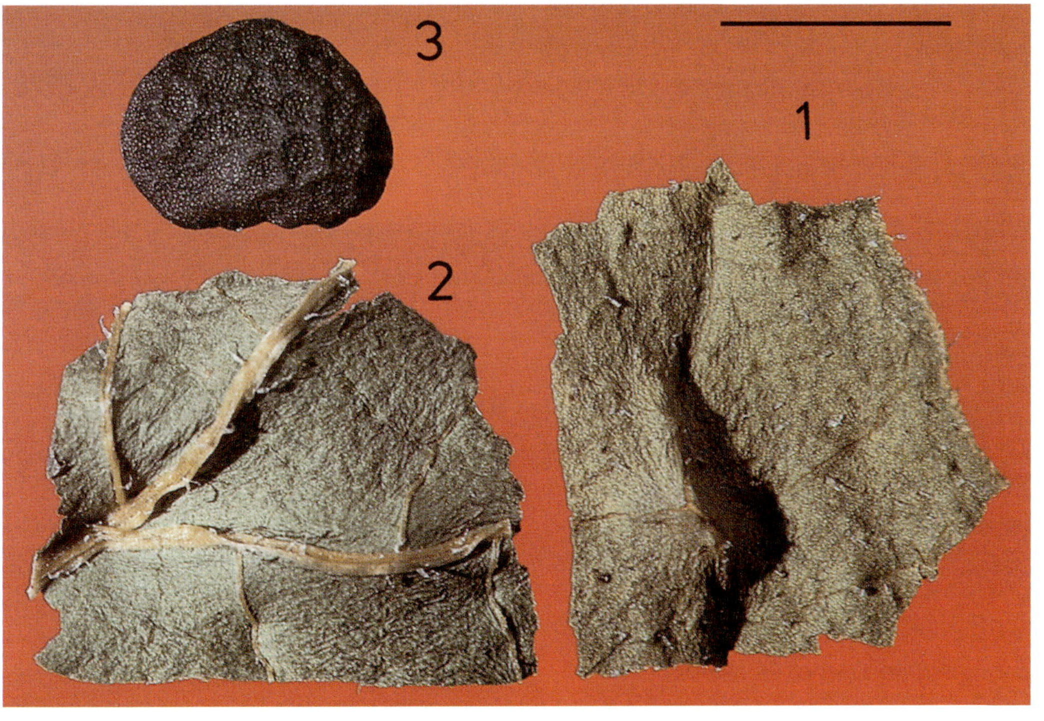
3
1
2

Walnussblätter, Juglandis folium

Juglans regia L. – Echte Walnuss

Juglandaceae – Walnussgewächse

Droge: Die von der Spindel befreiten Fiederblätter.

> **Merkmale:** Brüchige, kahle Blattstücke (1) mit charakteristischer Nervatur (Tertiärnerven verlaufen rechtwinklig zu den Sekundärnerven!); Blattoberseite (2) warzig punktiert durch Zellen mit großen Oxalatdrusen; unterseits in den Nervenwinkeln der Mittelrippe (3), Büschel feiner Haare.

Große Oxalatdrusen, anomocytische Stomata, vereinzelt dickwandige Büschelhaare, Drüsenschuppen.

Reinheit: Verfälschungen kommen praktisch nicht vor.

Inhaltsstoffe: Gerbstoffe (Ellagtannine), Juglon nur in frischen Blättern, Flavonoide.

Anwendung: Bei Hauterkrankungen verschiedener Ätiologie; bei Verdauungsbeschwerden und Durchfall.

Monographie: DAC.

Weißdornblätter mit Blüten, Crataegi folium cum flore

Crataegus monogyna Jacq. – Eingriffeliger Weißdorn

C. laevigata (Poir.) Dc. – Zweigriffeliger Weißdorn

seltener von anderen europäischen *Crataegus*-Arten wie *C. pentagyna, C. nigra* und *C. azarolus.*

Rosaceae – Rosengewächse

Droge: Die bis etwa 7 cm langen, blühenden und bei Raumtemperatur getrockneten Zweigspitzen.

> **Merkmale:** Dünne Blattstücke mit nur leicht gesägtem Rand (1) und je nach geernteter Art kahl (2) bis zerstreut (*C. laevigata, monogyna, pentagyna*) oder filzig (3) behaart (*C. nigra, azarolus*); die feinmaschige Netznervatur wird auf der Unterseite (4) besonders deutlich; Achsenbecher (5) der Blüten am oberen Rand mit fünf Kelchzipfeln; die freien Kronblätter (6) sind rundlich bis eiförmig und kurz genagelt; außerdem zahlreiche holzige Zweigstücke (7).

Dickwandige „Krückstockhaare" der Kelchblätter, Oxalatdrusen, Endothecium, triporate glatte Pollen, anomocytische Stomata.

Das Endothecium von *Crataegus*-Blüten färbt sich in kalter Chloralhydratlösung violett.

Reinheit: Verwechslungen kommen nur selten vor. Blüten von *Sorbus*-Arten (Fruchtknoten mit zwei Samenanlagen pro Fach) und von *Prunus spinosa* dürfen nicht vorhanden sein, s. S. 52.

Inhaltsstoffe: Oligomere Procyanidine, Flavonoide.

Anwendung: Bei beginnender Herzinsuffizienz (Altersherz).

Monographie: Ph. Eur., DAC (Weißdornblüten).

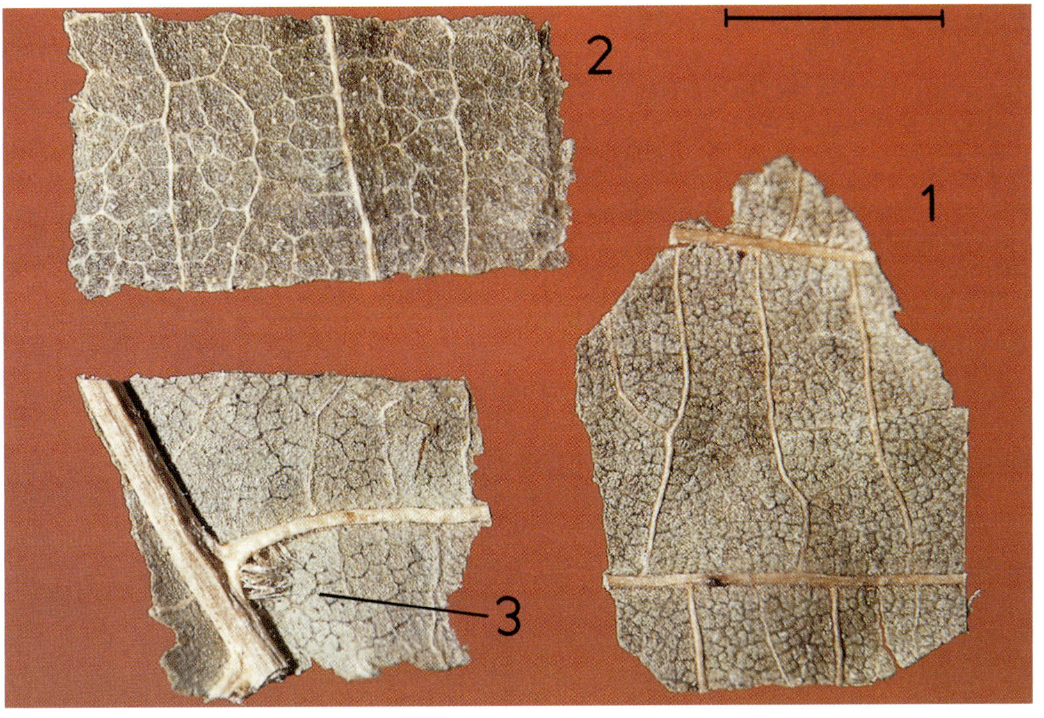
2
1
3

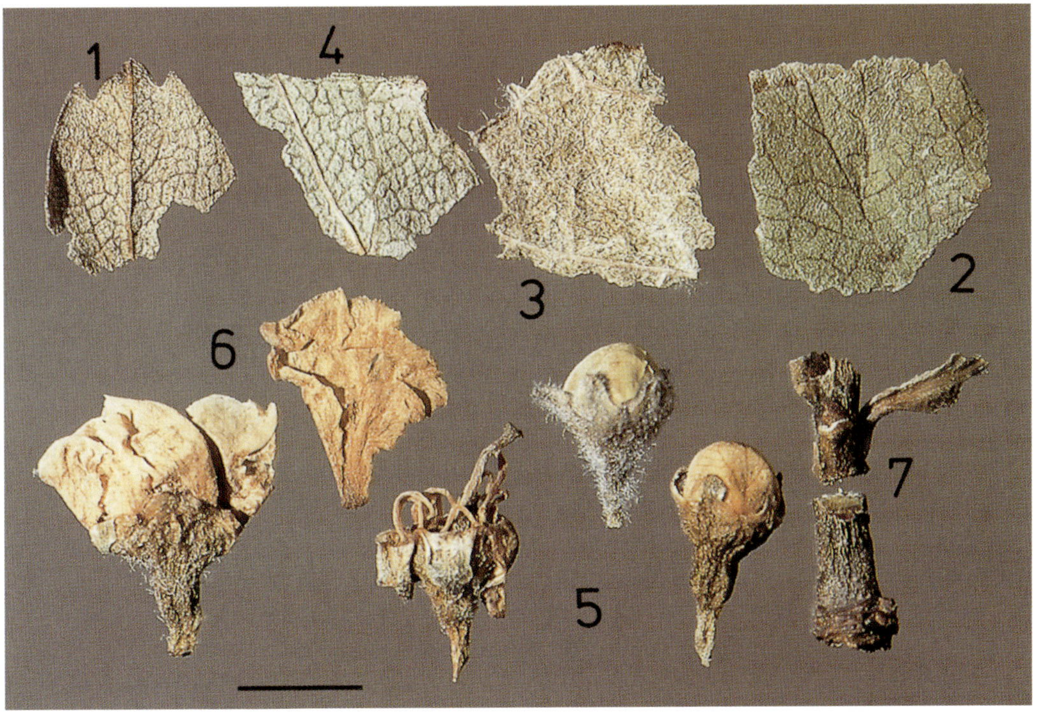
1
4
3
2
6
5
7

Krautdrogen – Herba

Zur Gewinnung von Herba-Drogen wird die Gesamtheit der oberirdischen Teile einer krautigen Pflanze geerntet, bestehend aus den Blüten, z. T. auch Früchten, Laubblättern und jüngeren Sprossachsen. Die letzteren sollten bei einer gerebelten Ware fehlen (nur die abgestreiften Blätter und Blüten). In seltenen Fällen werden auch unterirdische Organe wie die Wurzeln mitgesammelt. Ohne Laubblätter, Blüten und Früchte ist das Schachtelhalmkraut, eine Droge, die nur aus den grünen, sterilen Sommersprossen der Arzneipflanze besteht.

Abbildung rechte Seite:

1. Adoniskraut
2. Brennnesselkraut
3. Blutweiderichkraut
4. Bruchkraut
5. Frauenmantelkraut
6. Herzgespannkraut
7. Hirtentäschelkraut
8. Johanniskraut
9. Kardobenediktenkraut
10. Löwenzahn
11. Lungenkraut
12. Maiglöckchenkraut
13. Mistelkraut
14. Mutterkraut
15. Odermennigkraut
16. Passionsblumenkraut
17. Quendelkraut
18. Riesengoldrutenkraut
19. Schachtelhalmkraut
20. Schafgarbenkraut
21. Schöllkraut
22. Spitzwegerichkraut
23. Stiefmütterchenkraut
24. Tausendgüldenkraut
25. Thymian
26. Wermutkraut

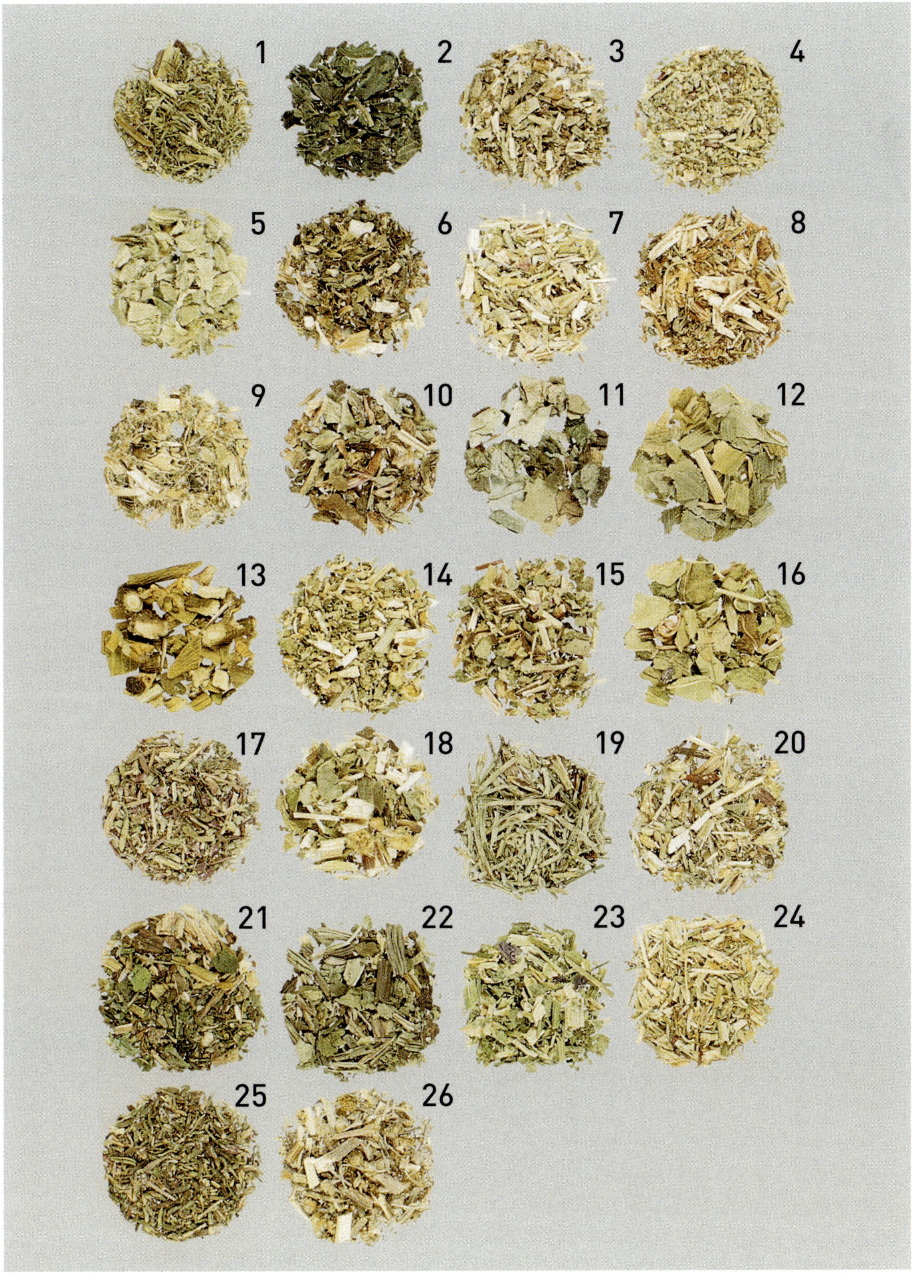
1
2
3
4
5
6
7
8
9
10
11
12
13
14
15
16
17
18
19
20
21
22
23
24
25
26

Adoniskraut, Adonidis herba

Adonis vernalis L. – Frühlings-Adonisröschen, Teufelsauge

Ranunculaceae – Hahnenfußgewächse

Droge: Die zur Blütezeit gesammelten und rasch getrockneten oberirdischen Pflanzenteile.

Merkmale: Fadenartige, gewundene Fiederblattstücke (1), zarte, feingeaderte Kronblattteile (2); außen behaarte Kelchblätter (3); Blütenachse mit kugeligen, behaarten, geschnäbelten Früchten (4); außen deutlich längs gestreifte, innen markige Stängelstücke (5), am Grunde mit schuppigen Niederblättern.

Buchtig-gewellte Epidermis, anomocytische Stomata (in Reihen angeordnet), gelegentlich triporate Pollen mit feinkörniger Exine.

Reinheit: Hohle Stängelteile, kahle Früchte mit geradem Schnabel sowie rotgefärbte Blütenblätter deuten auf Verfälschungen mit anderen *Adonis*-Arten (*A. aestivalis, annua, flammea* [wesentlich geringerer Cardenolidgehalt]) hin.

Inhaltsstoffe: Cardenolidglykoside (Adonitoxin u. a.).

Anwendung: Bei latenter und leichter Herzinsuffizienz und Kreislaufschwäche.

Monographie: DAB.

Blutweiderichkraut, Lythri herba

Lythrum salicaria L. – Blutweiderich

Lythraceae – Weiderichgewächse

Droge: Die blühenden Zweigspitzen.

Merkmale: Längs gefurchte, behaarte, fast vierkantige Stängel (1); lanzettliche, unterseits behaarte Blätter (2). Die sechs miteinander verwachsenen Kelchblätter bilden einen röhrenförmigen, behaarten Achsenbecher (3), Blütenblätter (4) mit welligem Umriss. Die Frucht (eiförmige Kapsel [5]) enthält zahlreiche, länglich ovale Samen.

1–2-zellige Kegelhaare, anomocytische Spaltöffnungen, zahlreiche Oxalatdrusen, tricolpate Pollenkörner mit schwach körniger Exine.

Inhaltsstoffe: Gerbstoffe, Flavonoide.

Anwendung: Antidiarrhoicum, Adstringens; äußerlich in Umschlägen auf Wunden und offenen Beinen.

Monographie: Ph. Eur.

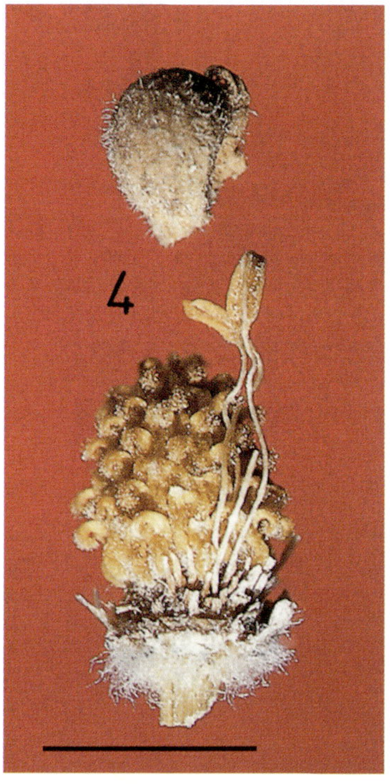
4

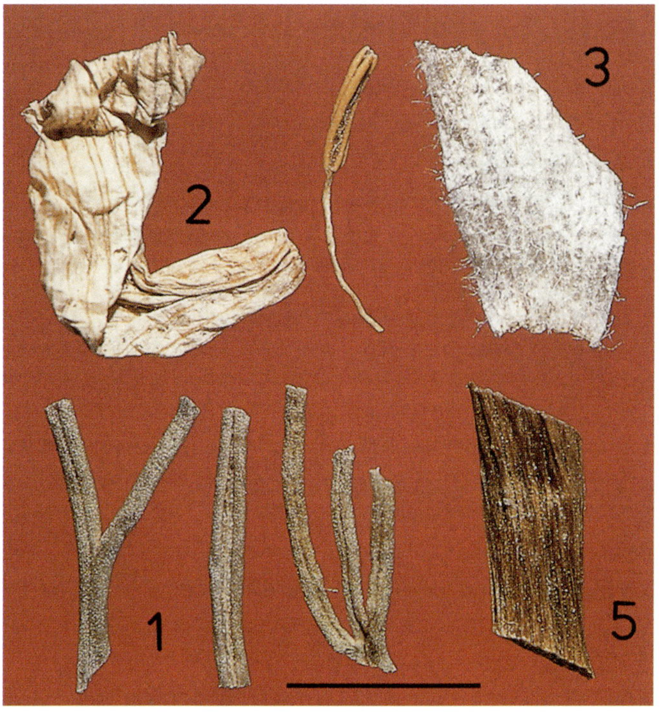
2
3
1
5

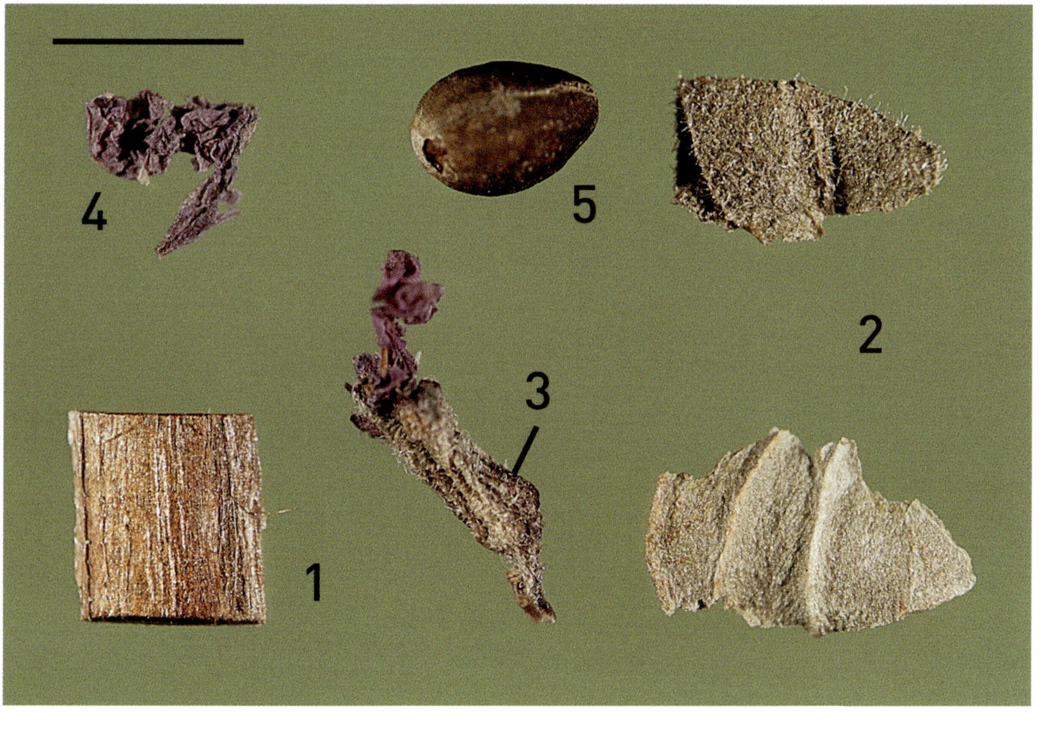
4
5
2
3
1

Brennnesselkraut, Urticae herba

Urtica dioica L. – Große Brennnessel

U. urens L. – Kleine Brennnessel

sowie deren Hybriden

Urticaceae – Brennnesselgewächse

Droge: Die während der Blüte gesammelten, oberirdischen Teile mit höchstens 3 mm dicken Stängeln.

Merkmale: Stark faltige Blattstücke mit deutlicher Behaarung (große, steife Brennhaare [1], zahlreiche kürzere Borstenhaare [2]) und grob gesägtem Rand (3); auf der helleren Unterseite tritt die Netznervatur (4) deutlich hervor; vierkantige, breitgedrückte Stängelfragmente (5) und bisweilen Teile der rispenförmigen Blütenstände sowie seitlich zusammengedrückte, von Blättchen umhüllte Früchte (6).

Typische Brennhaare, Borstenhaare, anomocytische Stomata, Epidermis mit großen Cystolithen.

Reinheit: Gelegentlich durch Blätter von *Lamium album* (keine Brennhaare und Cystolithen) verunreinigt.

Inhaltsstoffe: Viel Chlorophyll und weitere ubiquitäre Pflanzenstoffe; in den Brennhaaren Histamin und andere biogene Amine.

Anwendung: Als mildes harntreibendes Mittel.

Monographie: DAC, Ph. Helv., DAB (Folia Urticae).

Bruchkraut, Herniariae herba

Herniaria glabra L. – Kahles Bruchkraut

H. hirsuta L. – Behaartes Bruchkraut

Caryophyllaceae – Nelkengewächse

Droge: Die während der Blüte gesammelten oberirdischen Teile.

Merkmale: Dünne, fädige Stängelstücke mit winzigen, in dichten Knäueln stehenden Blüten (1); kleine, ungestielte, ganzrandige Blättchen (2); Stängel (3), Blüten (4) und Blättchen (5) sind bei *H. hirsuta* dicht behaart, weshalb diese Droge zur Klumpenbildung neigt.

Wellig-buchtige Epidermis, Stomata aniso- bis anomocytisch, große Oxalatdrusen, z. T. dickwandige Borstenhaare.

Ausschüttelungen mit Wasser ergeben einen beständigen Schaum (Saponine).

Durch Mikrosublimation (100° C) gewonnenes Herniarin ergibt in Wasser gelöst nach Zusatz verdünnter Ammoniaklösung unter UV-Licht (365 nm) eine blaue Fluoreszenz.

Reinheit: Verfälschungen kommen praktisch nicht vor.

Inhaltsstoffe: Triterpensaponine, Flavonoide, Cumarine (Herniarin u. a.).

Anwendung: Als mildes harntreibendes Mittel.

Monographie: DAC, ÖAB.

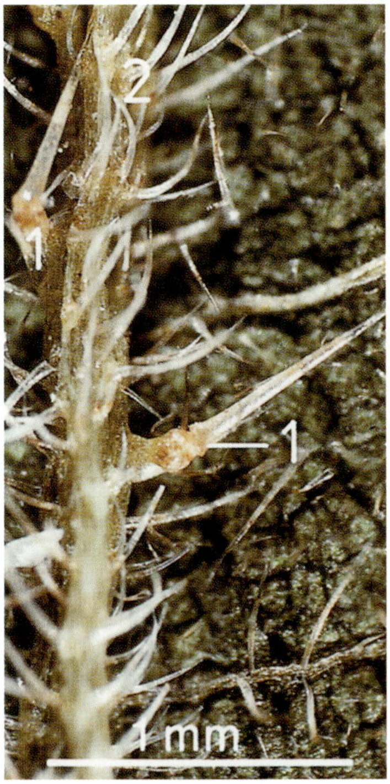
2
1
1
1 mm

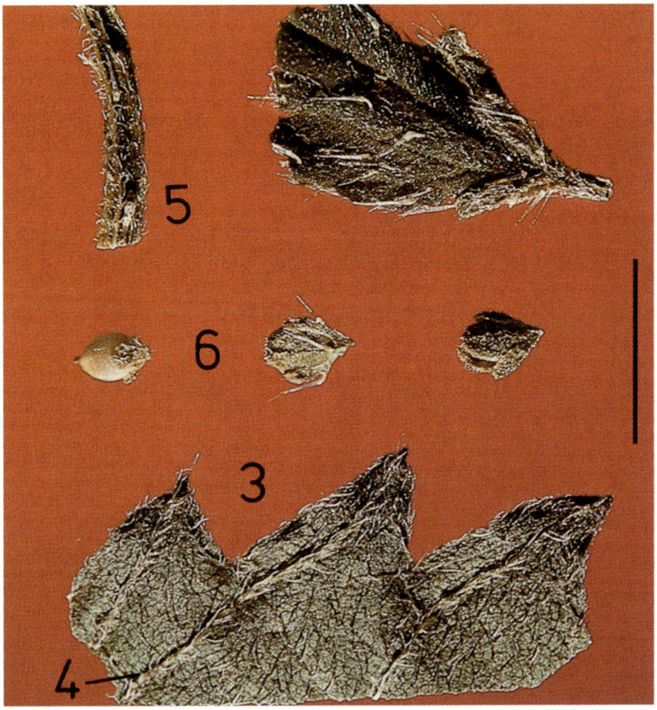
5
6
3
4

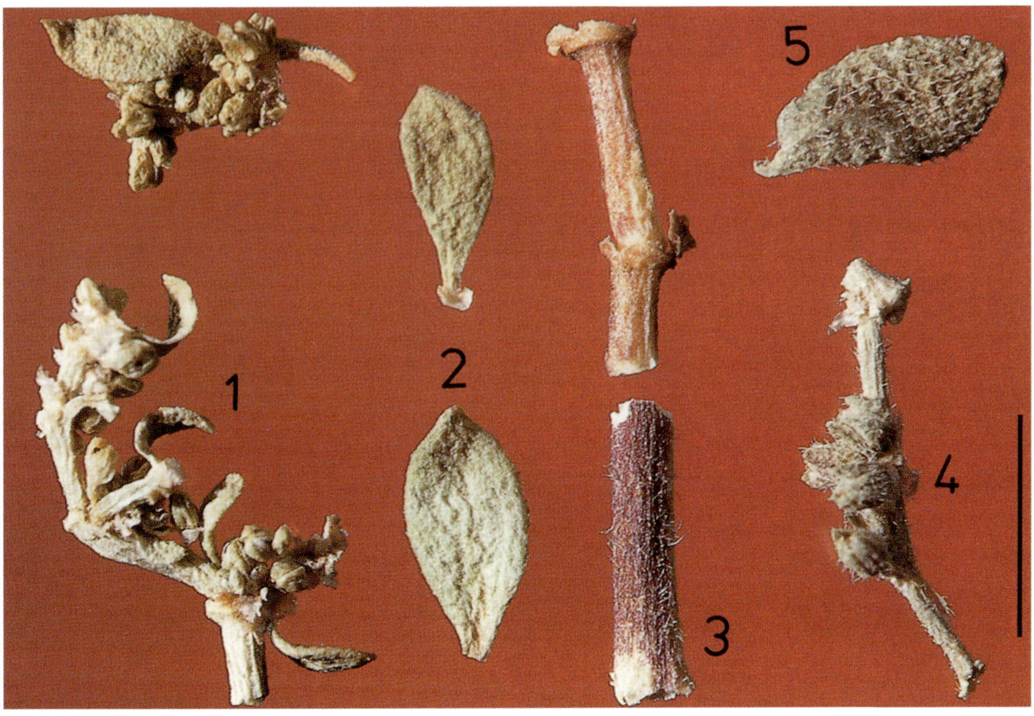
5
1
2
4
3

Frauenmantelkraut, Alchemillae herba

Alchemilla xanthochlora ROTHM. – Frauenmantel

Rosaceae – Rosengewächse

Droge: Die zur Blütezeit gesammelten, oberirdischen Teile.

Merkmale: Blattstücke unterseits heller, mit deutlich hervortretenden Nerven und zottiger Behaarung (1); grobgezähnter und fein bewimperter Blattrand (2); Nervatur am Blattgrund fächerartig zusammenlaufend (3); behaarte, hohle Stängelstücke (4); vereinzelte Blütenknäuel (5).

Eingesenkte Stomata (Blattunterseite); einzellige, lange, z. T. gewundene Borstenhaare; Oxalatdrusen im Mesophyll.

Reinheit: Verfälschungen kommen praktisch nicht vor.

Inhaltsstoffe: Gerbstoffe (Gallo- u. Ellagitanine), Flavonoide.

Anwendung: Bei unspezifischen Durchfallerkrankungen; früher in der Volksmedizin bei Frauenleiden (Menorrhagie).

Monographie: Ph. Eur.

Herzgespannkraut, Leonuri cardiacae herba

Leonurus cardiaca L. – Herzgespann

Lamiaceae – Lippenblütengewächse

Droge: Die während der Blüte gesammelten oberirdischen Teile.

Merkmale: Die trichterförmigen Kelche mit auswärts gekrümmten Zähnen (1) enthalten gelegentlich noch die kantigen Früchte; zottig behaarte Blütenblattstücke (2); stark geschrumpfte Blattfragmente (3), unterseits heller, auffällig behaart und mit hervortretender, handförmiger Nervatur (4); die vierkantigen Stängelstücke (5) sind längs gerillt, hohl und oft violett überlaufen.

Lange, mehrzellige Knotenhaare; Fruchtwand mit großen Oxalatkristallen; vereinzelt zweizellige, dolchartige Haare.

Reinheit: Verfälschungen kommen praktisch nicht vor.

Inhaltsstoffe: Glykosidische Bitterstoffe, ätherisches Öl.

Anwendung: Zusammen mit anderen Drogen in sog. „Herztees" (geringer kardialer Effekt und leichte hypotensive Wirkung).

Monographie: DAB; in Vorbereitung für Ph. Eur.

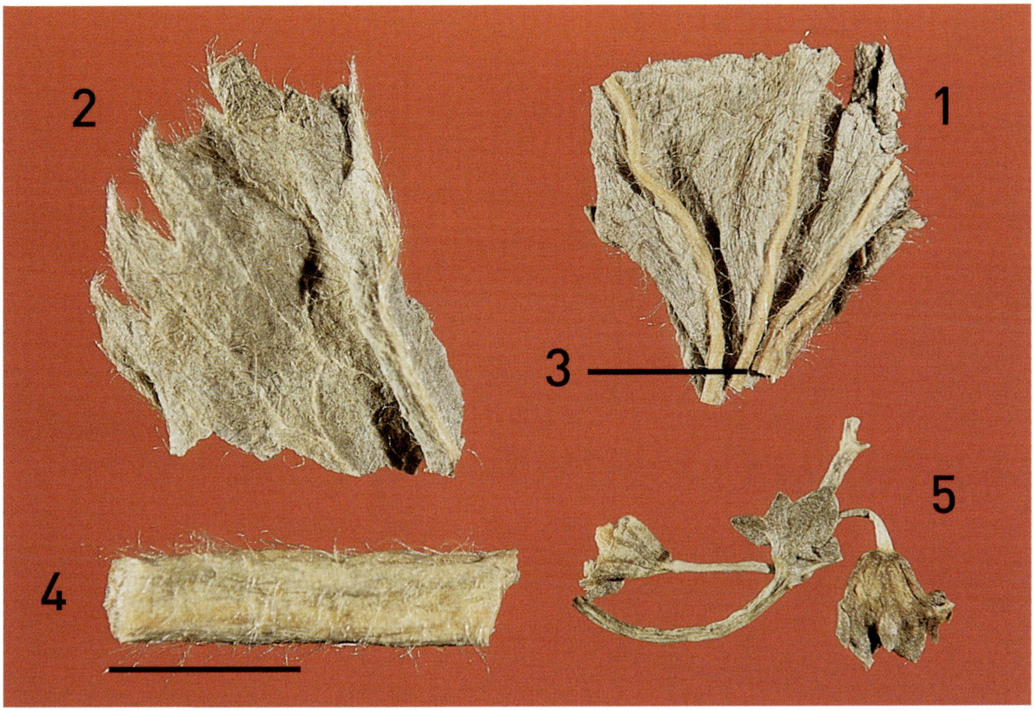
2
1
3
5
4

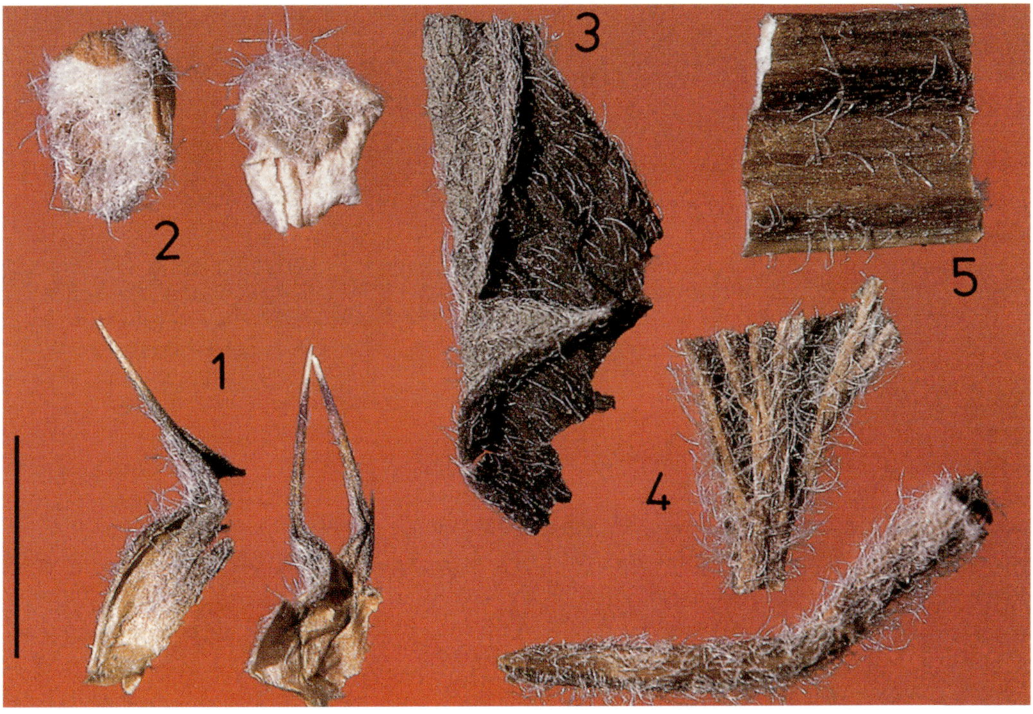
3
2
5
1
4

Hirtentäschelkraut, Bursae pastoris herba

Capsella bursa-pastoris (L.) MED. – Hirtentäschel

Brassicaceae – Kreuzblütengewächse

Droge: Die im Hochsommer gesammelten und rasch getrockneten oberirdischen Teile.

Merkmale: Fast herzförmige, flachgedrückte Schötchen (1) mit falscher Scheidewand (2) und zahlreichen Samen (3); Griffelreste (4) an der eingezogenen Spitze; Fragmente der stark geschrumpften Blütenstände (5); fein längs gerillte Stängelteile (6) und mehr oder weniger behaarte Blattbruchstücke (7).

Mehrstrahlige „Geweihhaare", anisocytische Stomata, Faserplatten des Endokarps.

Reinheit: Verfälschungen kommen praktisch nicht vor.

Inhaltsstoffe: Flavonoide, Kaliumsalze.

Anwendung: Als Adjuvans zur Behandlung von Nasenbluten sowie bei übermäßigen Monatsblutungen.

Monographie: DAC.

Johanniskraut, Hyperici herba

Hypericum perforatum L. – Tüpfelhartheu, Johanniskraut

Hypericaceae – Hartheugewächse

Droge: Die kurz vor oder während der Blüte gesammelten oberirdischen Teile.

Merkmale: Blütenknospen (1) und -blätter (2) mit charakteristischer Punktierung (Hypericin-Speicherzellen) und zahlreichen Staubblättern (3); die unterseits helleren Laubblattfragmente (4) sind im Gegenlicht durchscheinend punktiert (Exkretbehälter); markhaltige Stängelstücke (5) mit zwei gegenüberstehenden feinen Leisten; außerdem noch länglich ovale Kapseln (6) unterschiedlichen Reifegrades.

Farblose Exkret- und dunkelrote Hypericinbehälter, anisocytische Stomata, glatte tricolpate Pollen.

Reinheit: Verfälschungen mit anderen *Hypericum*-Arten lassen sich insbesondere an den Stängeln erkennen (*H. maculatum* = vierkantig, *H. barbatum* und *H. montanum* = stielrund).

Inhaltsstoffe: Naphthodianthrone (Hypericin u. a.), Flavonoide (Hyperosid), ätherisches Öl, Gerbstoffe.

Anwendung: Innerlich bei nervöser Unruhe und Schlafstörungen, äußerlich als Wundsalbe und Sportöl.

Monographie: Ph. Eur.

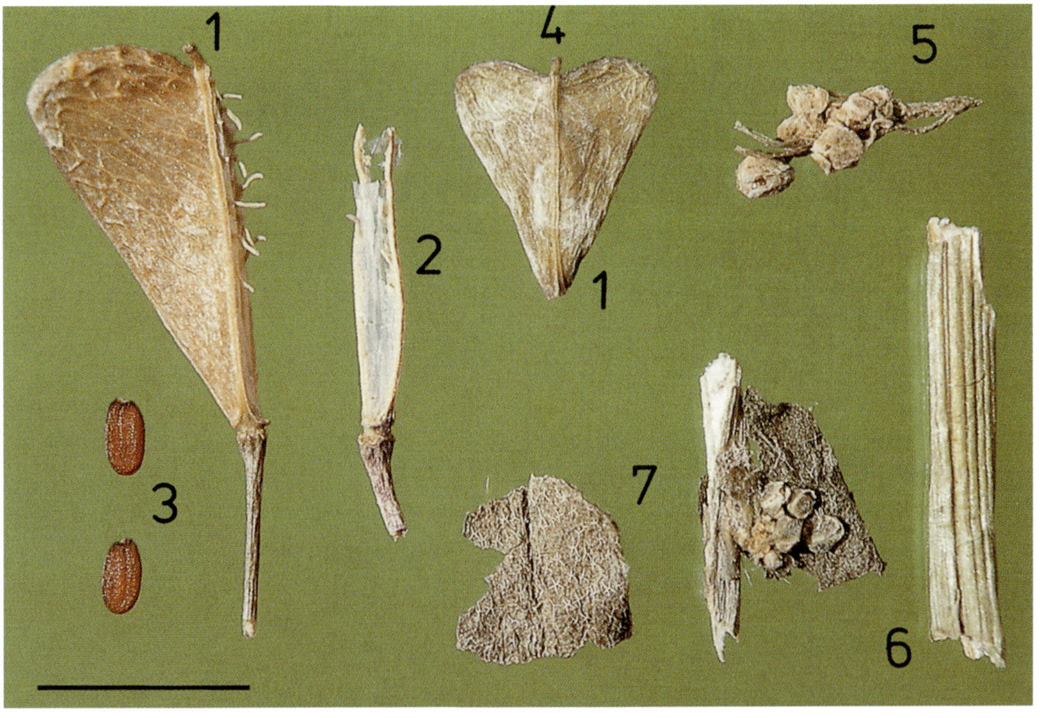
1
4
5
2
1
3
7
6

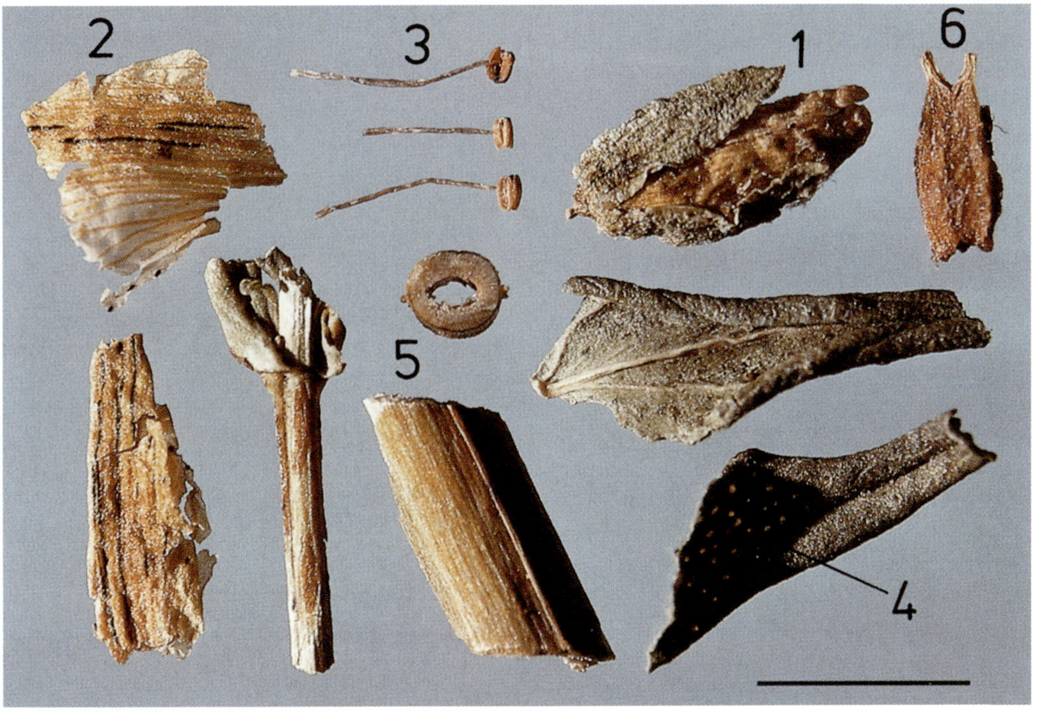
2
3
1
6
5
4

Kardobenediktenkraut, Cnici benedicti herba (Herba Cardui benedicti)

Cnicus benedictus L. – Benediktenkraut

Asteraceae – Korbblütengewächse

Droge: Die im Frühsommer gesammelten Blätter und Zweigspitzen.

Merkmale: Zahlreiche seidige Spreuhaare (1) des Blütenstandsboden; Hüllkelchblätter (2), außen matt, innen glänzend, am Ende in einen einfachen oder gefiederten Stachel (3) auslaufend; Blattfragmente (4) mit stachelspitzigem Rand und längs furchige, breite Stängelstücke (5); vereinzelt gelbe Röhrenblüten (6) und Früchte (7) mit borstigem, zweireihigem Pappus (8).

„Tonnenhaare“, schwach gedrehte Spreuhaare, anisocytische Stomata, feinstachelige triporate Pollen.

Bitterer Geschmack.

Reinheit: Blätter anderer distelartiger Pflanzen wie z. B. von *Cirsium oleraceum* (wenig behaart), *Onopordum acanthium* (weißfilzig behaart) und *Silybum marianum* (kahl, weißfleckig) dürfen nicht vorhanden sein.

Inhaltsstoffe: Bitterstoffe (Cnicin), ätherisches Öl.

Anwendung: Zur Steigerung der Magensaftsekretion und Appetitanregung.

Monographie: DAC, ÖAB.

Löwenzahn, Taraxaci herba cum radice

Taraxacum officinale Web. – Löwenzahn

Asteraceae – Korbblütengewächse

Droge: Die im Frühjahr vor der Blüte geernteten ganzen Pflanzen (Wurzeln, Blattrosetten, Blütenknospen). Einzeln als Droge gehandelt werden daneben auch Löwenzahnkraut und -wurzeln.

Merkmale: Grob längs runzelige Wurzelbruchstücke (1) mit breiter, heller Rinde und kleinem, feinporigem Holzkörper; in der Rinde (2) zahlreiche konzentrisch angeordnete dunklere Zonen (Milchsaftschläuche); stark faltig geschrumpfte, mehr oder weniger deutlich behaarte Blattfragmente (3) mit z. T. violett überlaufenen Stielen (4); vereinzelt Knospen, die gelbe Zungenblüten mit weißem Pappus enthalten; hohle, meist zusammengedrückte Blütenstandsstiele (5).

Milchsaftschläuche, anomocytische Stomata, wellig-buchtige Epidermiszellen, kollabierte Gliederhaare.

Reinheit: Als selten vorkommende Verfälschungen wurden Beimengungen von *Leontodon*-Arten (ungestielter Pappus aus gefiederten Haaren) und *Cichorium intybus* (Wurzel mit breitem, strahligem Holzkörper) beschrieben.

Inhaltsstoffe: Bitterstoffe (Sesquiterpenlactone), hoher Kaliumgehalt der Blätter.

Anwendung: Bei Störungen des Galleabflusses sowie im Bereich von Magen und Darm (Blähungen, Verdauungsbeschwerden).

Monographie: DAC, ÖAB (Radix Taraxaci).

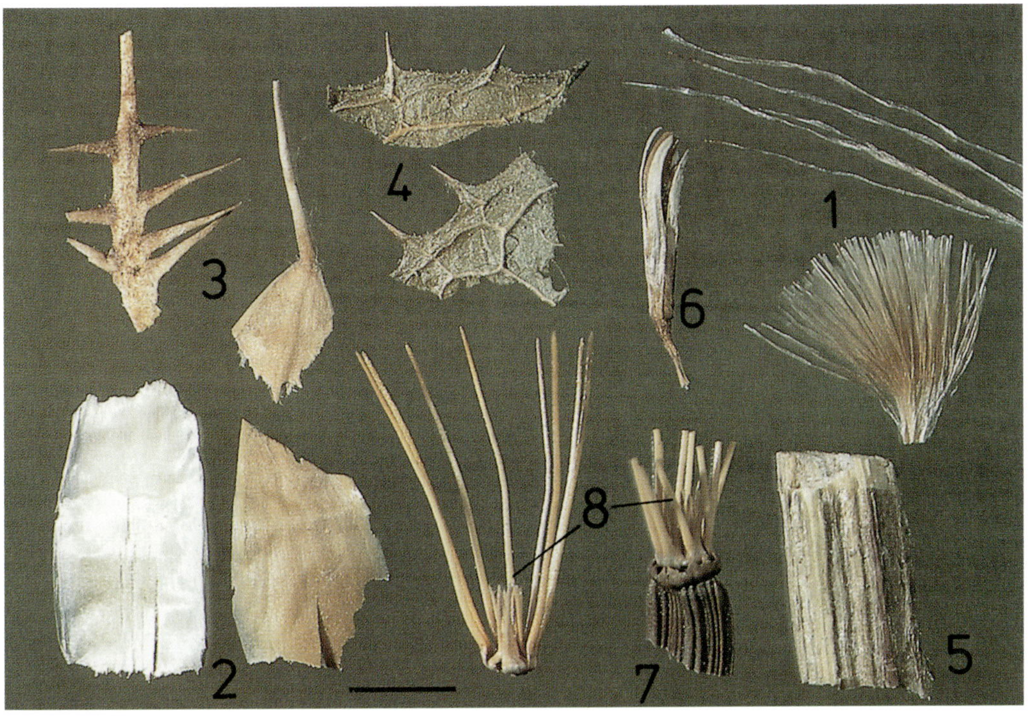

4
1
3
6
8
2
7
5

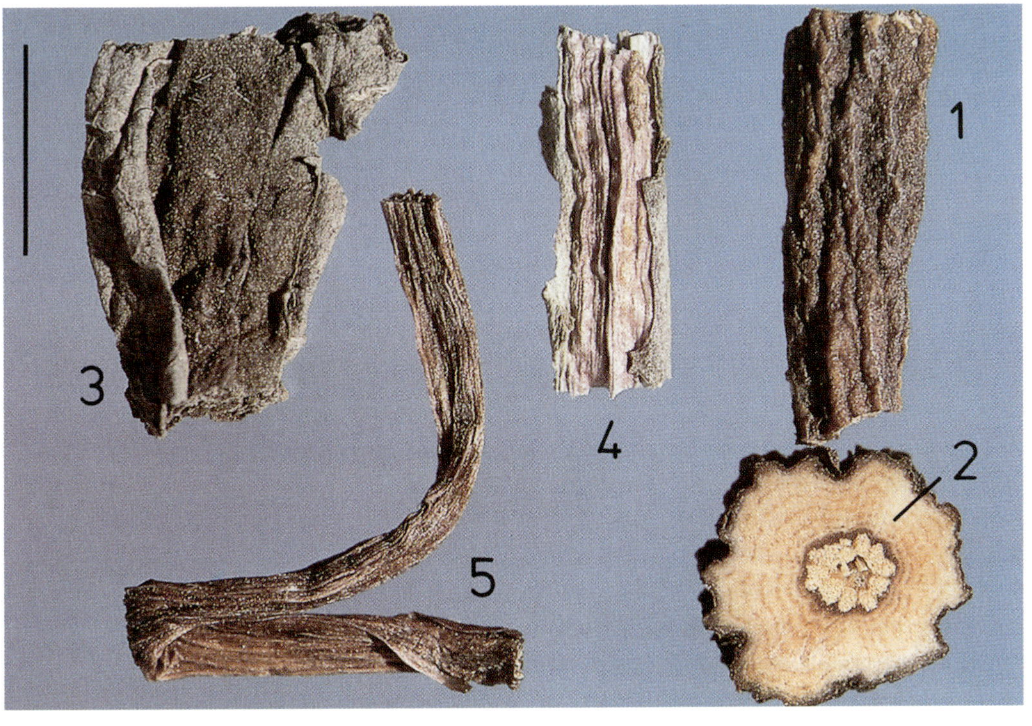

1
3
4
2
5

Lungenkraut, Pulmonariae herba

Pulmonaria officinalis L. – Echtes Lungenkraut

Boraginaceae – Borretschgewächse

Droge: Die von März bis Mai gesammelten oberirdischen Teile.

Merkmale: Oft übereinander liegende, gefaltete Blattstücke (1), deren Mittelnerv auf der helleren Unterseite deutlich hervortritt; beiderseits lange Borstenhaare (2) vorhanden, deren vielzellige Basis (3) retortenförmig erweitert ist („Krönchenhaare"); stark geschrumpfte Blattstiele, Teile der borstig behaarten Kelche oder röhrigtrichterförmigen Blüten kommen seltener vor.

Einzellige Kegelhaare, lange Borstenhaare, anisocytische Stomata.

Reinheit: Blätter anderer *Pulmonaria*-Arten, wie z. B. *P. mollis* zeigen abweichende Behaarung.

Inhaltsstoffe: Schleim, Kieselsäure, Allantoin, keine (!) Pyrrolizidin-Alkaloide.

Anwendung: Als reizmilderndes und auswurfförderndes Hustenmittel.

Monographie: DAB.

Maiglöckchenkraut, Convallariae herba

Convallaria majalis L. – Maiglöckchen

oder nahestehende Arten, insbesondere *C. keiskei* MIQUEL.

Convallariaceae – Maiglöckchengewächse

Droge: Die während der Blüte gesammelten und möglichst rasch getrockneten oberirdischen Teile.

Merkmale: Kahle, ganzrandige Blattfragmente (1) mit auffallend paralleler, unterseits hervortretender Nervatur; dünnhäutige, glänzende Blattscheiden (2); längs gestreifte, flachgedrückte Stängelteile (3) des Blütenstandes und vereinzelt Fragmente der kugelig glockigen Blüten (4).

Große Oxalatnadeln; rundliche, in Längsreihen angeordnete, anomocytische Stomata; Schleimzellen mit Raphiden.

Geschmack süßlich bitter und etwas scharf.

Reinheit: Verwechslungen mit Blättern von *Polygonatum odoratum* (oft massenhaft kleine Oxalatkristalle) kommen selten vor.

Inhaltsstoffe: Cardenolidglykoside (Convallatoxin u. a.), Steroidsaponine.

Anwendung: Standardisierte Extrakte bei Herzinsuffizienz.

Monographie: DAB, ÖAB.

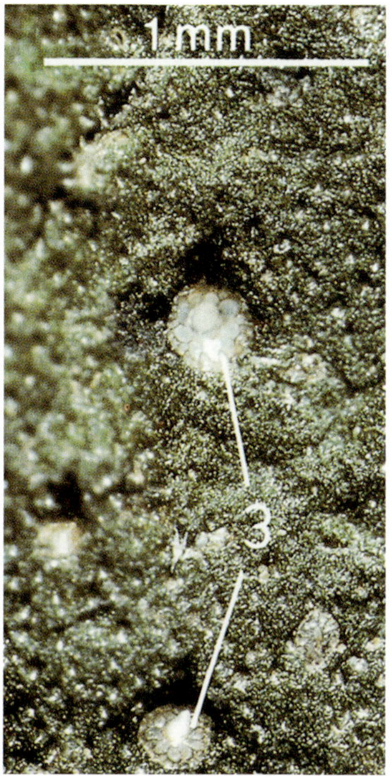
1 mm
3

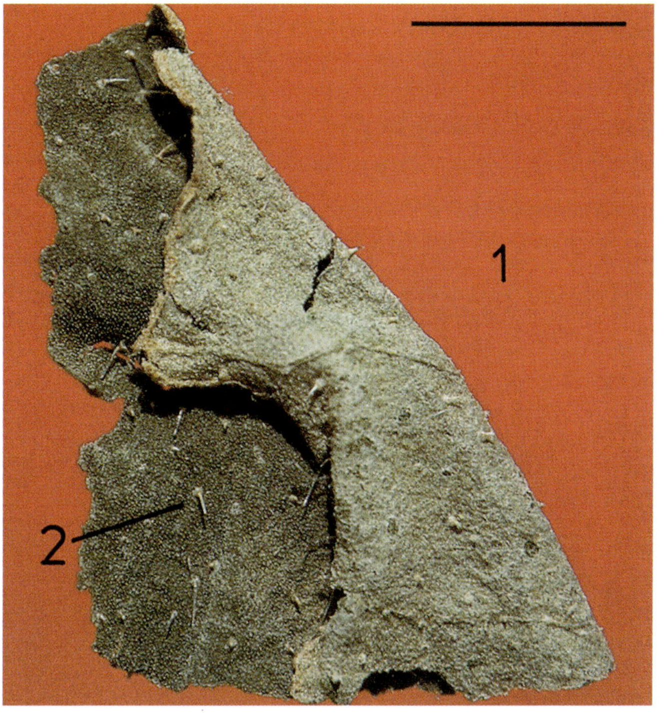
1
2

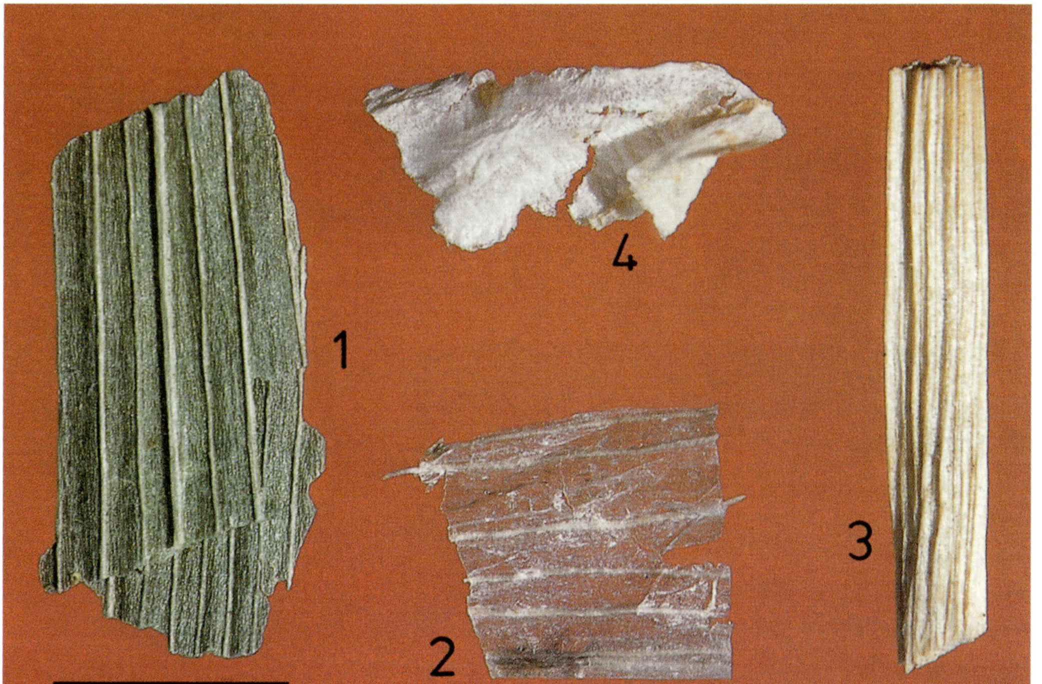
4
1
3
2

Mistelkraut, Visci herba

Viscum album L. – Laubholz-Mistel

Loranthaceae – Mistelgewächse

Droge: Die jüngeren Zweige mit Blättern, Blüten und Früchten.

Merkmale: Lederartige, gerunzelte, ungestielte Blattstücke (1) mit fast paralleler Nervatur; furchige, längs runzelige Stängelteile (2) mit Abbruchstellen der gegenständigen Blätter; der Querschnitt (3) zeigt einen großen, hellen Holzkern; zuweilen sind auch Fragmente der zapfenartigen Blütenstände (4) und erbsengroße Beerenfrüchte (5) mit abgeflachten Samen (6) vorhanden.

Breite, paracytische Stomata; zahlreiche Oxalatdrusen mit dunklem Zentrum und grauem Hof.

Reinheit: Dünnere, gestielte Blätter und schwarzbraune Stängelteile weisen auf Verwechslungen mit *Loranthus europaeus* (Eichenmistel) hin.

Inhaltsstoffe: Toxische Polypeptide (Viscotoxine), Lektine, Flavonoide.

Anwendung: Für die perorale Anwendung gibt es keine wissenschaftlich gesicherten Erkenntnisse. Parenterale Anwendung im Sinne einer unspezifischen Reiztherapie (immunstimulierend).

Monographie: DAB; in Vorbereitung für Ph. Eur.

Mutterkraut, Tanaceti parthenii herba

Tanacetum parthenium (L.) SCHULTZ BIP. (syn. *Chrysanthemum parthenium*) – Mutterkraut

Asteraceae – Korbblütengewächse

Droge: Die getrockneten, oberirdischen Teile.

Merkmale: Leicht behaarte (1), fiederlappige Blattbruchstücke mit gekerbtem Rand (2), unterseits hervortretender Hauptnerv. Blütenköpfchen (3) mit zahlreichen Röhrenblüten, die leicht vergilbenden, randständigen Zungenblüten (4) sind meist abgefallen. Frucht (Achaene) längs rippig, Stängelteile (5) fast vierkantig, längs gerillt und geringfügig behaart.

Asteraceen-Drüsenschuppen; mehrzellige, einreihige Gliederhaare; anomocytische Spaltöffnungen.

Reinheit: Höchstens 10 Prozent Stängelanteile mit einem Durchmesser von über 5 mm dürfen vorhanden sein.

Inhaltsstoffe: Ätherisches Öl (Sesquiterpenlactone [Parthenolid]); Flavonoide.

Anwendung: Hemmung der Serotoninsekretion aus Thrombozyten und der Histaminsekretion; volksmedizinisch zur Migräneprophylaxe.

Monographie: Ph. Eur.

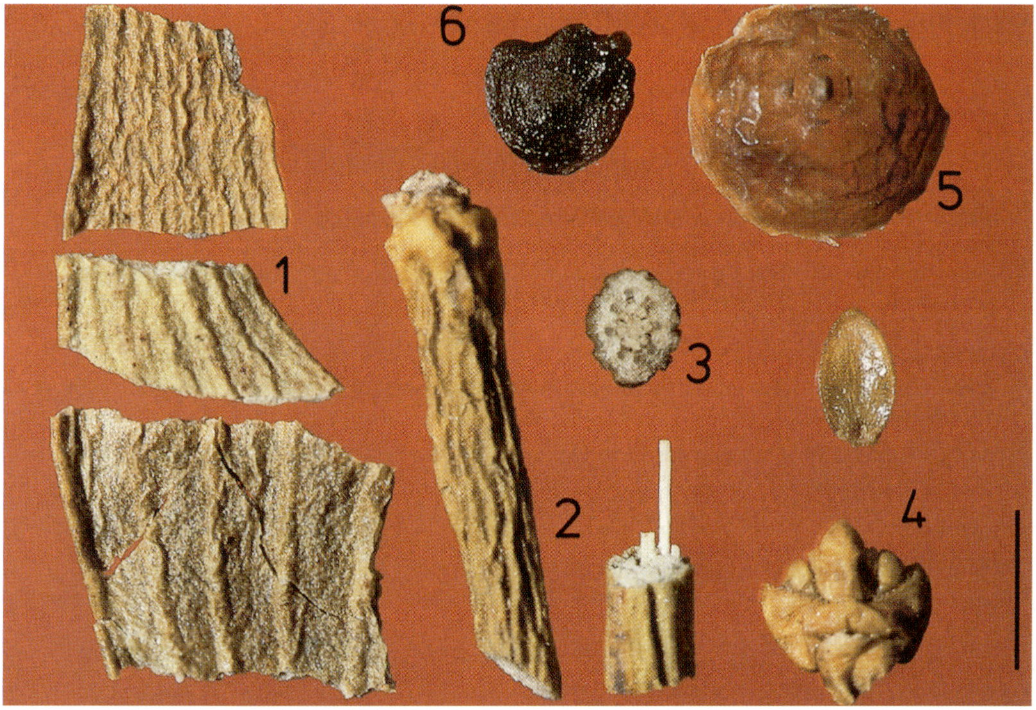
6
5
1
3
2
4

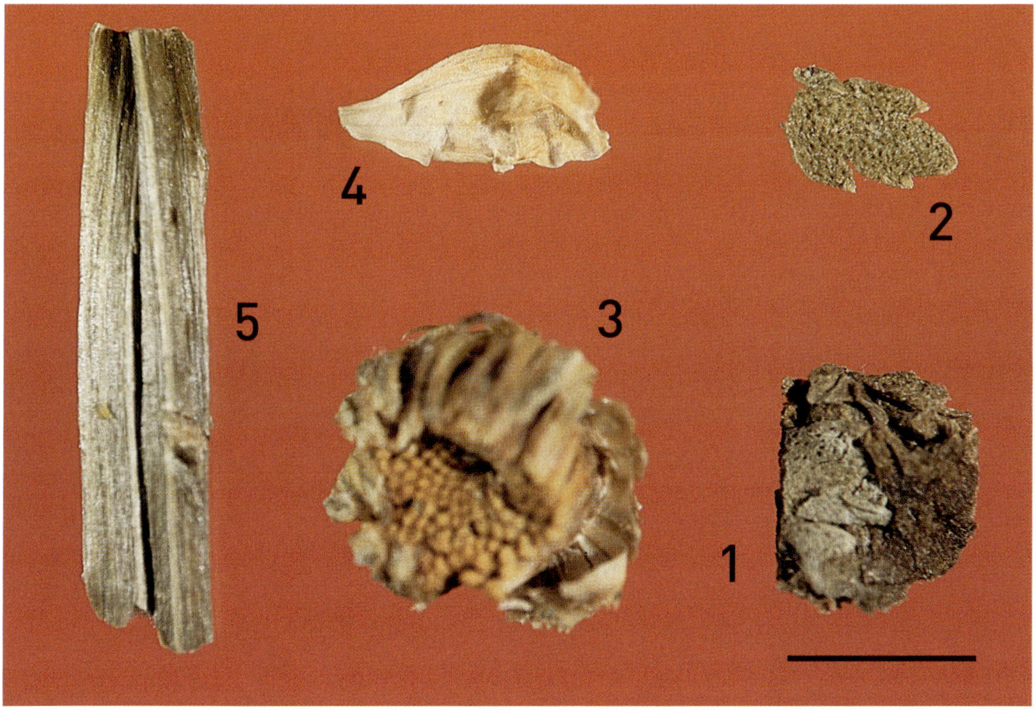
4
2
5
3
1

Odermennigkraut, Agrimoniae herba

Agrimonia eupatoria L. – Kleiner Odermennig

Rosaceae – Rosengewächse

Droge: Die kurz vor oder während der Blüte gesammelten oberirdischen Teile.

Merkmale: Fragmente der Fiederblättchen (1) mit grob gesägtem Rand, unterseits heller, weichzottig behaart und drüsig punktiert; Stängelteile (2) meist hohl, zuweilen kantig und behaart; typische Scheinfrüchte (3) mit hakig-gekrümmten Borsten des Kelchbechers; vereinzelt kurzgestielte Blüten (4).

Dickwandige Borstenhaare, kleine Drüsenhaare, anomocytische Stomata, Oxalatprismen und -drusen.

Reinheit: Verfälschungen kommen praktisch nicht vor.

Inhaltsstoffe: Catechingerbstoffe, Triterpene.

Anwendung: Bei unspezifischen, akuten Durchfallerkrankungen und Rachenentzündungen.

Monographie: Ph. Eur.

Passionsblumenkraut, Passiflorae herba

Passiflora incarnata L. – Passionsblume

Passifloraceae – Passionsblumengewächse

Droge: Die blüten- oder früchtetragenden oberirdischen Teile.

Merkmale: Dünne Blattstücke mit mittelfein einfachgesägtem Rand (1), unterseits fein behaart (2); korkzieherartig eingerollte Ranken (3); rundliche, hohle, längs gestreifte Stängelteile (Blattstiele oben mit zwei höckerartigen, extrafloralen Nektarien [4]); Blütenkrone aus weißen Kronblättern (5) und fädigen Nebenkronblättern (6); große Staubblätter (7); zahlreiche grubig punktierte Samen (8).

Gliederhaare mit z. T. hakenförmiger Spitze, Oxalatdrusen, triporate Pollen mit netzartig gezeichneter Exine.

Reinheit: Wurzelstücke und Fragmente der Blauen Passionsblume (= *P. caerulea* [Behaarung fehlt, blaue Nebenkrone, dunkle Samen]) dürfen nicht vorkommen.

Inhaltsstoffe: C-Glykosylflavonoide (Vitexin u. a.), Harmanalkaloide, Cumarine.

Anwendung: Bei leichten Einschlafstörungen und nervös bedingten Magen-Darmbeschwerden.

Monographie: Ph. Eur.

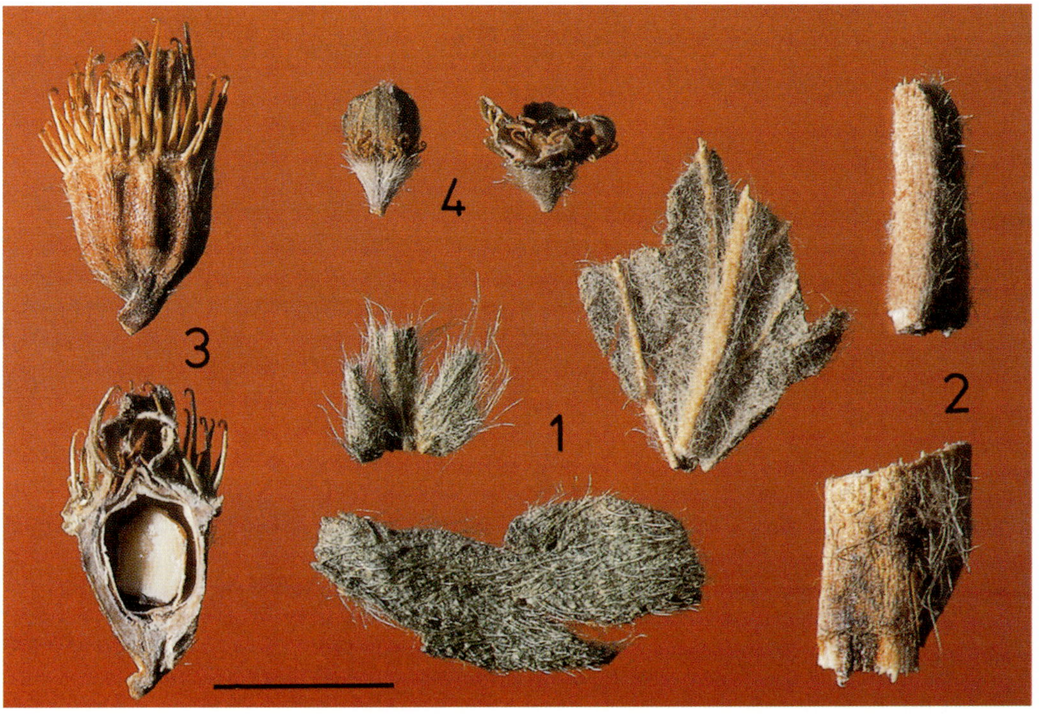
3
4
1
2

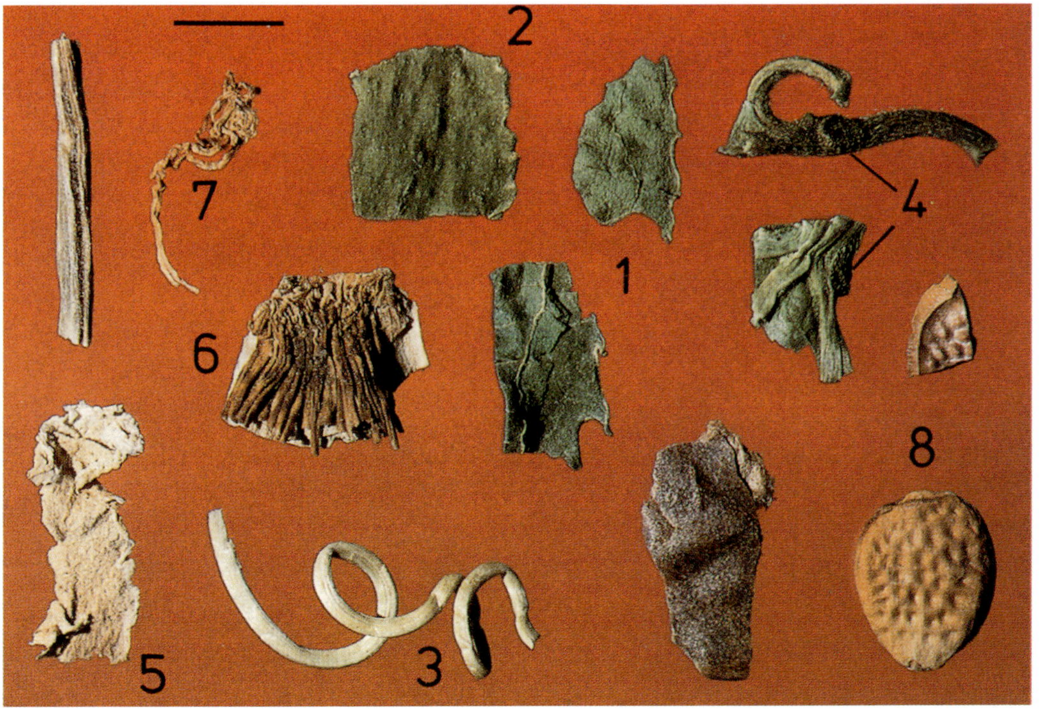
2
7
4
1
6
8
5
3

Quendelkraut, Serpylli herba

Thymus serpyllum L. s. l. – Quendel, Sand-Thymian

Lamiaceae – Lippenblütengewächse

Droge: Die zur Blütezeit gesammelten oberirdischen Teile.

Merkmale: Kleine, rundlich eiförmige Blättchen (1), an der Basis z. T. bewimpert, am Rande kaum eingerollt, beiderseitig drüsig punktiert; zweilippiger, fünfzähniger, längs gerippter Kelch (2), im Schlund mit weißem Borstensaum (3); zylindrische oder vierkantige Stängelteile (4), oft violett überlaufen; zahlreiche kleine Samen (5) und vereinzelt Blütenkronen (6).

Kniehaare, mehrzellige Gliederhaare mit feinsten Oxalatnadeln, diacytische Stomata, Lamiaceen-Drüsenschuppen (12 Exkretionszellen!).

Beim Verreiben in der Handfläche stark aromatischer Geruch.

Reinheit: Verwechslungen mit Thymian sind mikroskopisch (s. S. 132) und mittels DC eindeutig zu erkennen.

Inhaltsstoffe: Ätherisches Öl (stark variierendes Terpengemisch), Lamiaceen-Gerbstoffe, Bitterstoffe.

Anwendung: Bei Bronchitis und Katarrhen der oberen Luftwege.

Monographie: DAB; in Vorbereitung für Ph. Eur.

Riesengoldrutenkraut, Solidaginis herba

Solidago gigantea Ait. – Riesengoldrute

S. canadensis L. – Kanadische Goldrute

Asteraceae – Korbblütengewächse

Droge: Die während der Blüte gesammelten und schonend getrockneten oberirdischen Teile.

Merkmale: Blütenköpfchen in einseitswendigen Rispen (1); Zungen- (2) und Röhrenblüten (3) mit auffälligem Pappus; trockenhäutige Hüllkelchblätter (4) mit glänzender Innenseite und grünlichem Mittelnerv; kahle oder spärlich behaarte Blattstücke (5), unterseits heller und mit feinmaschigem Nervennetz (6); derbe, längs geriefte Stängelteile (7). Die Blätter von *S. canadensis* sind auf der Unterseite kurzflaumig behaart.

Gliederhaare, zahlreiche Exkretbehälter in Begleitung der Gefäße, anisocytische Stomata, Pappushaare, Pollen mit stacheliger Exine.

Reinheit: Die im DAB zugelassene Droge (Herba Virgaureae) von der Echten Goldrute (= *S. virgaurea*) mit deutlich größeren Zungen- (a) und Röhrenblüten (b) ist im Handel kaum noch erhältlich.

Inhaltsstoffe: Flavonoide, Saponine, ätherisches Öl.

Anwendung: Zur Erhöhung der Harnmenge bei Blasen- und Nierenentzündungen.

Monographie: Ph. Eur.

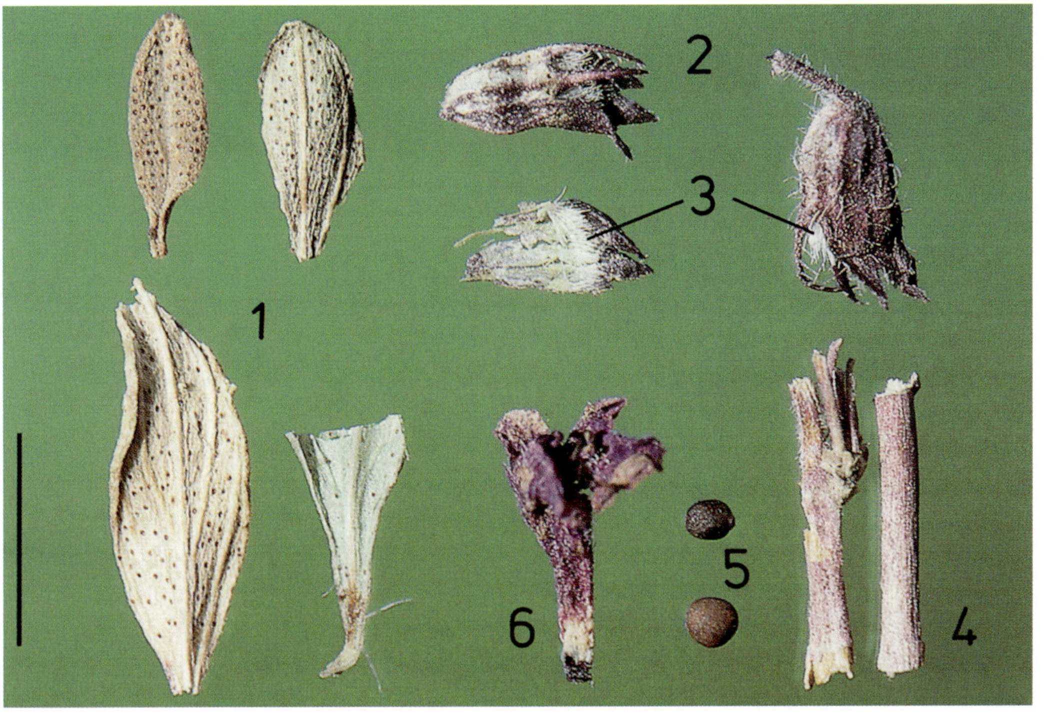
2
3
1
6
5
4

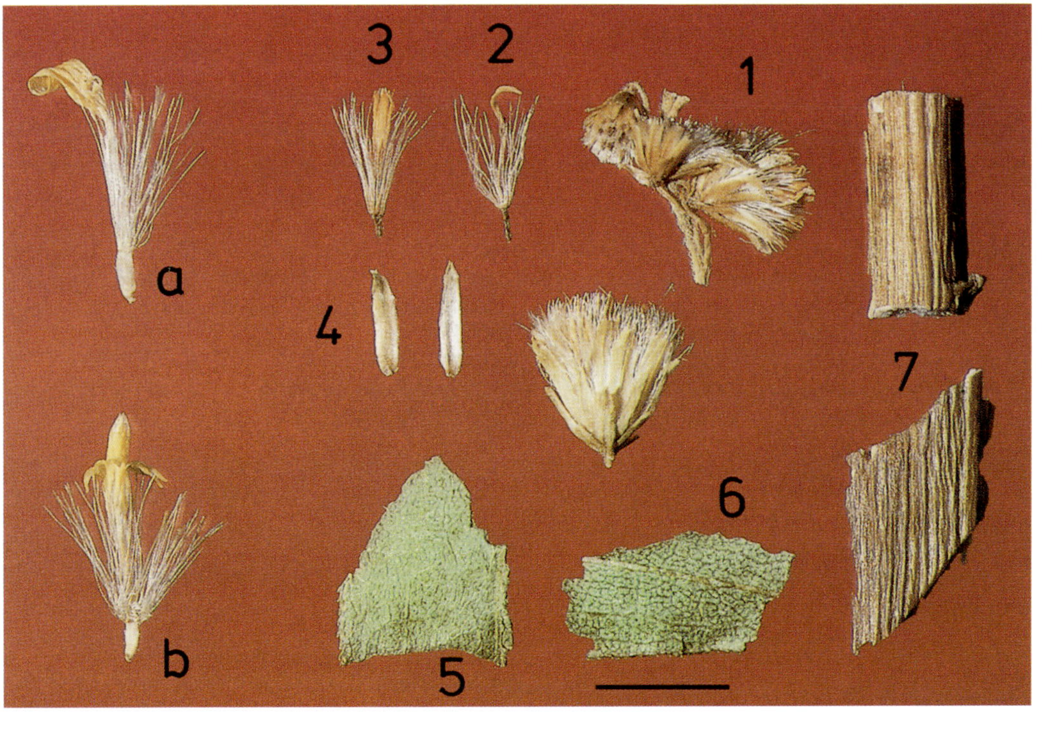
3
2
1
a
4
7
b
6
5

Schachtelhalmkraut, Equiseti herba

Equisetum arvense L. – Ackerschachtelhalm

Equisetaceae – Schachtelhalmgewächse

Droge: Die grünen, sterilen und im Sommer gesammelten Sprosse.

Merkmale: Dünne, vierkantige, flügelartig gerippte Bruchstücke der Seitensprosse (1), z. T. von trockenhäutigen Blattscheiden (2) umhüllt; an den Knoten der hohlen Hauptsprosse (3) befinden sich ebenfalls Blattscheiden (kürzer als das unterste Astglied der Seitensprosse) mit schmalweißberandeten Zähnen; Querschnitt (4) des Hauptstängels mit großen Vallekular- und kleinen Carinalhöhlen.

Epidermalhöcker (aus zwei Zellen gebildet), paracytische Stomata (von Nebenzellen mit leistenförmigen Verdickungen überwölbt).

Die Drogenstücke knirschen beim Kauen zwischen den Zähnen (verkieselt).

Reinheit: Sporangienstände (a) sowie Teile anderer *Equisetum*-Arten, wie z. B. vom toxischen Sumpfschachtelhalm (= *E. palustre;* Stängelscheide [b] länger als das unterste Astglied, Zähne breitweißberandet, Epidermalhöcker nur aus einer Zelle) dürfen nicht vorhanden sein.

Inhaltsstoffe: Kieselsäure, Flavonoide, Kaliumsalze.

Anwendung: Zur Erhöhung des Harnflusses bei Entzündungen im Blasen-Nierenbereich.

Monographie: DAB, ÖAB, Ph. Helv.

Schafgarbenkraut, Millefolii herba

Achillea millefolium L. – Gemeine Schafgarbe

Asteraceae – Korbblütengewächse

Droge: Die während der Blüte gesammelten oberirdischen Teile mit höchstens 5 mm dicken Stängeln.

Merkmale: Zahlreiche, zu Trugdolden angeordnete Blütenköpfchen (1) mit trockenhäutigen, schwach behaarten Hüllkelchblättern (2); Zungen- (3) und Röhrenblüten (4) ohne Pappus; Fragmente der fiederspaltigen, zottig behaarten Laubblätter (5); hohle oder auch markhaltige Stängelteile (6), längs gerillt und z. T. rötlich überlaufen.

Gliederhaare mit langer, dickwandiger Endzelle; anomocytische Stomata, grobstachelige tricolpate Pollen, Asteraceen-Drüsenschuppen.

Reinheit: Im Handel kommen auch nur die Blüten (Flores) oder überwiegend Blätter (in folliis) als weitere Drogensorten vor.

Inhaltsstoffe: Ätherisches Öl, Bitterstoffe (Sesquiterpenlactone), Flavonoide.

Anwendung: Bei leichten krampfartigen Magen-Darm-Galle-Störungen und Appetitlosigkeit.

Monographie: Ph. Eur., Ph. Helv. (Flores Millefolii).

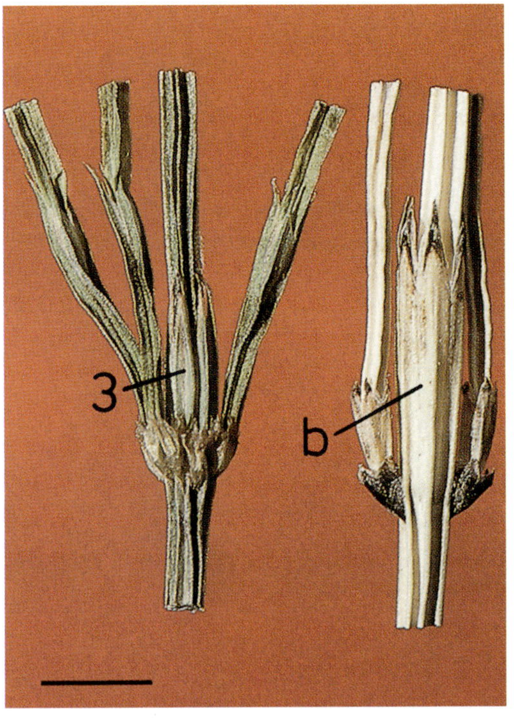
3
b
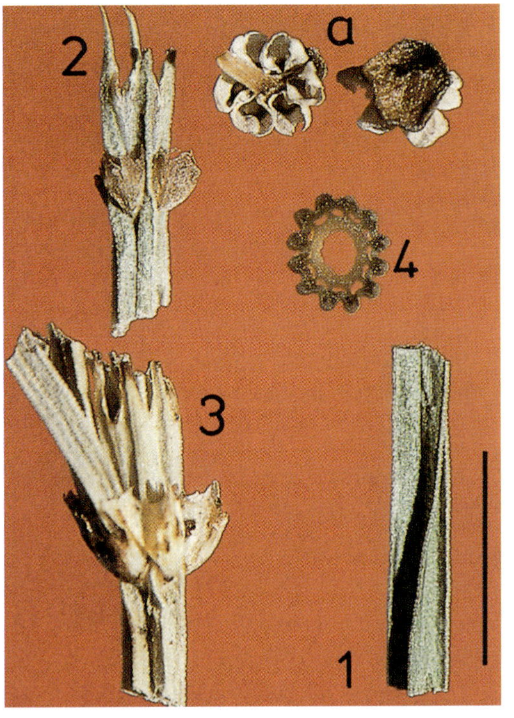
2
a
4
3
1
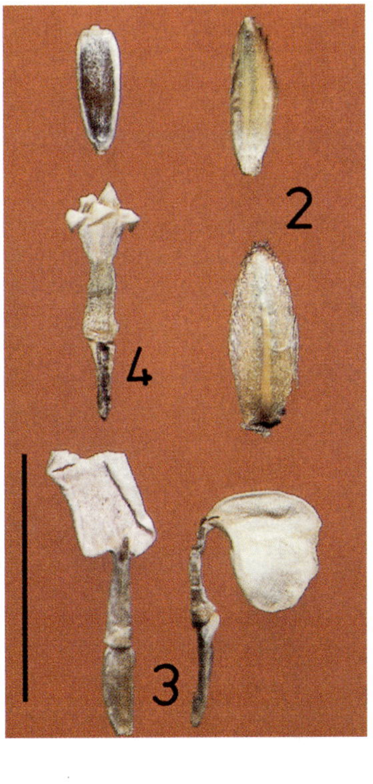
2
4
3
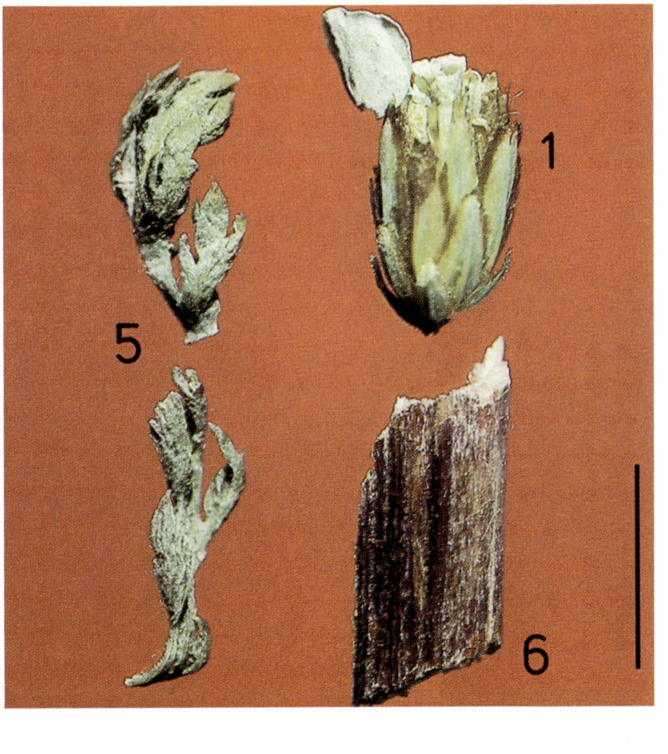
1
5
6

Schöllkraut, Chelidonii herba

Chelidonium majus L. – Schöllkraut

Papaveraceae – Mohngewächse

Droge: Die während der Blüte gesammelten oberirdischen Teile.

Merkmale: Dünne, stark geschrumpfte Blattstücke (1) mit hellerer, zerstreut behaarter Unterseite (2) und dunkler, fiedriger Netznervatur; zahlreiche hohle, meist flachgedrückte, längs geriefte Stängelteile (3); Fragmente der Kron- (4) und Staubblätter (5); seltener lange, zwischen den Samen (mit Elaiosomen [6]) leicht eingeschnürte Schoten (7).

Dünnwandige, oft kollabierte Gliederhaare; anomocytische Stomata (nur unterseits).

Nachweis der Chelidonsäure durch die sog. Filzreaktion mit 20%iger Kalilauge.

Reinheit: Die beim Einsammeln des wild gewachsenen Schöllkrauts in das Erntegut gelangten fremden Pflanzenteile dürfen einen Anteil von 10% nicht überschreiten.

Inhaltsstoffe: Alkaloide (Chelidonin, Sanguinarin u. a.).

Anwendung: Bei Erkrankungen im Bereich der Gallenwege und -blase.

Monographie: Ph. Eur.

Spitzwegerichkraut, Plantaginis lanceolatae herba

Plantago lanceolata L. – Spitzwegerich

Plantaginaceae – Wegerichgewächse

Droge: Die während der Blüte geernteten und rasch getrockneten oberirdischen Pflanzenteile.

Merkmale: Überwiegend kahle oder schwach behaarte Blattstücke (1), unterseits mit hervortretender, fast paralleler Nervatur und an der Basis (2) bisweilen violett überlaufen; flachgedrückte, gefurchte Teile der Blütenstände (3); walzenförmige Blütenähren mit trockenhäutigen Deckblättern (4).

„Gelenkhaare", spitzzipfelige Drüsenhaare, diacytische Stomata, Kristalle fehlen.

Reinheit: Dunkelfärbung der Droge (minderwertig) deutet auf Zersetzung der Iridoide hin.

Inhaltsstoffe: Iridoidglykoside (Aucubin, Catalpol), Schleim, Gerbstoffe, Saponine.

Anwendung: Zur Reizlinderung bei Katarrhen der oberen Luftwege.

Monographie: DAB, ÖAB, Ph. Helv. (Folia Plantaginis); in Vorbereitung für Ph. Eur.

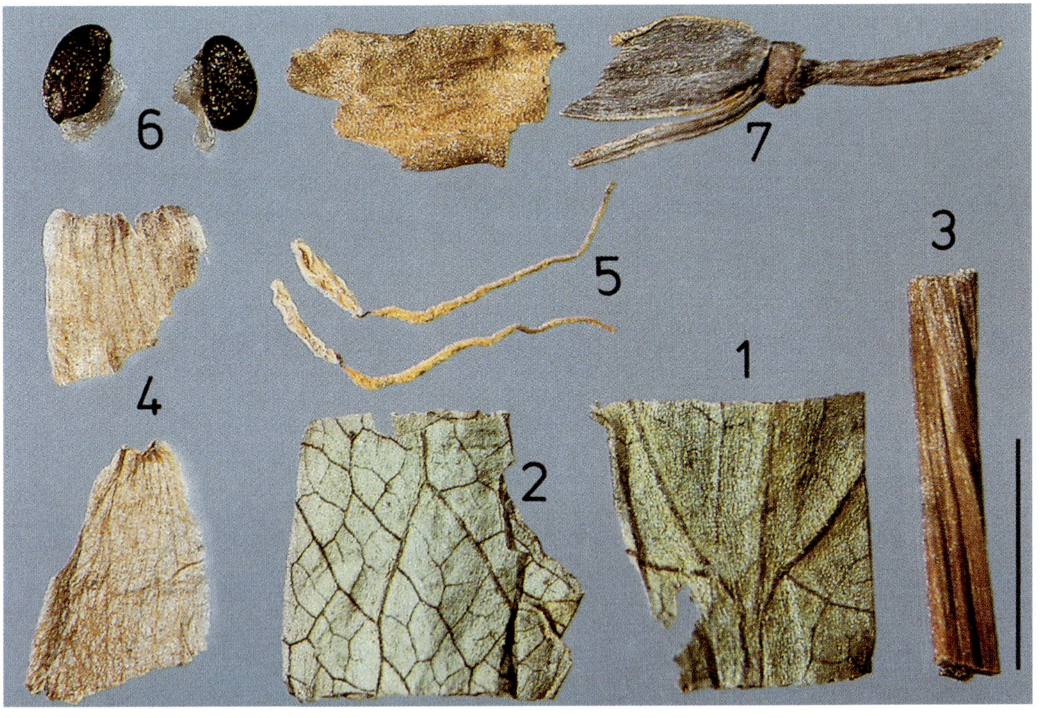
6
7
3
5
1
4
2

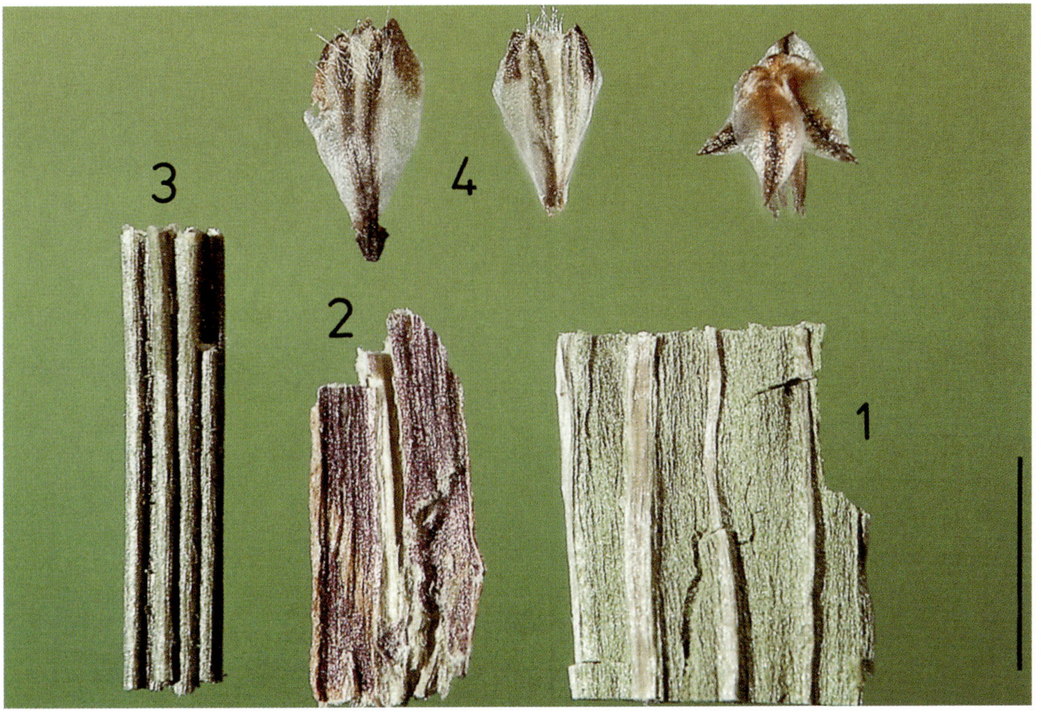
3
4
2
1

Stiefmütterchenkraut, Violae herba cum flore

Viola tricolor L. – Wildes Stiefmütterchen

Viola arvensis MURRAY – Ackerstiefmütterchen

Violaceae – Veilchengewächse

Droge: Die während der Blüte gesammelten oberirdischen Teile.

Merkmale: Dünne, stark geschrumpfte Blattstücke (1) und Fragmente der fiederspaltigen Nebenblätter; zahlreiche Teile der unterschiedlich gefärbten Blütenblätter (2) und der kahnförmigen, dreiklappigen Fruchtkapseln (3); birnenförmige Samen (4) mit kleinen Anhängseln (Elaiosomen); meist flachgedrückte, hohle Stängelteile (5).

Eckzahnhaare, Buckelhaare, anisocytische Stomata, Oxalatdrusen, tetra- oder pentacolpate Pollen.

Reinheit: Im Handel werden auch die Blüten als Drogensorte (Flores Violae tricoloris) angeboten.

Inhaltsstoffe: Schleim, Gerbstoffe, Flavonoide, Salicylsäurederivate.

Anwendung: Als Adjuvans bei verschiedenen Hautkrankheiten und bei Katarrhen der oberen Luftwege.

Monographie: Ph. Eur.

Tausendgüldenkraut, Centaurii herba

Centaurium erythraea RAFN. – Echtes Tausendgüldenkraut

Gentianaceae – Enziangewächse

Droge: Die während der Blüte gesammelten oberirdischen Teile.

Merkmale: Zahlreiche röhrenförmige Blütenkronen (1), z. T. noch in gedrängten Blütenständen; typische, schraubenförmig gedrehte Staubbeutel (2); zweiklappige Kapselfrüchte (3) mit zahlreichen winzigen Samen; vierkantige hohle Stängelteile (4) und verzweigte Blütenstandsachsen (5); Fragmente der glattrandigen, unbehaarten Laubblätter (6).

Anisocytische Stomata, kleine Oxalatprismen und -drusen, tricolpate Pollen mit punktierter Exine, papillöse Epidermis der Samenschale.

Stark bitterer Geschmack aller Drogenteile.

Reinheit: Verwechslungen mit anderen *Centaurium*-Arten, z. B. mit *C. pulchellum,* das auf Grund der ähnlichen Wirkstoffe eher als Substitution betrachtet werden kann, kommen nur selten vor.

Inhaltsstoffe: Bitterstoffe (Swertiamarin u. a.), Flavonoide.

Anwendung: Zur Förderung der Magensaftbildung und bei Appetitlosigkeit.

Monographie: Ph. Eur.

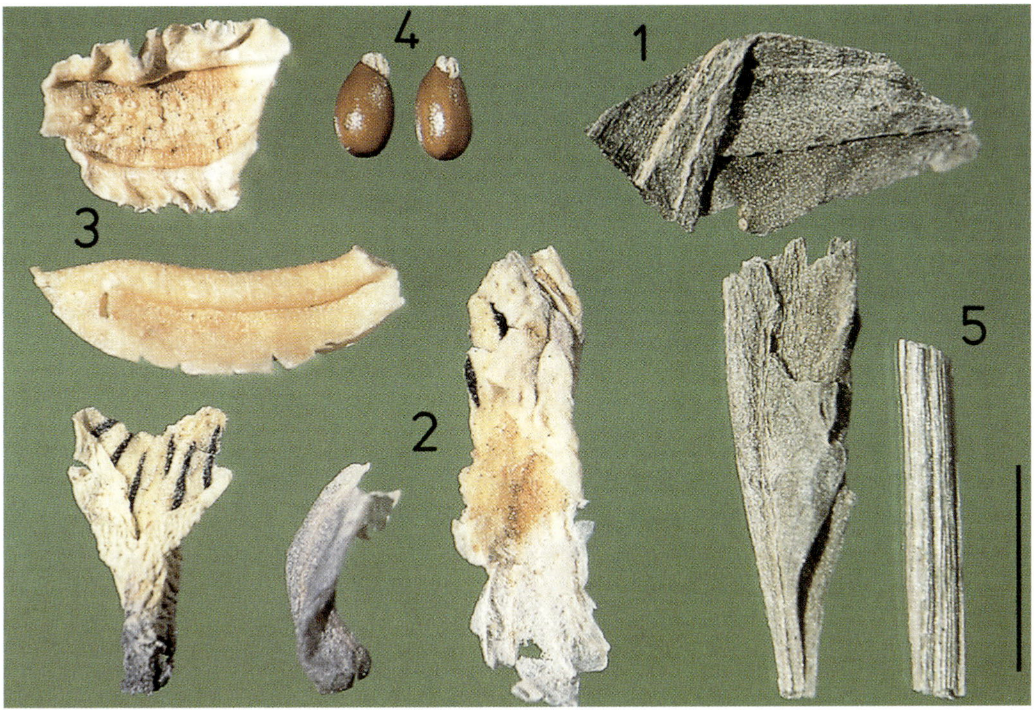
4
1
3
5
2

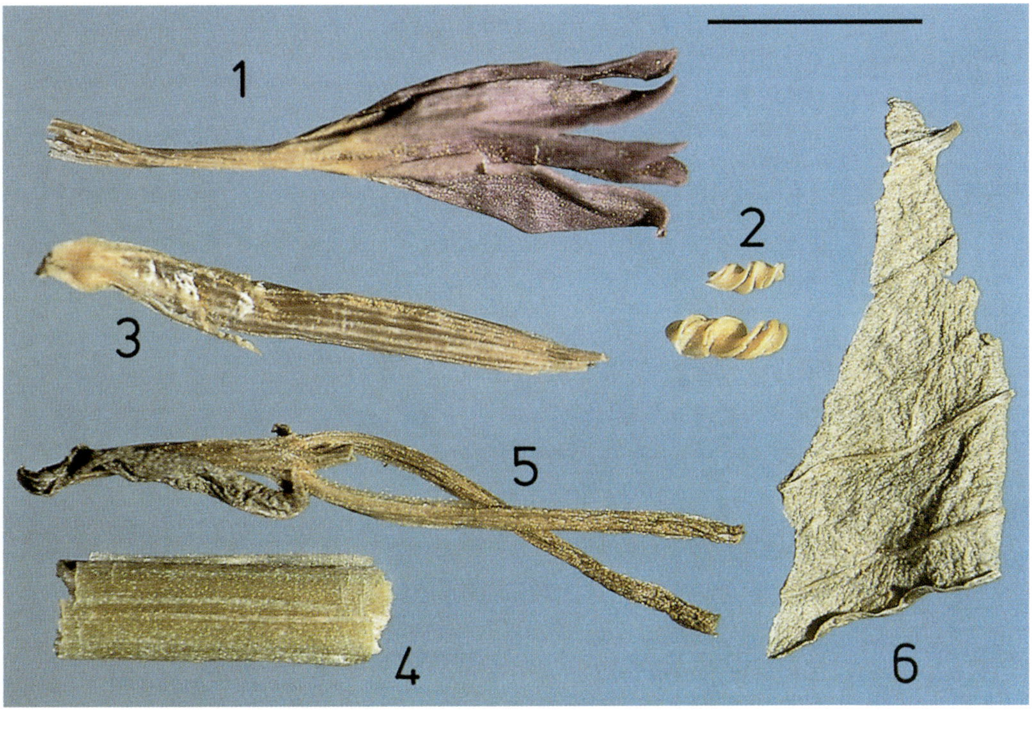
1
2
3
5
4
6

Thymian, Thymi herba

Thymus vulgaris L. – Echter Thymian

Th. zygis L. – Spanischer Thymian

Lamiaceae – Lippenblütengewächse

Droge: Die zur Blütezeit schonend getrockneten und anschließend von den Zweigen abgestreiften Blätter und Blüten.

Merkmale: Kleine eiförmige bis lanzettliche Blätter (1) mit nach unten eingerolltem Rand und drüsig punktierter Oberfläche, unterseits (2) dicht filzig behaart (Blätter von *Th. zygis* beiderseits behaart und am Blattgrund lang bewimpert); zweilippiger, fünfzähniger Blütenkelch (3) mit weißen Schlundhaaren; dünne, nicht verholzte Stängelteile (4) der Zweispitzen, undeutlich vierkantig und meist rot überlaufen; zahlreiche eiförmig abgeflachte Samen (5).

Eckzahnhaare mit feinen Oxalatnadeln, Kniehaare, diacytische Stomata, hexacolpate Pollen, Lamiaceen-Drüsenschuppen (12 Exkretionszellen!).

Beim Verreiben in der Handfläche stark aromatischer Geruch.

Reinheit: Verwechslungen mit dem Feld-Thymian (= *Th. serpyllum*) sind mikroskopisch und mittels DC eindeutig zu erkennen, s. S. 124.

Inhaltsstoffe: Ätherisches Öl (Thymol, Carvacrol u. a.), Lamiaceen-Gerbstoffe, Bitterstoffe.

Anwendung: Bei Bronchitis und Katarrhen der oberen Luftwege; als Gewürz.

Monographie: Ph. Eur.

Wermutkraut, Absinthii herba

Artemisia absinthium L. – Wermut

Asteraceae – Korbblütengewächse

Droge: Die während der Blüte gesammelten Zweigspitzen mit Blüten und Blättern und/oder die basalen Laubblätter allein (in foliis).

Merkmale: Bruchstücke der mehrfach fiederspaltigen Blätter (1), beiderseits seidig-filzig behaart; zahlreiche, fast kugelige Blütenköpfchen (2) z. T. noch als Knospen mit wenigen Rand- und vielen Röhrenblüten, die dicht mit Drüsenschuppen (3) besetzt sind; Blütenstandsböden (4) mit bandartigen Spreuhaaren; längs gerippte, markhaltige Stängelteile (5).

T-Haare, bandförmige Schlauchhaare, Asteraceen-Drüsenschuppen, anomocytische Stomata; glattwandige, tricolpate Pollen.

Alle Drogenteile schmecken stark und anhaltend bitter.

Reinheit: Gelegentlich kommen Verunreinigungen durch *Artemisia vulgaris* (Blätter nur unterseits behaart, keine Spreuhaare) vor.

Inhaltsstoffe: Bitterstoffe (Absinthin u. a.), ätherisches Öl (Thujon), Flavonoide.

Anwendung: Zur Anregung der Magensaftsekretion und bei leichten Magen-Darm-Galle-Störungen.

Monographie: Ph. Eur.

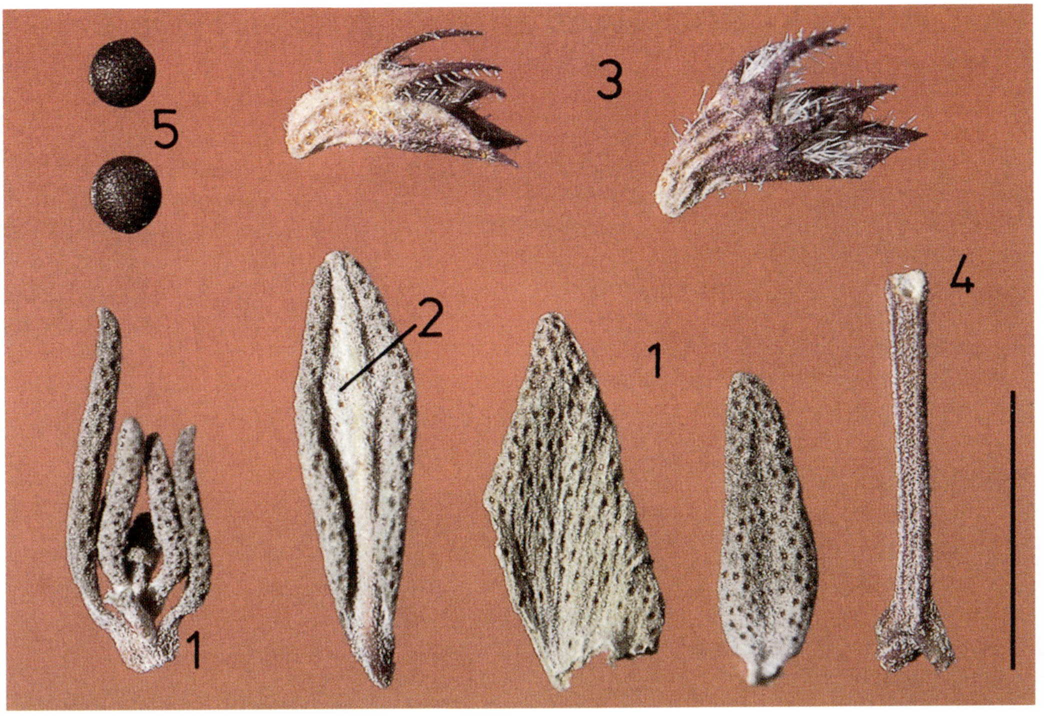
5
3
4
2
1
1
1

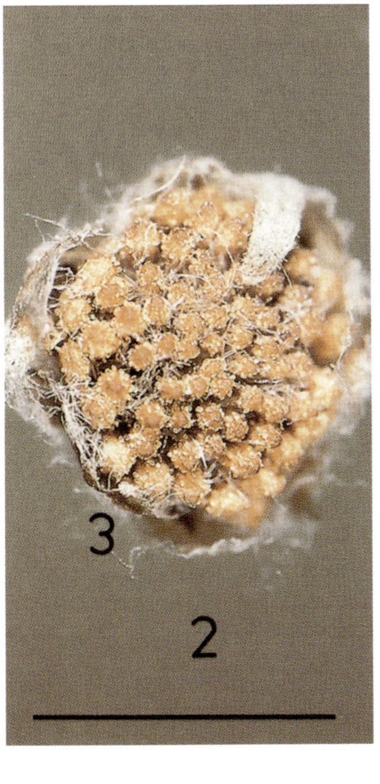
3
2

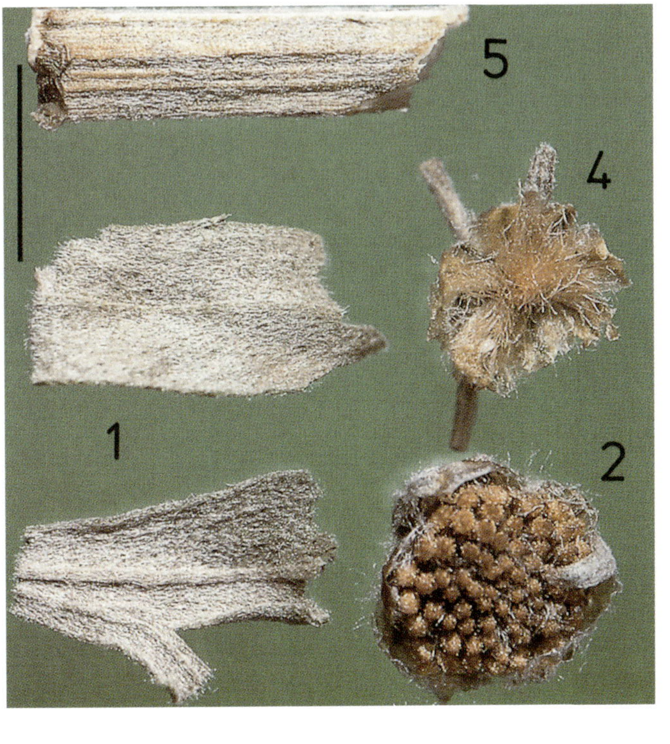
5
4
1
2

Wurzelstock- und Wurzeldrogen – Rhizoma, Radix

Als Wurzelstöcke (Rhizome) werden die unterirdischen Sprossachsen ausdauernder Kräuter (Stauden) bezeichnet. Auf der Oberseite tragen sie häufig Blatt- und Sprossnarben, die bereits makroskopisch eine Identifizierung dieser Drogengruppe ermöglichen. Auf der Unterseite sind sie bewurzelt, sodass einige Rhizomdrogen in gewissem Umfang auch Teile von Wurzeln enthalten können.

Wurzeln sind unterirdische Organe von Pflanzen und dienen der Aufnahme von Wasser und Nährsalzen, der Speicherung von Reservestoffen sowie der Verankerung im Boden. Die Radix-Droge besteht zumeist aus den Haupt- und/oder zuweilen stark verdickten Pfahlwurzeln (Rüben) der Arzneipflanzen. Daneben können aber auch Teile der Rhizome und oberirdisch kriechenden Sprossachsen (Ausläufer) vorkommen.

Abbildung rechte Seite:

1. Angelikawurzel
2. Baldrianwurzel
3. Brennnesselwurzel
4. Eibischwurzel
5. Enzianwurzel
6. Javanische Gelbwurz
7. Ginsengwurzel
8. Hauhechelwurzel
9. Ingwerwurzelstock
10. Ipecacuanhawurzel
11. Kalmuswurzelstock
12. Liebstöckelwurzel
13. Primelwurzel
14. Ratanhiawurzel
15. Rauwolfiawurzel
16. Rhabarberwurzel
17. Senegawurzel
18. Süßholzwurzel
19. Taigawurzel
20. Teufelskrallenwurzel
21. Queckenwurzelstock
22. Tormentillwurzelstock

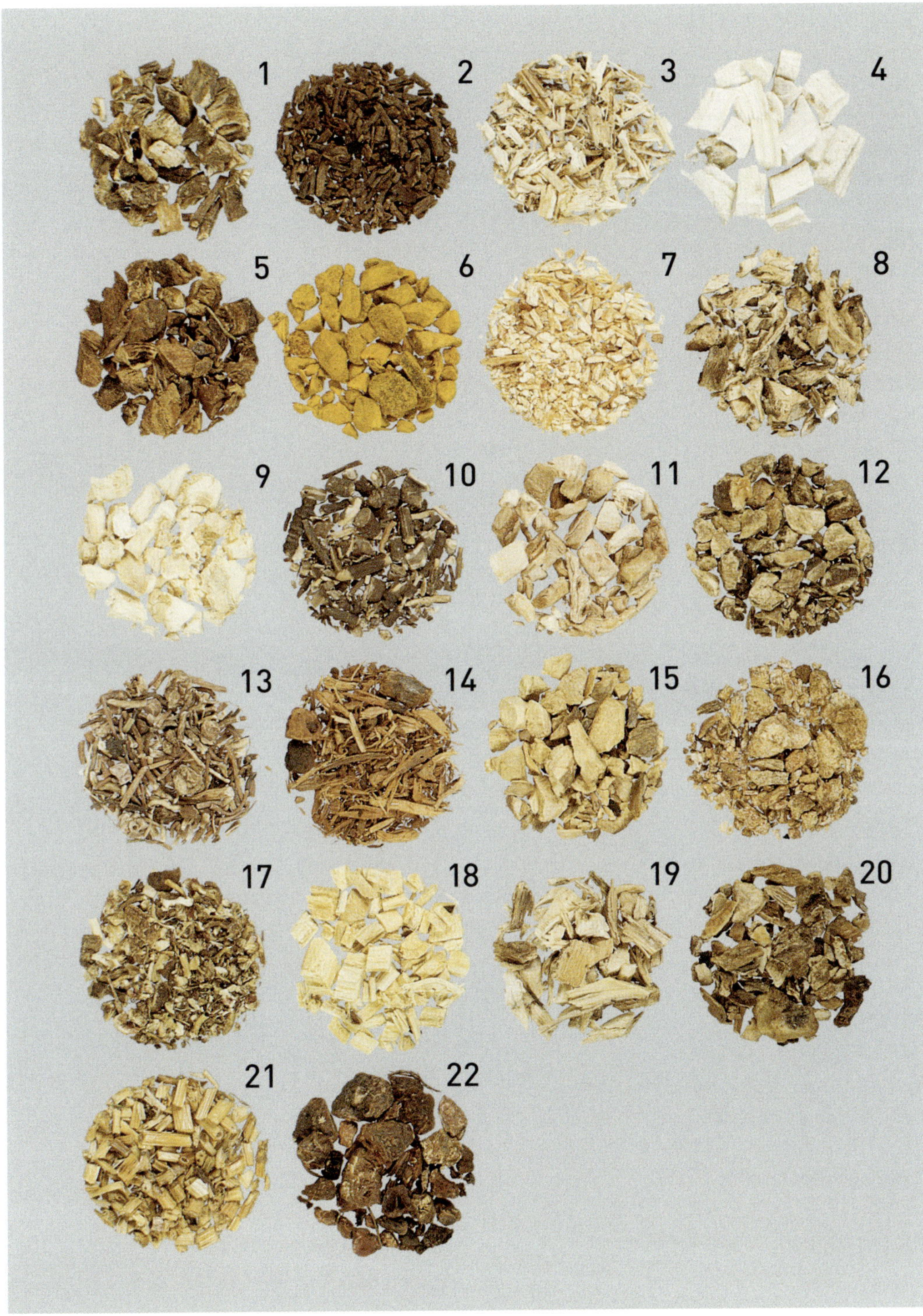
1
2
3
4
5
6
7
8
9
10
11
12
13
14
15
16
17
18
19
20
21
22

Angelikawurzel, Angelicae radix

Angelica archangelica L. – Engelwurz

Apiaceae – Doldengewächse

Droge: Die unterirdischen, unterhalb 40° C sorgfältig getrockneten Organe (Wurzelstöcke und Wurzeln).

> **Merkmale:** Unregelmäßig geformte, weiche, außen längs gefurchte Bruchstücke der Rhizome (1); daneben reichlich dünne Wurzelstücke (2); in der äußeren Rindenzone strahlig angeordnete Exkretgänge (3, 4); Rhizomstücke mit umfangreichem Markzylinder.

Exkretgänge, Rindenparenchym, kleinkörnige Stärke.

Aromatischer Geschmack, dann scharf, bitter und anhaltend brennend.

Reinheit: Verwechslungen mit Wurzeln anderer Apiaceen (*Levisticum, Pimpinella, Heracleum*) sind möglich, Identifizierung durch DC der Cumarine.

Aufbewahrung in gut verschlossenen Behältern (anfällig gegen Insektenfraß).

Inhaltsstoffe: Ätherisches Öl (Phellandrene); Cumarine; Furanocumarine (Xanthotoxin u. a.), Phenolcarbonsäuren.

Anwendung: Bei Dyspepsien mit mangelhafter Magensaftsekretion; spasmolytisch und antimikrobiell wirkendes Karminativum. Als Rohstoff zur Herstellung von Bitterschnäpsen und Kräuterlikören.

Monographie: Ph. Eur.

Baldrianwurzel, Valerianae radix

Valeriana officinalis L. s. l. (europäische Sammelart) – Echter Baldrian

Valerianaceae – Baldriangewächse

Droge: Die sorgfältig getrockneten unterirdischen Organe (Wurzel, Wurzelstock und Ausläufer).

> **Merkmale:** Unregelmäßig geformte Bruchstücke der Wurzelstöcke (1); dünne, leicht zerbrechliche, zylindrische Wurzelstücke (2), außen meist längs runzelig; Wurzelquerbruch (3) mit weißer Rinde und dunklem Zentralzylinder (Holzkörper); Ausläufer (selten vorhanden) schwach knotig verdickt.

Verkorkte Hypodermis mit ätherischem Öl, zusammengesetzte kleinkörnige Stärke; Steinzellen im Rhizom.

Geruch nach Iso-Valeriansäure.

Reinheit: Trotz eines oftmals höheren Gehalts an Valepotriaten sind Baldrianwurzeln anderer Herkunft (mexikanischer Baldrian = *V. edulis;* indischer Baldrian = *V. wallichii*) nicht zugelassen. Sichere Identifizierung der offizinellen Ware ist durch dc-Nachweis von Valerensäure möglich.

Inhaltsstoffe: Iridoide Monoterpenester (Valepotriate), ätherisches Öl, Sesquiterpene (Valerensäure).

Anwendung: Drogenzubereitungen als leichtes Beruhigungsmittel; valepotriathaltige Extrakte als Psychostimulanzien.

Monographie: Ph. Eur.

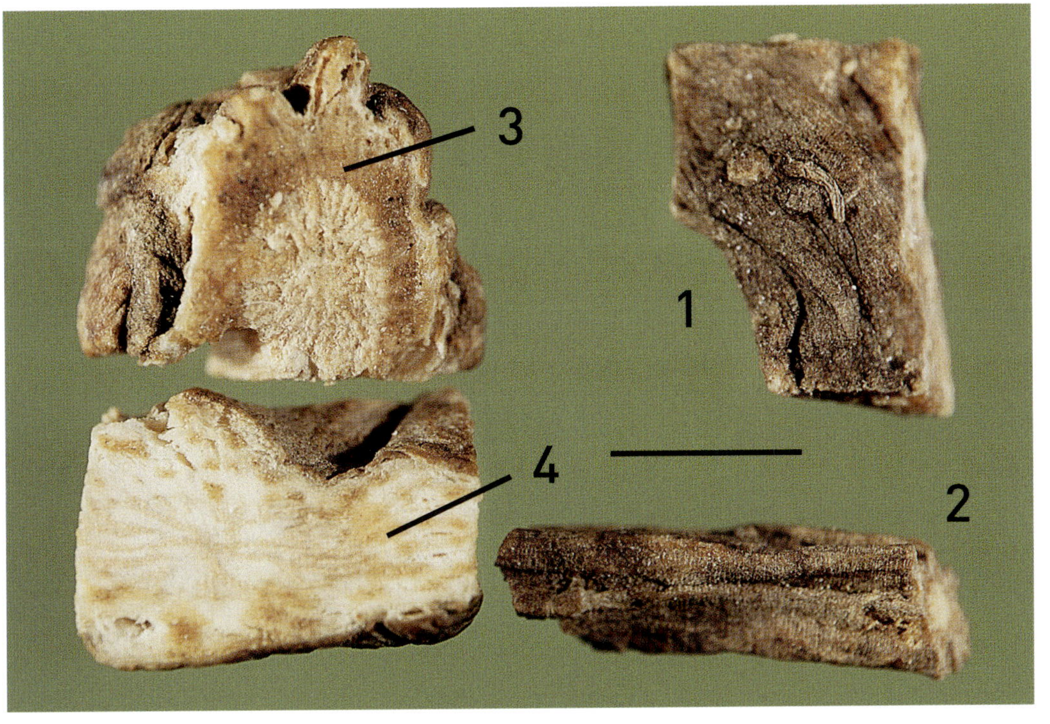
3
1
4
2

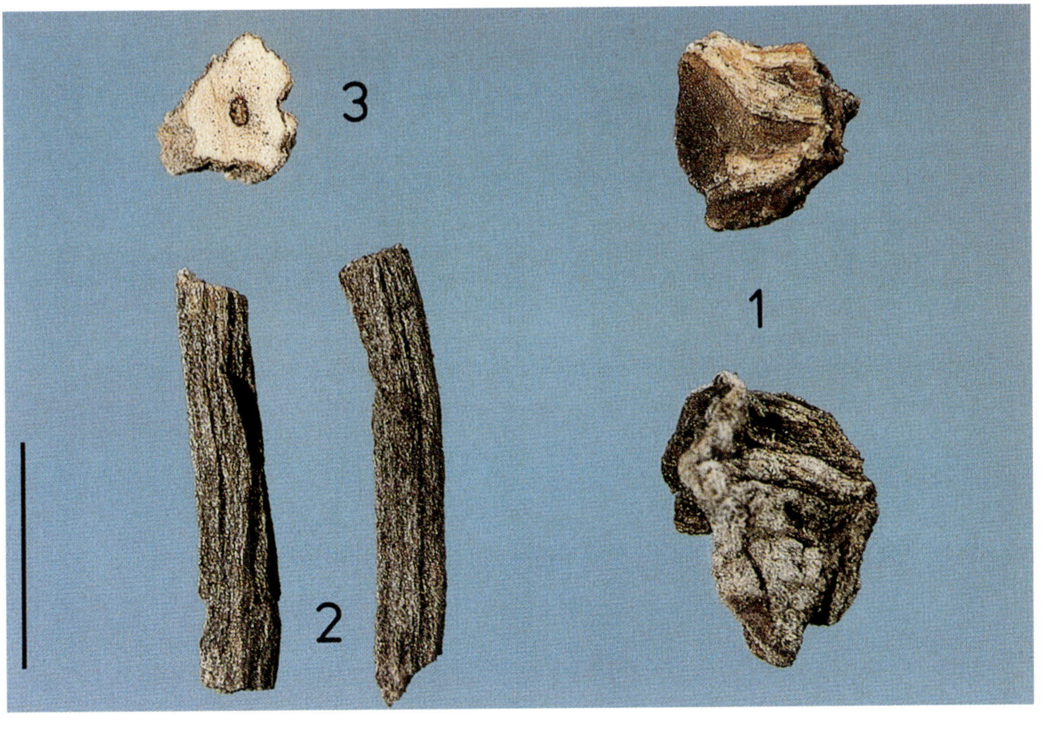
3
1
2

Brennnesselwurzel, Urtica radix

Urtica dioica L. – Große Brennnessel

Urtica urens L. – Kleine Brennnessel

Urticaceae – Brennnesselgewächse

Droge: Die getrockneten Wurzeln und Rhizome.

Merkmale: Unregelmäßige Wurzel- (1) und Rhizom-(2)-Bruchstücke, schwach längs gefurcht (3), Bruch faserig, Schnittfläche weißlich; Wurzeln häufig abgeflacht, Rhizome hohl.

Kork, Oxalatprismen, Sklerenchymfasern; Stärke nur vereinzelt.

Reinheit: Gelegentlich verfälscht durch Wurzel von *Urtica kioviensis* (Sumpf-) oder *U. pilulifera* (Pillen-Brennnessel). Nur die erstere unterscheidet sich im DC von der offizinellen Droge. Eine mikroskopische Unterscheidung ist nicht möglich.

Inhaltsstoffe: Lektine (UDA = **U**rtica **d**ioica **A**gglutinin), Polysaccharide, Sterole (β-Sitosterol), Lignane, Ceramide, Gerbstoffe.

Anwendung: Bei Frühstadien benigner Prostataerkrankungen (Miktionsbeschwerden); volkstümlich als harntreibendes Mittel und als Adstringens (Gerbstoffe).

Monographie: DAB.

Eibischwurzel, Althaeae radix

Althaea officinalis L. – Echter Eibisch

Malvaceae – Malvengewächse

Droge: Die geschälten oder ungeschälten Wurzeln.

Merkmale: Unregelmäßig oder würfelig geformte Wurzelstücke von weicher Beschaffenheit; an der längs furchigen Außenseite (1) z. T. mit Kork bedeckt (ungeschält), z. T. mit sich ablösenden Faserbündeln (2) und dunklen Wurzelnarben (3); im Querschnitt ist die konzentrische Schichtung der Rinde (4) zu erkennen.

Schleimzellen, Oxalatdrusen, Bastfasern und kleinkörnige Stärke.

Mit Ammoniak färben sich die Bruchstücke gelb, mit Iodlösung blau.

Geschmack fade, schleimig.

Reinheit: Verfälschungen gelegentlich durch Wurzeln von *Althaea rosea* (grobfaserig, Querschnitt deutlich gelb).

Inhaltsstoffe: Schleimstoffe (Polyglykane).

Anwendung: Zur Reizlinderung bei Schleimhautentzündungen.

Monographie: Ph. Eur.

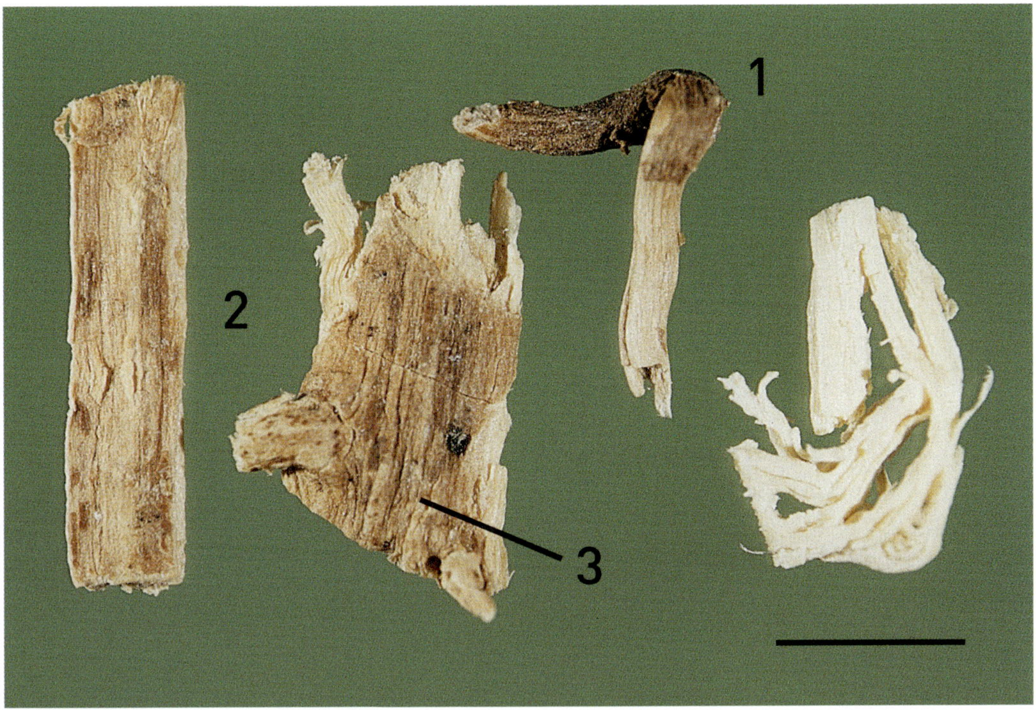
1
2
3

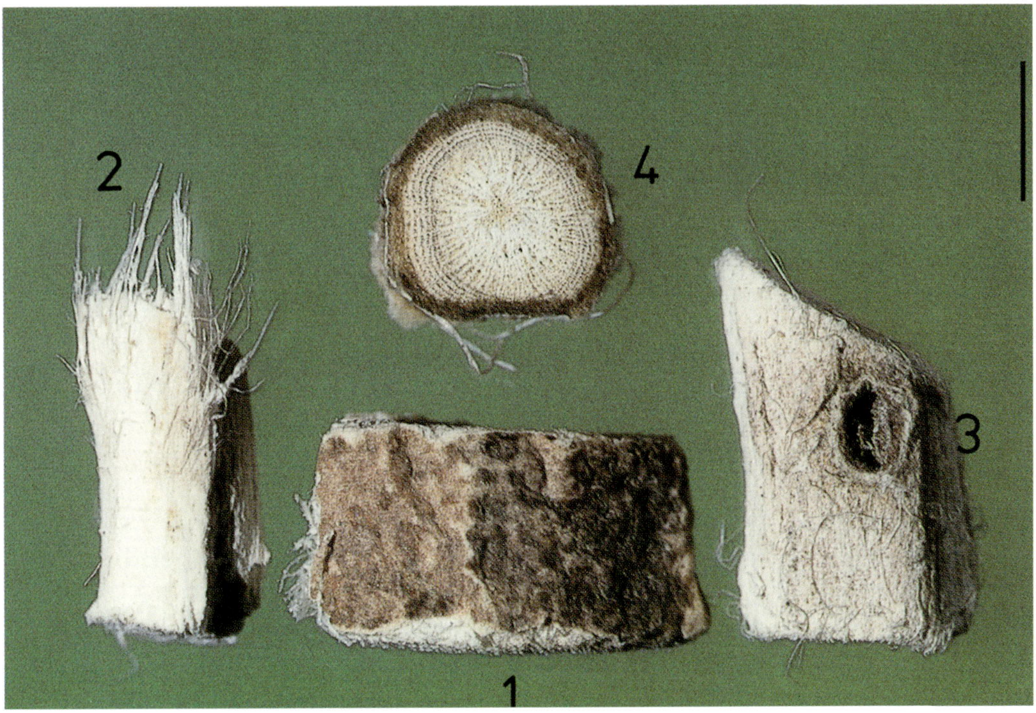
2
4
3
1

Enzianwurzel, Gentianae radix

Gentiana lutea L. – Gelber Enzian

Gentianaceae – Enziangewächse

Droge: Die im Frühjahr geernteten, rasch getrockneten unterirdischen Organe (Wurzelstock und Wurzeln).

Merkmale: Unregelmäßige (1) oder scheibenförmige Wurzelstücke mit grobrunzeliger, längs furchiger Außenfläche (2); Querschnitt mit dunkler Kambiumzone (3) und lockerem Holzkörper (4), in Kambiumnähe radial strukturiert; Wurzelstock quer gerunzelt.

Derbwandige Netzgefäße, sehr kleine Oxalatnädelchen, gelbe Lipidtropfen.

Iodlösung färbt die Bruchstücke nicht blau (Stärke fehlt!).

Geschmack stark und anhaltend bitter.

Reinheit: Die Wurzeln anderer *Gentiana*-Arten lassen sich chromatographisch unterscheiden. Verfälschungen durch *Rumex alpinus* sind durch eine positive Bornträger-Reaktion des Mikrosublimats und durch das Vorhandensein von Steinzellen zu erkennen.

Inhaltsstoffe: Secoiridoid-Bitterstoffe (Gentiopikrin, Amarogentin).

Anwendung: Zur Appetitanregung; bei mangelnder Magensaftbildung.

Monographie: Ph. Eur.

Javanische Gelbwurz, Curcumae xanthorrhizae rhizoma

Curcuma xanthorrhiza Roxb. – Javanische Gelbwurz, Temoe Lawak

Zingiberaceae – Ingwergewächse

Droge: Die meist geschälten und in Scheiben geschnittenen Wurzelstöcke.

Merkmale: Relativ dünne, etwas verzogene Stücke mit glatter, feinkörniger Bruchfläche; stellenweise noch dunkler Kork (1) vorhanden; an frischen Querschnitten sind orangefarbene Ölzellen (2) zu erkennen; Wurzelabbruchstellen (3) kommen relativ häufig vor.

Ölzellen, großkörnige Stärke (zitronenförmig!).

Die Droge schmeckt leicht bitter und färbt beim Kauen den Speichel gelb.

Reinheit: Rhizomstücke von *Curcuma domestica* (= *C. longa*) dürfen nicht vorhanden sein, obwohl nach neueren therapeutischen Erkenntnissen dieser Ausschluss nicht gerechtfertigt erscheint. Unterscheidung beider Drogen durch einfache Fluoreszenzanalyse möglich (s. S. 22).

Inhaltsstoffe: Ätherisches Öl (Sesquiterpene), gelbe Farbstoffe (Curcumin u. a.).

Anwendung: Zur Anregung der Magensaft- und Gallensekretion.

Monographie: Ph. Eur.

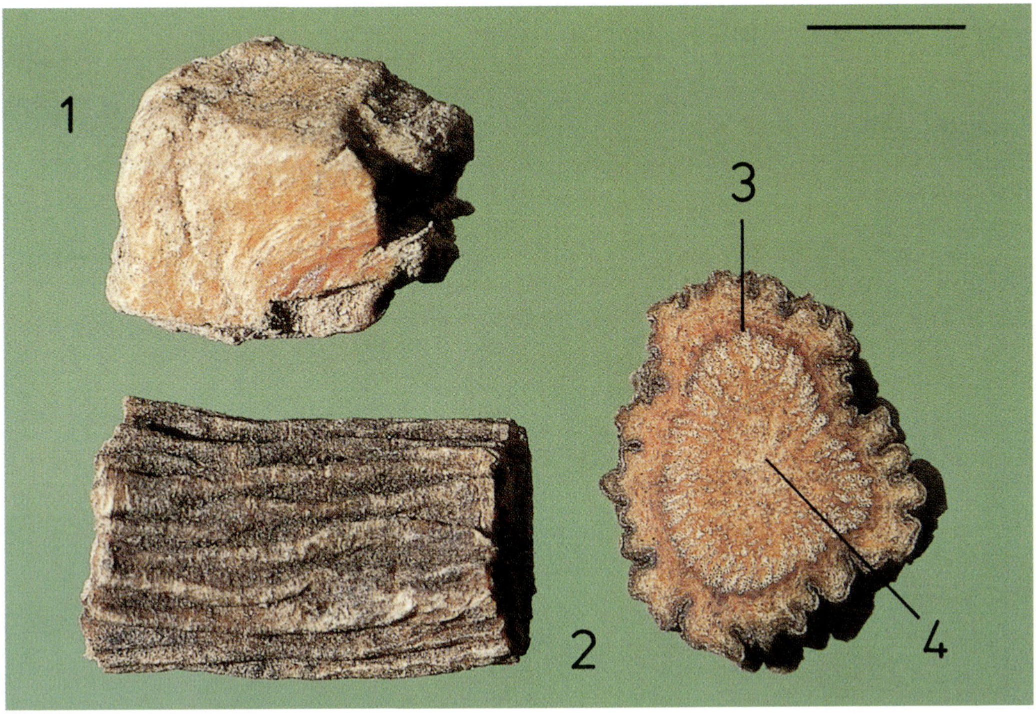
1
3
2
4

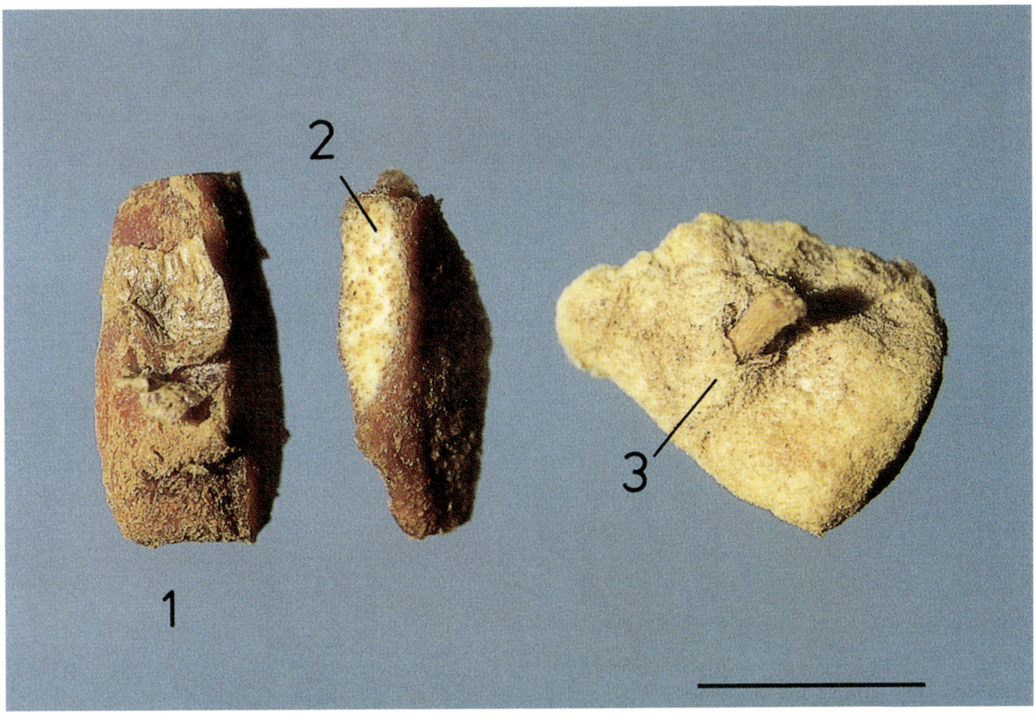
2
3
1

Ginsengwurzel, Ginseng radix

Panax ginseng C. A. MEYER – Ginseng

Araliaceae – Araliengewächse

Droge: Die im Herbst geernteten, sorgfältig gereinigten und in der Sonne getrockneten Wurzeln (Weißer Ginseng).

Merkmale: Unregelmäßige spröde Wurzelbruchstücke mit längs verlaufenden Runzeln (1); in der Rinde verstreut Exkretgänge (2) mit gelbbräunlichem Inhalt; Bruchfläche hornartig.

Exkretgänge, große Oxalatdrusen, sehr viel kleinkörnige Stärke.

Die Drogenstücke fluoreszieren bei Bestrahlung mit UV-Licht (365 nm) weiß-bläulich.

Geschmack anfangs leicht bitter, dann süßlich-schleimig.

Reinheit: Das Aussehen der Handelsware variiert stark. Nicht offizinell sind der sog. „Rote Ginseng" (Farbveränderung durch Dampfsterilisation) und Wurzeln anderer *Panax*-Arten (abweichendes Muster in der DC).

Inhaltsstoffe: Triterpensaponine (Ginsenoside), ätherisches Öl.

Anwendung: Als Tonikum bei Erschöpfungszuständen.

Monographie: Ph. Eur.

Hauhechelwurzel, Ononidis radix

Ononis spinosa L. – Dornige Hauhechel

Fabaceae – Schmetterlingsblütengewächse

Droge: Die im Herbst geernteten Wurzelstöcke und Wurzeln.

Merkmale: Teils unregelmäßig geformte, teils würfelig geschnittene Bruchstücke; großer, heller Holzkörper (1), von einem exzentrisch gelegenen Punkt (2) ausgehend durch unterschiedlich breite Markstrahlen (3) radial gestreift, dazwischen liegend großlumige Gefäße; schmale Rinde mit abschließendem Korkgewebe (4).

Knorrige Holzfasern, Kristallzellreihen, kleinkörnige Stärke.

Der Holzkörper färbt sich mit Ammoniak deutlich gelb. Die Mikrosublimation liefert feingeschwungene Nadeln (Onocol), die sich durch einen Tropfen alkoholischer Vanillin-Lösung violett färben. Durch Phloroglucin-Salzsäure entsteht auch in den Markstrahlen eine Rotfärbung.

Reinheit: Selten verunreinigt durch Wurzeln von *Medicago sativa* (deutlich Mark vorhanden) oder anderen *Ononis*-Arten (konzentrischer Holzkörper).

Inhaltsstoffe: Wenig ätherisches Öl (trans-Anethol), Isoflavonoide, Triterpene (Onocol).

Anwendung: Als harntreibendes Mittel bei Nieren- und Blasenkatarrhen (mäßiger Effekt).

Monographie: Ph. Eur.

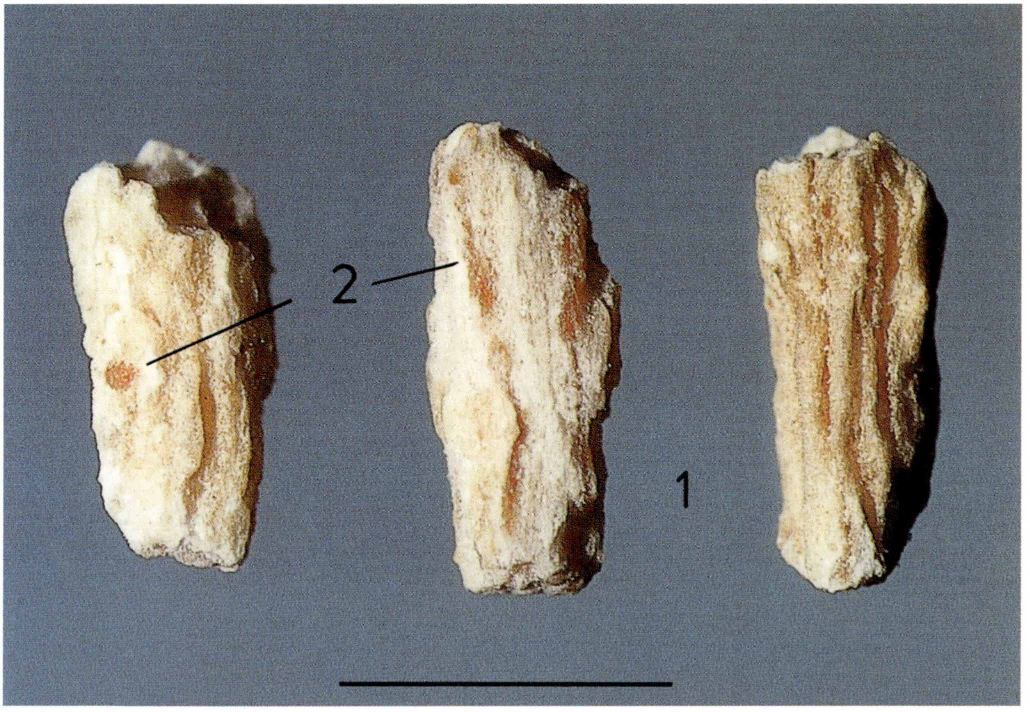
2
1

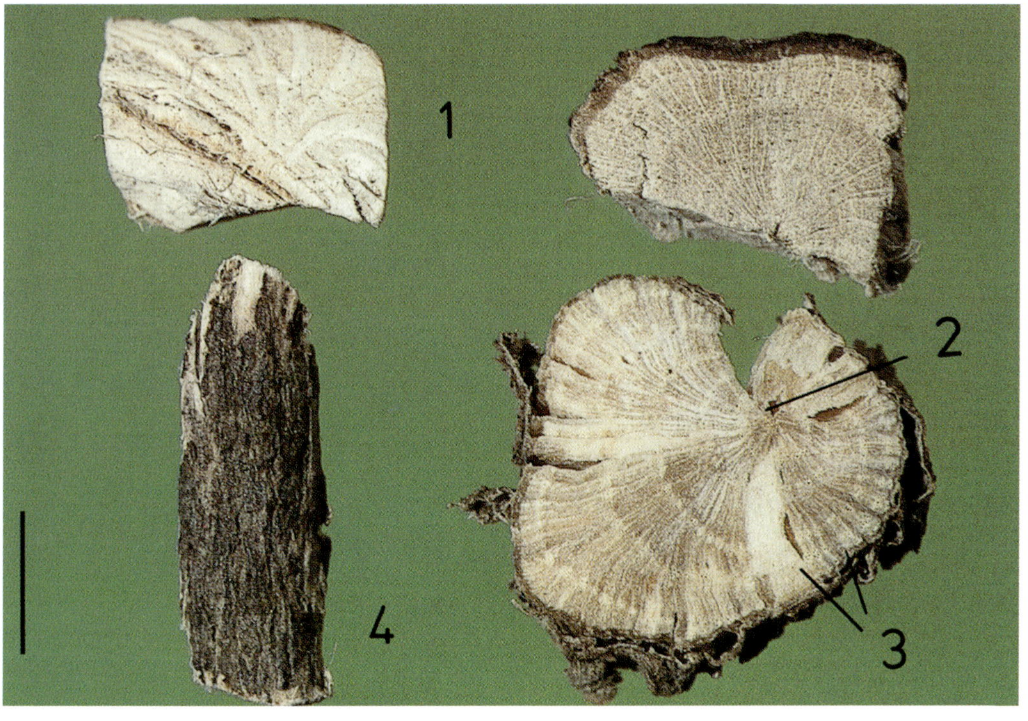
1
2
4
3

Ingwerwurzelstock, Zingiberis rhizoma

Zingiber officinale ROSCOE – Ingwer

Zingiberaceae – Ingwergewächse

Droge: Der ungeschälte oder ganz vom Kork befreite Wurzelstock.

Merkmale: Unregelmäßig geformte Bruchstücke (1), z. T. mit herausragenden Faser- und Leitbündeln (2); an der Außenseite vereinzelt Kork (3) vorhanden; auf frischen Querschnitten sind Ölzellen (4) zu erkennen.

Ölzellen, gekammerte Fasern, großkörnige Stärke (zitronenförmig!).

Würzig brennender Geschmack.

Reinheit: Verfälschungen kommen praktisch nicht vor. Mit Calciumcarbonat geschönte Drogen werden gelegentlich beobachtet (Aufbrausen beim Übergießen mit verdünnter Essigsäure).

Inhaltsstoffe: Ätherisches Öl (Zingiberen), Scharfstoffe (Gingerole).

Anwendung: Als appetitanregendes Gewürz, bei Verdauungsstörungen; brechreizlindernd bei Reisekrankheiten.

Monographie: Ph. Eur.

Ipecacuanhawurzel, Ipecacuanhae radix

Psychotria ipecacuanha (BROT.) STOKES – Rio-, brasilianische Ipecacuanha

P. acuminata BENTH. – Cartagena-Ipecacuanha

Rubiaceae – Rötegewächse

Droge: Die unterirdischen Organe (Wurzel und Nebenwurzeln).

Merkmale: Dünne Wurzelbruchstücke (Rio-Ware 4–5 mm, Cartagena-Ware 6–10 mm dick) mit fein gestreifter Oberfläche (1); der stielrunde Holzkörper (2) löst sich leicht von der Rinde (3) ab; Nebenwurzeln mit ringförmigen Querwülsten (4).

Kork, meist zerfallene Raphidenbündel, kleinkörnige Stärke.

Wässrige Drogenausschüttlungen schäumen (Saponine).

Bitterer, Brechreiz erregender Geschmack.

Reinheit: Verfälschungen durch Radix Ipecacuanhae amylaceae (von *Richardsonia scabra* [größere, geschichtete Stärkekörner; Oxalatdrusen; kein Emetin]) oder „Schwarze Ipecacuanhawurzel" (= *C. emetica* [keine Stärke; wenig Alkaloide]) wurden beobachtet.

Inhaltsstoffe: Isochinolin-Alkaloide (Emetin, Cephaelin u. a.), Saponine.

Anwendung: Als Expektorans und Sekretolytikum; Brechreiz auslösendes Mittel nach Giftaufnahme; Antibiotikum bei Amöbenruhr (Emetin).

Monographie: Ph. Eur.

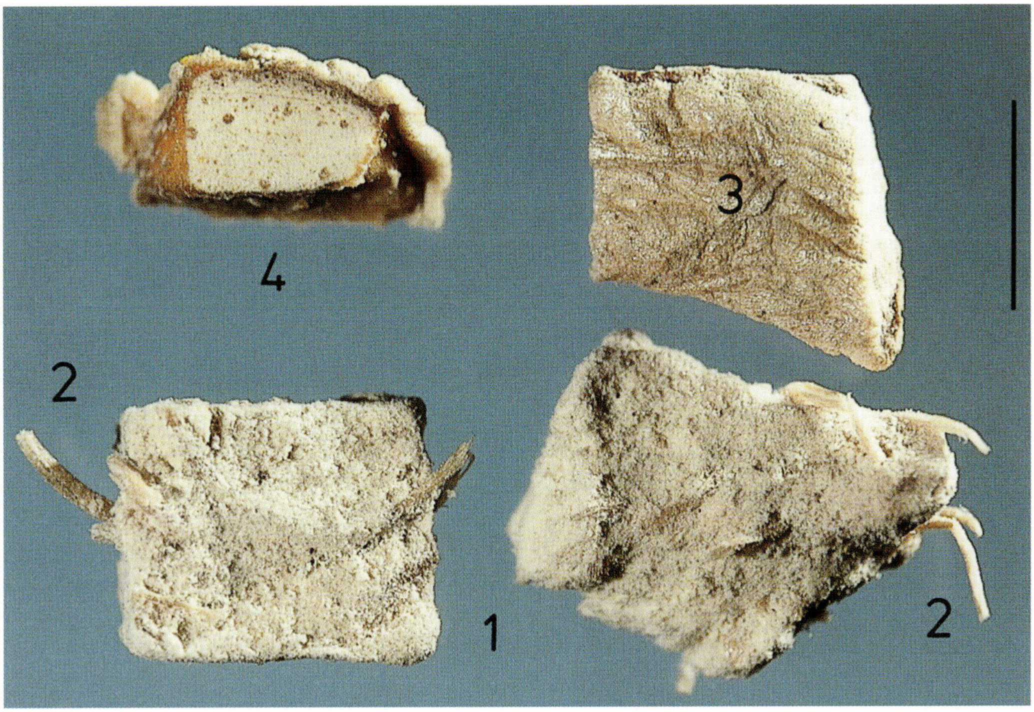
4
3
2
1
2

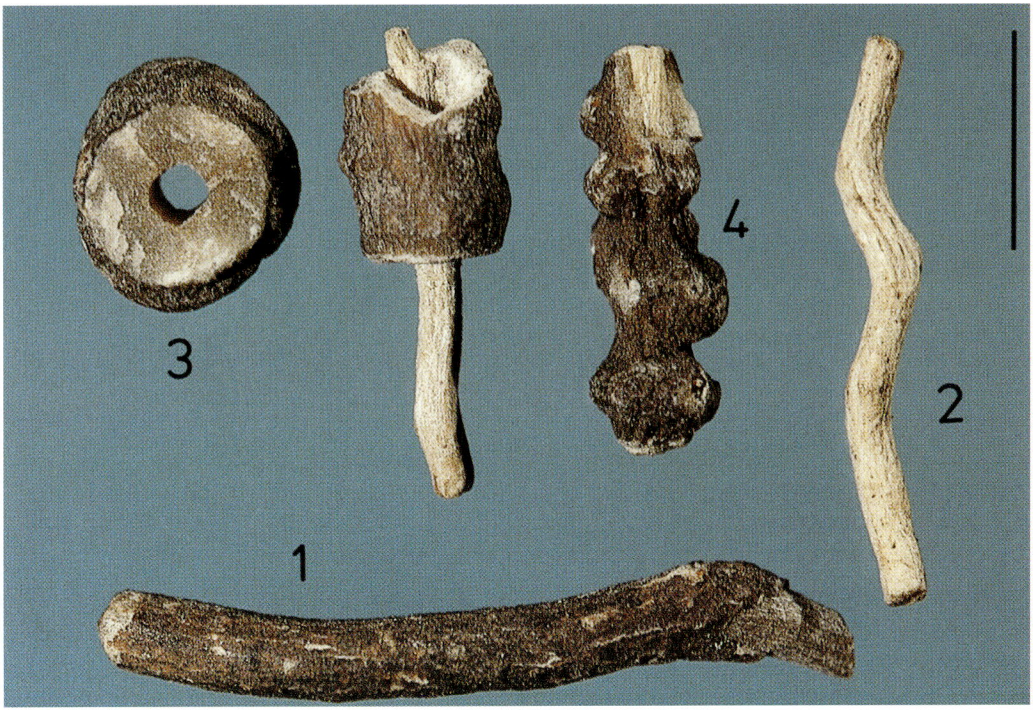
3
4
2
1

Kalmuswurzelstock, Calami rhizoma

Acorus calamus L. – Kalmus

Araceae – Aronstabgewächse

Droge: Der im Herbst gesammelte und von Wurzeln und Blattresten befreite Wurzelstock.

> **Merkmale:** Kantige, leicht zerbrechliche, weiche Rhizomstücke aus porösem Gewebe (Aerenchym [1]); an ungeschälten Stücken z. T. langgezogene Blatt- (2) oder rundliche Wurzelnarben (3) erkennbar.

Ölzellen, Aerenchym, kleinkörnige Stärke.

Würziger bitterer Geschmack.

Reinheit: Verfälschungen kommen praktisch nicht vor.

Inhaltsstoffe: Ätherisches Öl (cis-Isoasaron), Bitterstoffe, Catechingerbstoffe.

Anwendung: Als aromatisches Bittermittel bei Verdauungsstörungen; in Einreibungen als gelindes Hautreizmittel.

Monographie: ÖAB, Ph. Helv.; in Vorbereitung für DAC.

Liebstöckelwurzel, Levistici radix

Levisticum officinale Koch – Liebstöckel

Apiaceae – Doldengewächse

Droge: Die im Herbst gesammelten Wurzelstöcke und Wurzeln.

> **Merkmale:** Unregelmäßig geformte, weiche, an der Außenfläche längs runzelige Bruchstücke (1); im Querschnitt ist eine relativ breite, faltig eingetrocknete Rinde (2) mit Exkretgängen zu erkennen, die zur Kambiumzone dunkler wird; schmaler, radial gestreifter Holzkörper (3), bei Rhizomstücken mit Mark.

Exkretgänge, fusiformes Parenchym, kleinkörnige Stärke.

Typischer Geruch nach Maggi-Würze; süßlicher Geschmack, dann schwach bitter.

Reinheit: In der geschnittenen Droge sind Beimengungen und Verwechslungen mit Wurzeln von *Angelica archangelica* nicht selten. Identifizierung durch DC möglich.

Inhaltsstoffe: Ätherisches Öl (Alkylphthalide), Cumarine.

Anwendung: Als mildes harntreibendes Mittel; bei Verdauungsbeschwerden (Völlegefühl, Sodbrennen); als Gewürz.

Monographie: Ph. Eur.

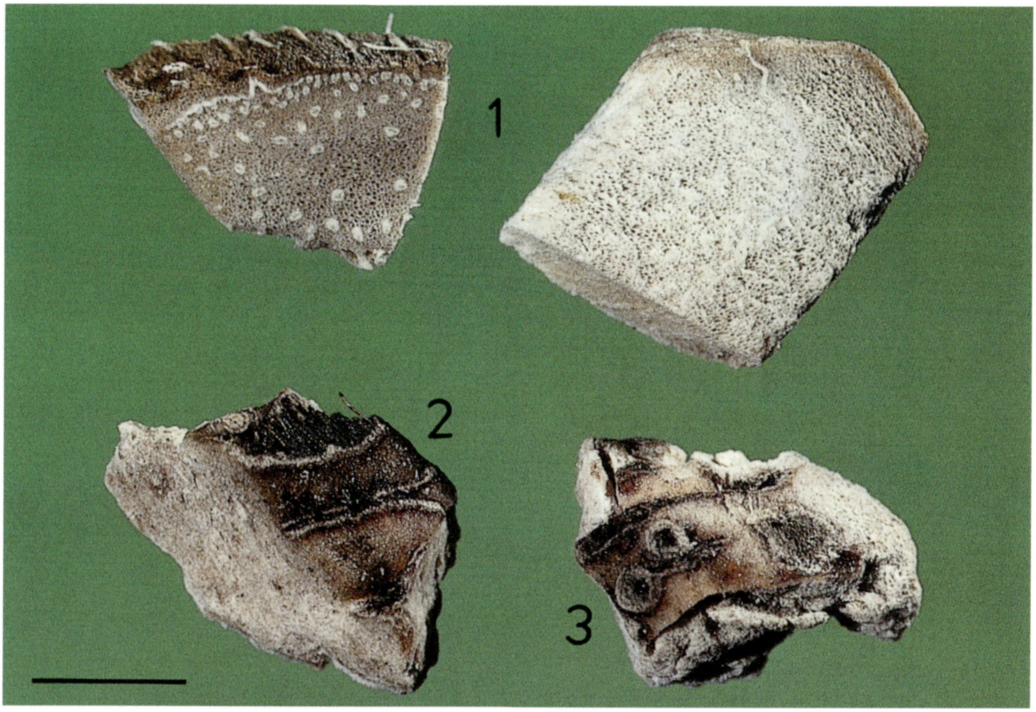
1
2
3

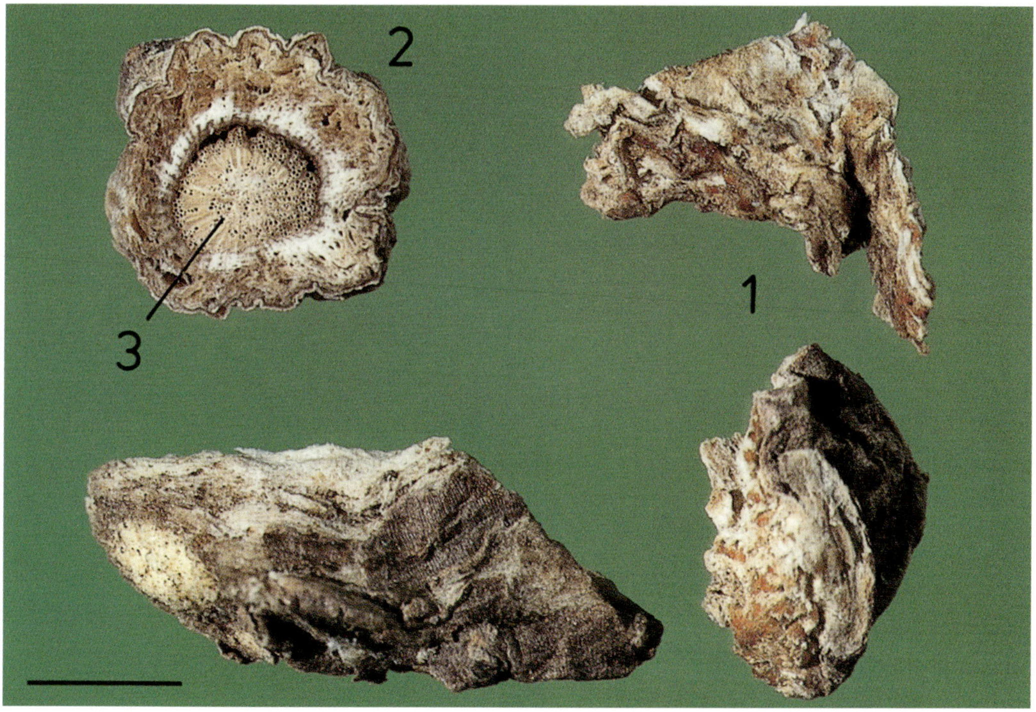
2
1
3

Primelwurzel, Primulae radix

Primula veris L. – Wiesen-Schlüsselblume

P. elatior (L.) Hill – Wald-Primel

Primulaceae – Primelgewächse

Droge: Der im Herbst geerntete Wurzelstock mit Wurzeln.

Merkmale: Dünne, schwach längs gefurchte Wurzelstücke (hellere Teile von *P. veris* [1], dunklere von *P. elatior* [2]); Querschnitt (3) mit breiter Rinde und kleinem Zentralzylinder; unregelmäßige, genarbte Rhizomstücke (4) mit Gerbstoff-Idioblasten (5).

Derbwandiges Parenchym, z. T. Steinzellen (Rhizom von *P. elatior*), kleinkörnige Stärke.

Mit Vanillin-Salzsäure färben sich die Gerbstoffzellen (6) der Wurzelrinde rot. Beim Schütteln mit Wasser entsteht Schaum (Saponine).

Stark kratzender Geschmack; Drogenpulver reizt zum Niesen.

Reinheit: Verfälschungen vor allem durch die giftigen Wurzeln von *Vincetoxicum hirundinaria* sind möglich (Gerbstoffzellen fehlen, breiter Holzkörper, zahlreiche Oxalatdrusen). Auch wird über Verwechslungen mit Wurzeln von *Veratrum album* berichtet (Raphiden).

Inhaltsstoffe: Triterpensaponine, Phenolglykoside (Geruchstoffe).

Anwendung: Als Expektorans bei Erkältungskrankheiten.

Monographie: Ph. Eur.

Queckenwurzelstock, Graminis rhizoma

Agropyron repens (L.) P. Beauv. – Gemeine Quecke

Poaceae – Süßgräser

Droge: Die getrockneten Rhizome, Wurzeln und kurzen Stängelabschnitte.

Merkmale: Längs gefurchte (1), hohle (2) Rhizom- und Stängelteile mit wenig verdickten Knoten; daran z. T. noch Reste schuppenförmiger, häutiger Niederblätter (3) und sehr dünner Wurzeln (4).

Alternierende Kurz- und Langzellen der Stängelepidermis; u-förmig verdickte Endodermiszellen; keine Stärke.

Reinheit: Verfälschungen durch Rhizome von *Cynodon dactylon* (Bermudagras [stärkehaltig]), von *Carex*-Arten (Sandsegge u. a.) und von *Imperata cylindrica* (Alang-Alang-Gras [bis zu 3 cm lange Internodien-Abschnitte]).

Inhaltsstoffe: Polysaccharide (Triticin), Zuckeralkohole (Mannitol, Inositol), Schleimstoffe, lösliche Kieselsäure und Silikate.

Anwendung: Bei entzündlichen Erkrankungen der ableitenden Harnwege (Durchspülung); reizlindernd bei Bronchialkatarrh.

Monographie: Ph. Eur.

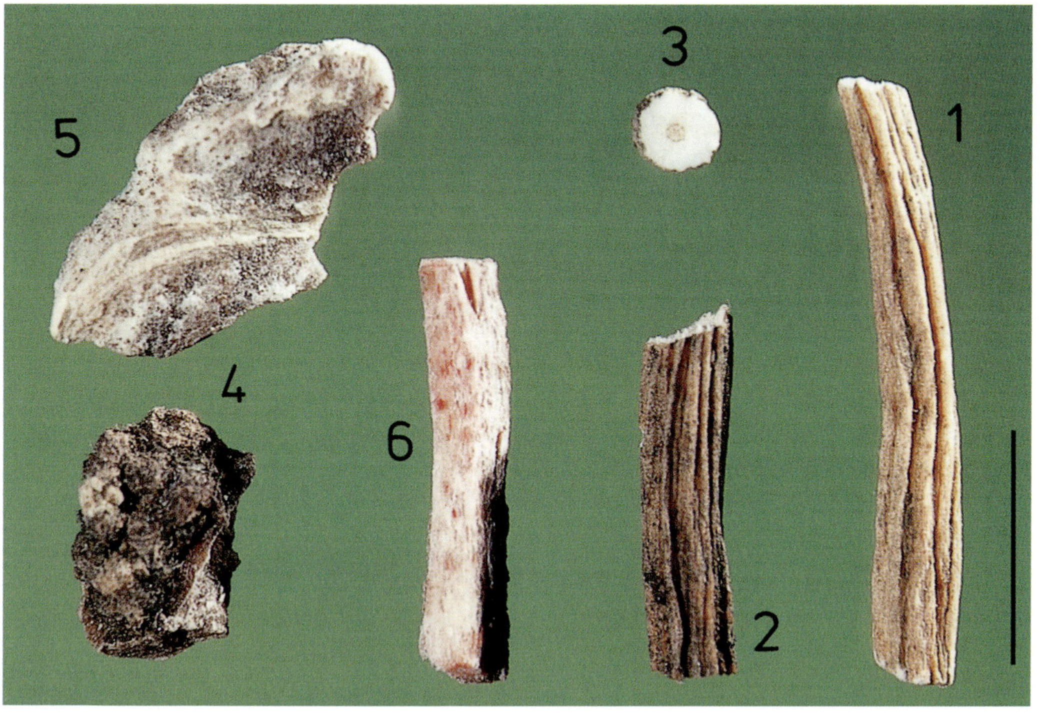
5
3
1
4
6
2

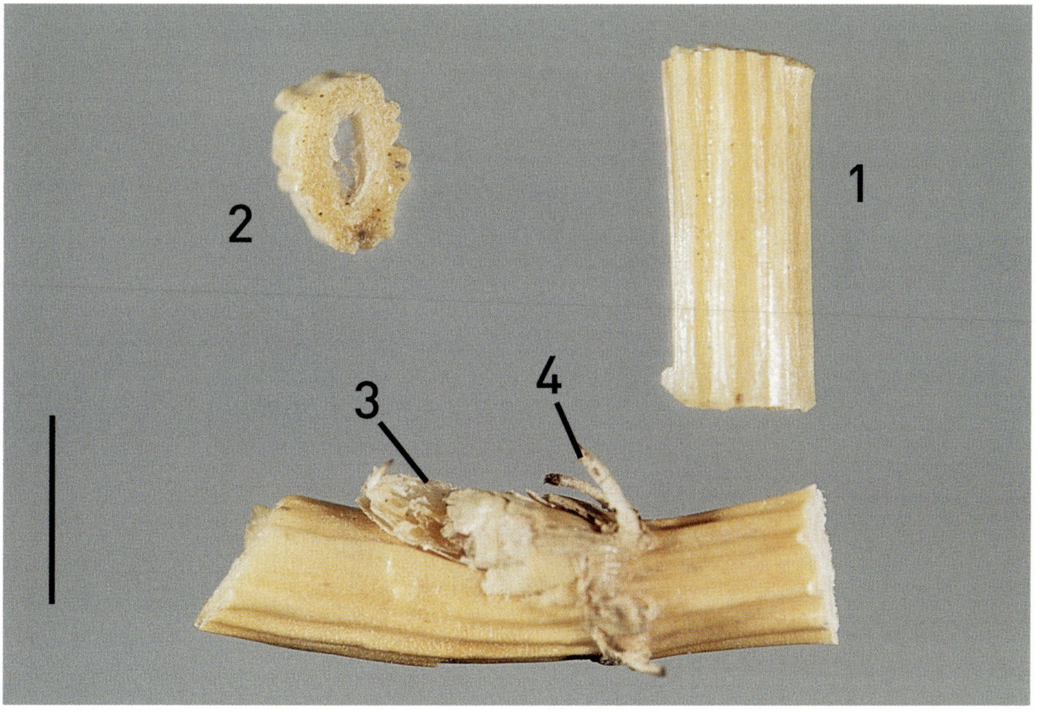
2
1
3
4

Ratanhiawurzel, Ratanhiae radix

Krameria triandra RUIZ ET PAV. – Ratanhia

Krameriaceae (früher Caesalpiniaceae)

Droge: Die vom Rhizom befreiten Wurzeln.

Merkmale: Unregelmäßige Bruchstücke (1) mit dunklem Kernholz (2) und hellerem Splintholz (3); die ebenfalls dunkle Rinde (4) löst sich leicht ab; außen glatter bis längs runzeliger Kork (5).

Rote Korkzellen, Kristallzellreihen, kleinkörnige Stärke.

Die Rinde schmeckt etwas bitter und stark zusammenziehend, das Holz ist fast geschmacklos.

Reinheit: Wahrscheinlich stammt ein großer Teil der auf dem Markt befindlichen Droge von anderen *Krameria*-Arten (*K. argentea* [sehr breite Rinde mit tiefen Querrissen]; *K. ixina* [sehr dunkler, glänzender Kork]).

Inhaltsstoffe: Catechingerbstoffe, Phlobaphene („Ratanhiarot").

Anwendung: Tinkturen äußerlich bei Zahnfleischentzündungen und als Gurgelmittel.

Monographie: Ph. Eur.

Rauwolfiawurzel, Rauwolfiae radix

Rauvolfia serpentina (L.) BENTH. – Schlangenwurzel

Apocynaceae – Hundsgiftgewächse

Droge: Die getrockneten Wurzeln.

Merkmale: Unregelmäßig geformte Wurzelbruchstücke, an der Außenfläche z. T. mit runden Wurzelnarben (1) und leicht angedeuteten Längsfurchen (2); der Querschnitt zeigt einen breiten, feinporigen und etwas strahligen Holzkörper (3); an einzelnen Bruchflächen (4) sind Milchsaftschläuche mit harzartigem, granulösem Inhalt zu erkennen.

Viele Holzfasern, wenige Oxalatkristalle, kleinkörnige z. T. zusammengesetzte Stärke.

Bitterer Geschmack.

Reinheit: Die Wurzeln anderer *Rauvolfia*-Arten (Steinzellen mit deutlicher Schichtung und Tüpfelung, zahlreiche Oxalatkristalle) sind vom DAB nicht zugelassen, obwohl sie zur Gewinnung der Alkaloide in erheblichem Umfang verwendet werden. Gelegentlich auch Verunreinigungen durch Wurzeln von *Withania somnifera* (Kristallsandzellen im Parenchym).

Inhaltsstoffe: Indolalkaloide (Reserpin, Raubasin, Ajmalin u. a.).

Anwendung: Zur Blutdrucksenkung nur in Form von Fertigarzneimitteln geeignet.

Monographie: DAB.

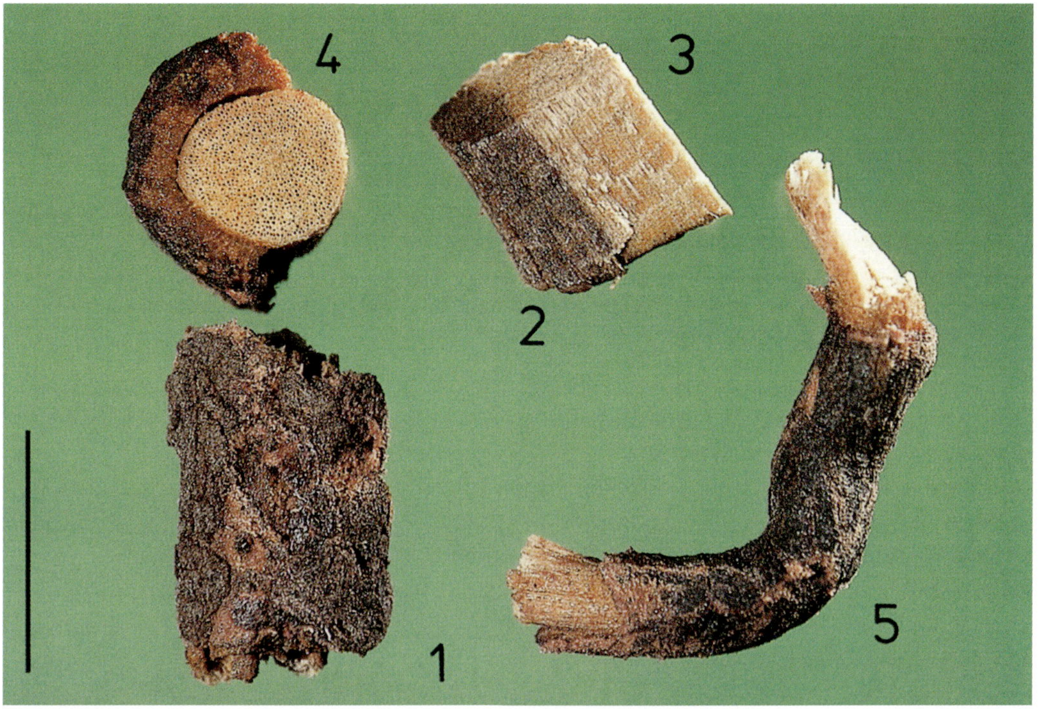
4
3
2
1
5

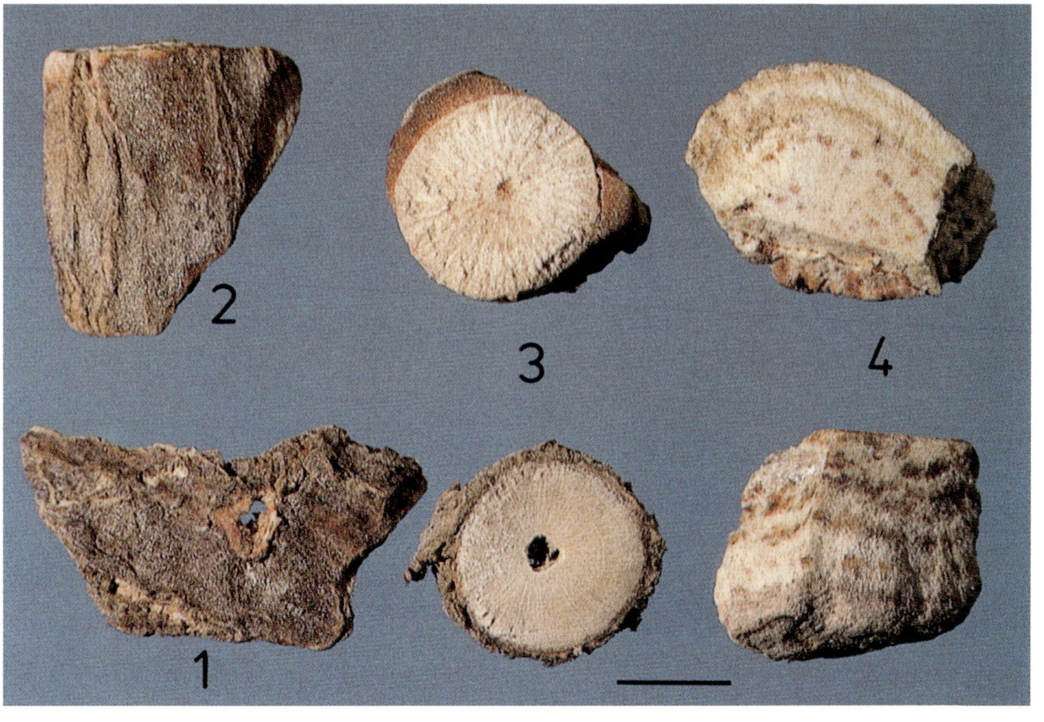
2
3
4
1

Rhabarberwurzel, Rhei radix

Rheum palmatum L. – Medizinalrhabarber

Rh. officinale BAILL. – Südchinesischer Rhabarber oder Hybriden beider Arten

Polygonaceae – Knöterichgewächse

Droge: Die zumeist bis zur Innenrinde geschälten und über Feuer getrockneten unterirdischen Organe (rübenförmige Wurzel, kleine Wurzelstöcke).

> **Merkmale:** Unregelmäßige Bruchstücke (1), meist etwas bestäubt, mit auffälliger Marmorierung oder Streifung (2); jüngere Wurzelteile sind außen dunkel (ungeschält); an frischen Querbrüchen werden große Oxalatdrusen (3) sichtbar.

Netzgefäße (mit Phloroglucin-Salzsäure keine Holzreaktion!), große Oxalatdrusen, kleinkörnige Stärke.

Mit Kalilauge positive Bornträger-Reaktion (Anthrachinone).

Reinheit: Verfälschung vor allem durch *Rh. raponticum* (geringerer Gehalt an Anthraglykosiden, östrogen wirksame Stilbene). Fluoreszenz-Nachweis der Stilbene s. S. 23.

Inhaltsstoffe: Anthraglykoside, Gerbstoffe, Flavonoide.

Anwendung: Als dickdarmwirksames Abführmittel; in geringerer Dosierung auch stopfender Effekt (adstringierende Wirkung der Gerbstoffe).

Monographie: Ph. Eur.

Senegawurzel, Senegae radix

Polygala senega L. – Senega-Kreuzblume

und andere Arten der Gattung *Polygala,* vornehmlich *P. tenuifolia* (= Japanische Senegawurzel).

Polygalaceae – Kreuzblumengewächse

Droge: Die getrockneten Wurzelstöcke und Wurzeln.

> **Merkmale:** Meist dünngeschnittene Wurzelstücke mit dunkler Korkschicht (1) überzogen; an Querschnitten kielartige Leiste (2) zu erkennen, dieser gegenüberliegend erscheint der Holzkörper (3) abgeflacht bzw. keilförmig ausgespart; daneben Bruchstücke des Wurzelkopfes mit Knospenresten (4) und Abbruchstellen der Stängelbasen sowie dünnere Seitenwurzeln; Rinde (5) z. T. durch Anthocyane rot gefärbt.

Farbloser Kork, Parenchym mit Lipidtropfen, keine Stärke.

Wässrige Drogenauszüge ergeben nach dem Abkühlen beim Schütteln einen bleibenden Schaum (Saponine). Mit Iodlösung keine Blaufärbung der Drogenteile.

Reinheit: Wurzeln anderer *Polygala*-Arten sind an dem Vorkommen von Stärke, Oxalatkristallen oder Steinzellen zu erkennen.

Inhaltsstoffe: Triterpensaponine (Aglykon = Presenegenin).

Anwendung: Als Expektorans bei Erkältungskrankheiten.

Monographie: Ph. Eur.

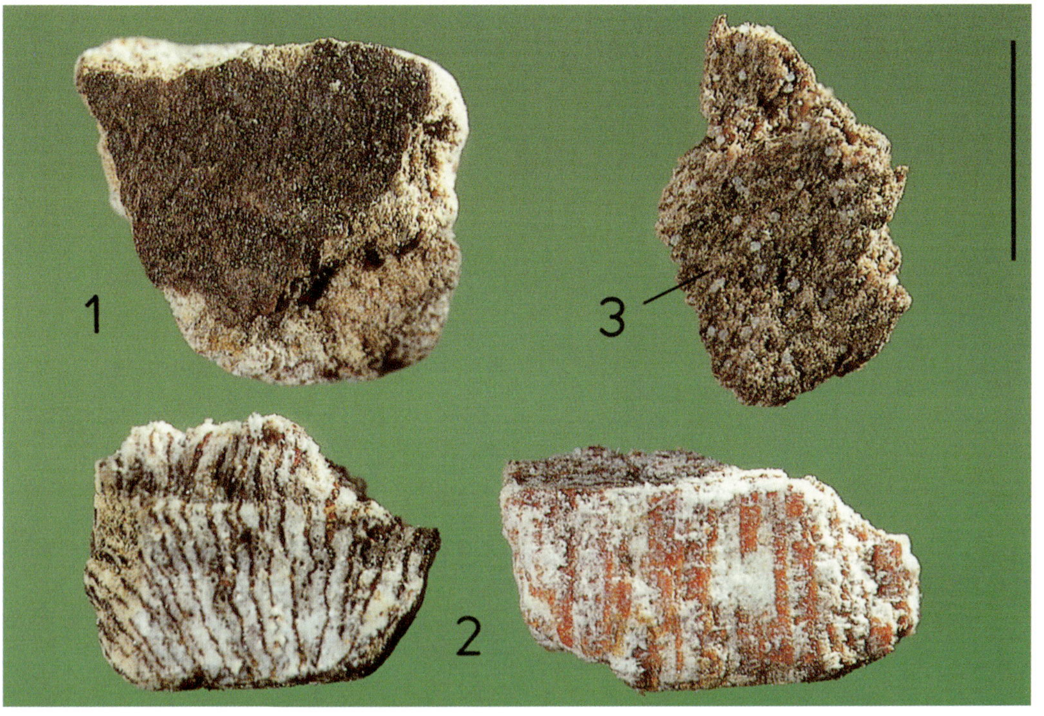
1
3
2

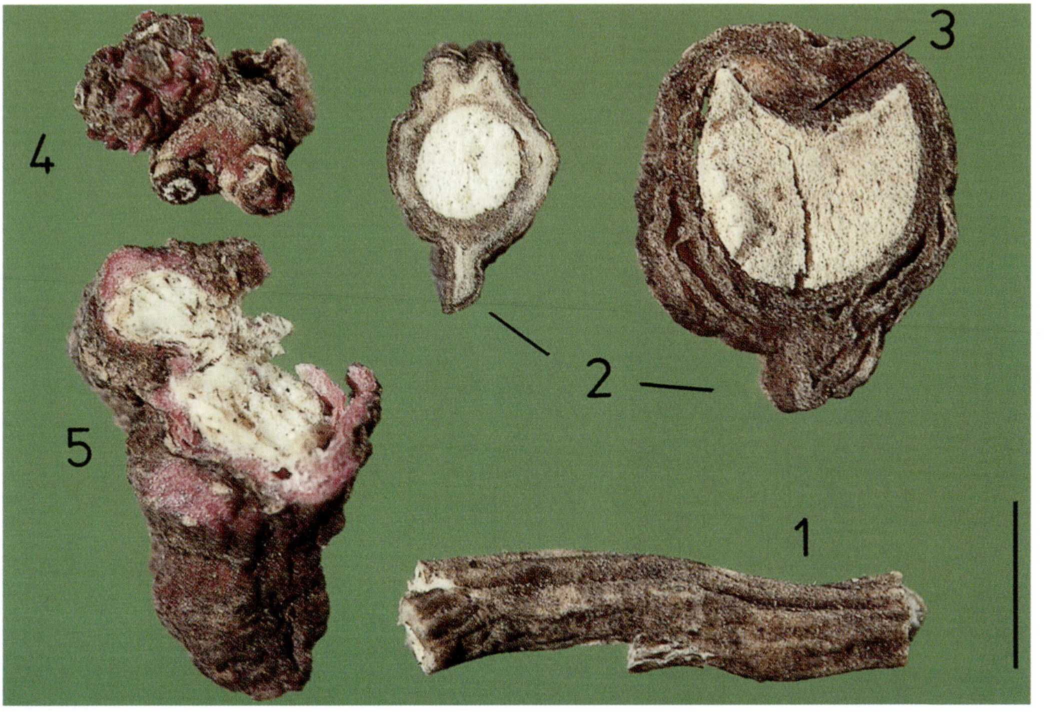
3
4
2
5
1

Süßholzwurzel, Liquiritiae radix

Glycyrrhiza glabra L. – Süßholz

Fabaceae – Schmetterlingsblütengewächse

Droge: Die ungeschälten oder geschälten Wurzeln und Ausläufer von 3–4-jährigen Pflanzen.

Merkmale: Die geschälte Droge besteht meist aus würfeligen, raufaserigen Stücken (1), deren Holz z. T. durch radiale Risse (2) zerklüftet ist (dunkle Kambiumzone [3]); die ungeschälte Ware ist unregelmäßiger geformt und trägt außen runzelige, quer rissige Korkschichten (4); Bruchflächen oft mit herausstehenden Faserbündeln (5).

Fasern mit Kristallzellreihen, kleinkörnige Stärke.

Beim Betupfen mit Schwefelsäure (80 %) färben sich die Bruchstücke gelbrot.

Auffallend süßer Geschmack (Glycyrrhizinsäure).

Reinheit: Verfälschungen kommen praktisch nicht vor.

Inhaltsstoffe: Triterpensaponine (Glycyrrhizin), Flavonoide (Liquiritin).

Anwendung: Bei Katarrhen der oberen Atemwege und Magenschleimhautentzündungen.

Monographie: Ph. Eur.

Taigawurzel, Eleutherococci radix

Eleutherococcus senticosus MAXIM. – Taigawurzel

Araliaceae – Efeugewächse

Droge: Die getrockneten unterirdischen Teile (Rhizome, Wurzeln).

Merkmale: Unregelmäßige, zylindrische Rhizombruchstücke (1) mit feinen Längsrillen und grobfaserigem Bruch (2); außen graubraun, innen helleres Kernholz (3); dünnere Wurzelstücke (4), ohne Längsstreifen, Bruch schwach faserig.

Korkzellen, Oxalatdrusen, Fasern, Stärke.

Reinheit: Verfälschungen durch andere im Verbreitungsgebiet wachsende Araliaceen möglich (*Aralia elata, Eleutherococcus sessiliflorus, Opopanax elatus*).

Inhaltsstoffe: Eleutheroside A–M (Phenylpropankörper, Cumarine, Lignane, Sitosterylglucosid, Triterpensaponine).

Anwendung: Steigerung der unspezifischen Immunabwehr; als Tonikum zur Stärkung und Kräftigung bei nachlassender Leistungs- und Konzentrationsfähigkeit.

Monographie: Ph. Eur.

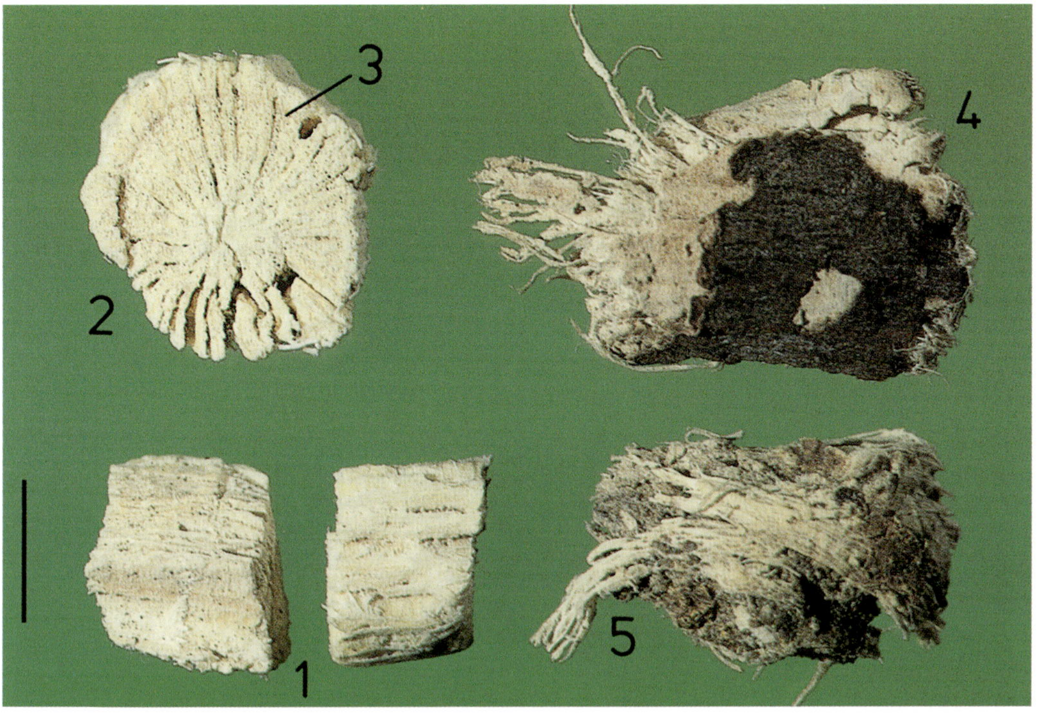
3
4
2
1
5

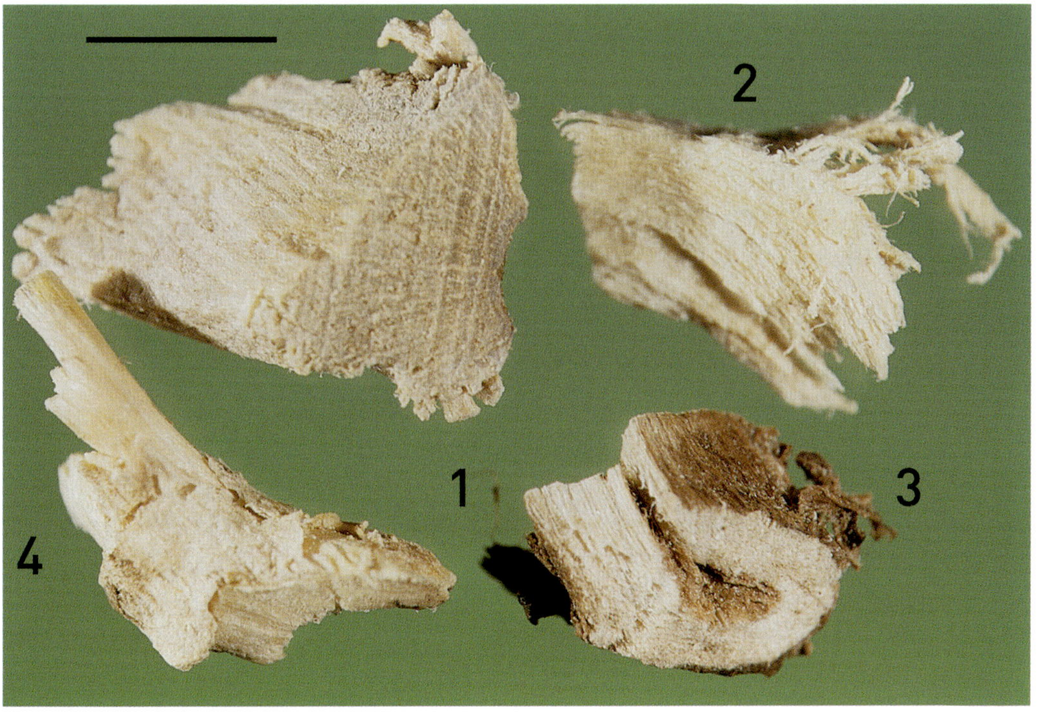
2
1
3
4

Teufelskrallenwurzel, Harpagophyti radix

Harpagophytum procumbens Dc. – Teufelskralle

Harpagophytum zeyheri Decne.

Pedaliaceae – Sesamgewächse

Droge: Die in Scheiben geschnittenen, knollenförmigen, sekundären Speicherwurzeln.

Merkmale: Sehr harte, teils noch scheibenförmige, sonst tortenähnliche Wurzelstücke (1) mit hornartiger Bruchfläche (2), deren Kanten durch Trocknung wellig (3) verbogen sind.

Korkzellen, vereinzelt Steinzellen (ältere Wurzelrinde); wenig, kleinkörnige Stärke.

Stark bitterer Geschmack.

Phloroglucin-HCl färbt Teile des Parenchyms grün.

Reinheit: Gelegentlich verfälscht durch harpagosidarme Primärwurzeln (bitterer Geschmack fehlt) und durch bittere Wurzeln anderer afrikanischer Pflanzen (*Elephantorrhiza, Acanthosicyes*).

Inhaltsstoffe: Iridoidglykoside (Harpagosid), Flavonoide; hoher Anteil wasserlöslicher Kohlenhydrate.

Anwendung: Bei Appetitlosigkeit und dyspeptischen Beschwerden (Amarum purum); bei Beschwerden im „rheumatischen Formenkreis" und zur unterstützenden Therapie degenerativer Erkrankungen des Bewegungsapparates.

Monographie: Ph. Eur.

Tormentillwurzelstock, Tormentillae rhizoma

Potentilla erecta (L). Raeusch. – Blutwurz

Rosaceae – Rosengewächse

Droge: Die im Frühjahr oder Herbst gesammelten und von den Wurzeln befreiten Wurzelstöcke.

Merkmale: Harte, oft löcherig durchbrochene Rhizomteile (1); außen höckerig mit dunklem Kork (2) umgeben, innen von hellen Faser- und Gefäßbündeln (3) durchzogen, die auch isoliert (4) vorkommen.

Braune Korkschichten, rotgelbe Gerbstoffzellen, Oxalatdrusen, kleinkörnige Stärke.

Mit Eisen(III)chlorid-Lösung schwarzgrüne Verfärbung, mit Vanillin-Salzsäure Rotfärbung.

Stark zusammenziehender Geschmack.

Reinheit: Verfälschungen mit dem Rhizom von *Polygonum bistorta* (nur vereinzelt Holzfasern, Parenchymzellen mit je einer großen Oxalatdruse) werden gelegentlich beobachtet.

Inhaltsstoffe: Catechingerbstoffe.

Anwendung: Äußerlich bei Schleimhautentzündungen im Mund und Rachen, innerlich bei unspezifischen Durchfallerkrankungen.

Monographie: Ph. Eur.

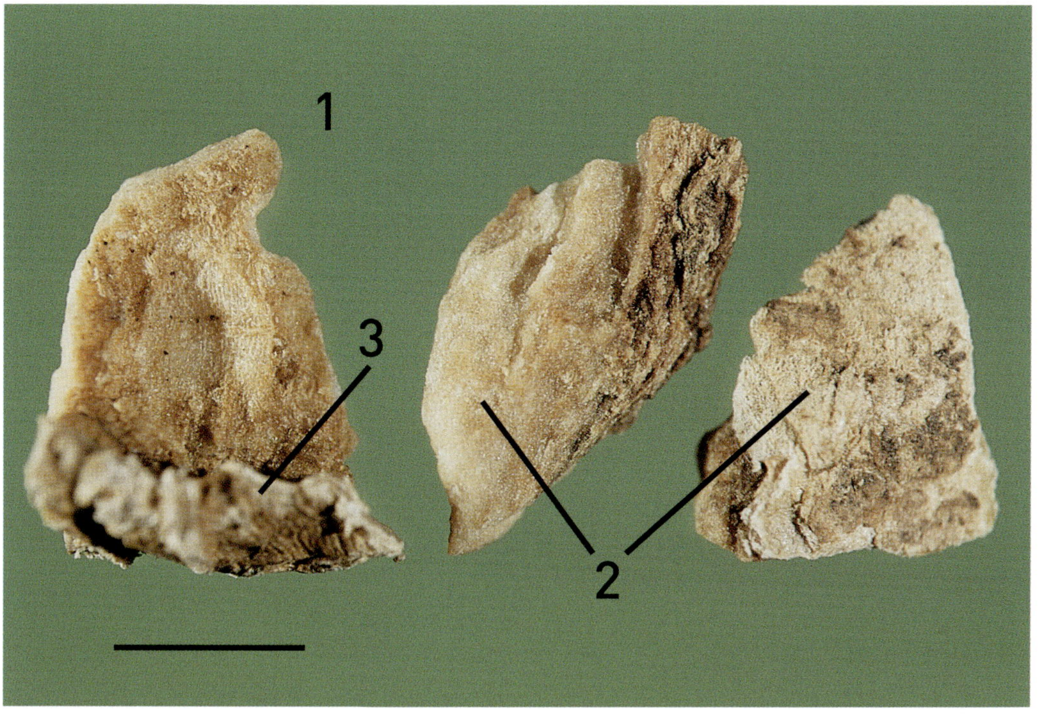
1
3
2

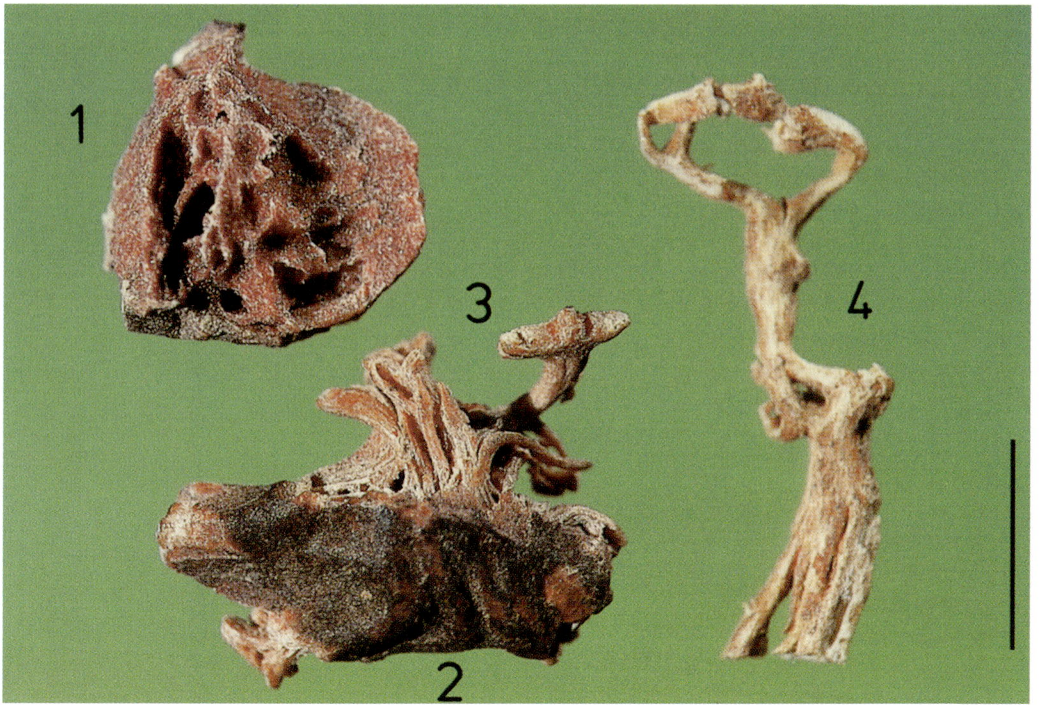
1
3
4
2

Rinden- und Holzdrogen – Cortex, Lignum

Cortex-Drogen stammen ausschließlich von sekundär verdickten Sprossachsen oder Wurzeln. Während die morphologische Bezeichnung Rinde nur die Teile außerhalb des Zentralzylinders umfasst, werden unter dem pharmazeutischen Begriff Cortex alle Gewebe verstanden, die außerhalb des Kambiums liegen, also auch periphere Bereiche des Zentralzylinders. Dabei wird im Einzelfall festgelegt, ob Teile der äußersten Rindenschichten wie Borke oder Kork zur Drogengewinnung entfernt werden müssen oder nicht.

Demgegenüber umfassen die Lignum-Drogen alle Gewebeteile, die innerhalb des Kambiums liegen, wobei gegebenenfalls zwischen dem meist helleren Splint- und dunkleren Kernholz unterschieden wird.

Abbildung rechte Seite:

1. Cascararinde
2. Chinarinde
3. Condurangorinde
4. Eichenrinde
5. Faulbaumrinde
6. Prunus-afr.-Rinde
7. Seifenrinde
8. Weidenrinde
9. Zimtrinde
10. Rotes Sandelholz

Drogenteile von „Niederen Pflanzen“:

11. Irländisches Moos
12. Isländisches Moos
13. Mutterkorn
14. Tang

Als Drogen verwendete tierische und pflanzliche **Sekrete, Harze, Wachse** und **Zellwandbestandteile:**

15. Agar
16. Aloe
17. Benzoe
18. Carnaubawachs
19. Colophonium
20. Arabisches Gummi
21. Mastix
22. Myrrhe
23. Schellack
24. Tragant

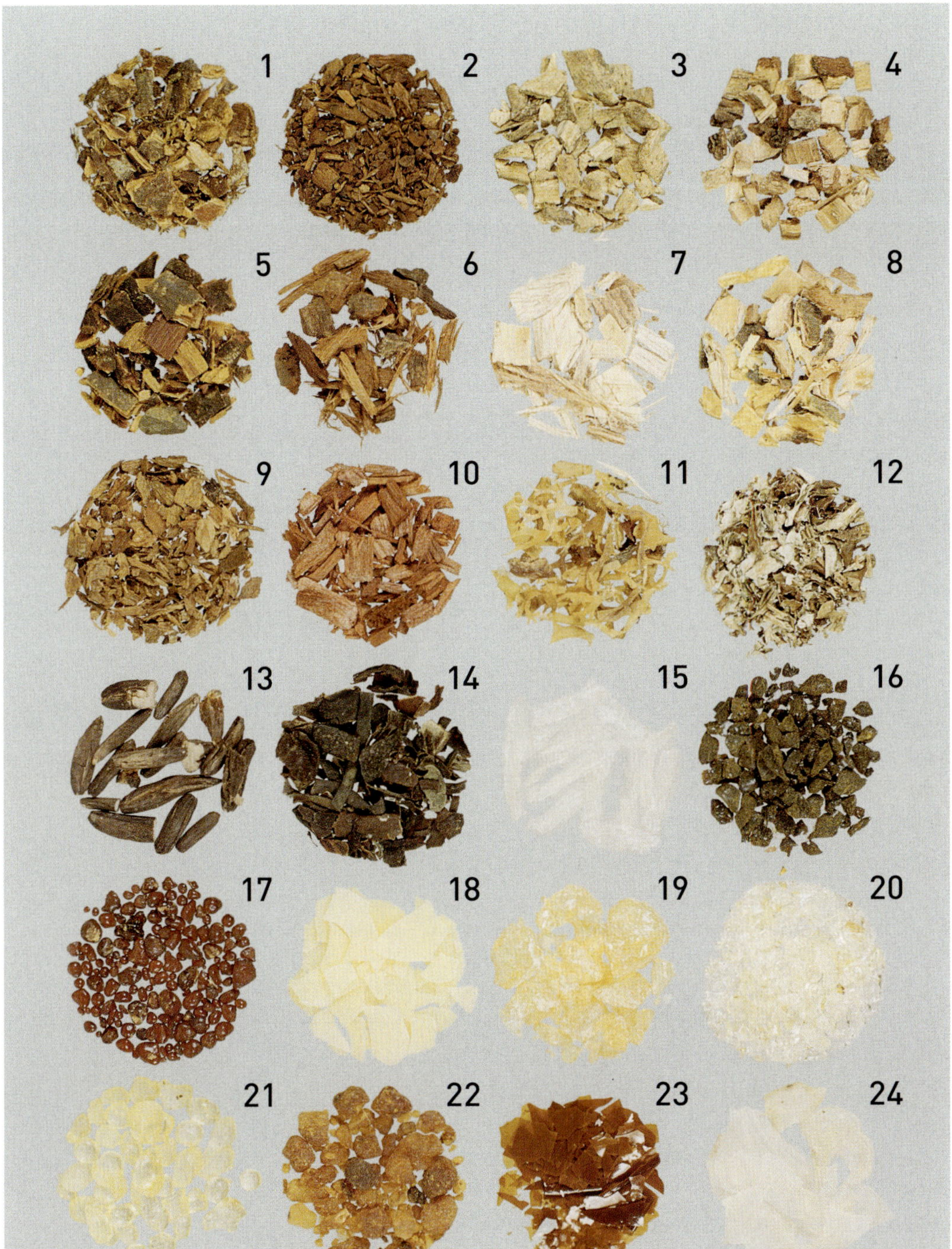
1
2
3
4
5
6
7
8
9
10
11
12
13
14
15
16
17
18
19
20
21
22
23
24

Cascararinde, Frangulae purshianae cortex

Frangula purshiana (D. C.) J. Cooper (syn.: *Rhamnus purshianus*) – Amerikanischer Faulbaum

Rhamnaceae – Kreuzdorngewächse

Droge: Die getrocknete Stamm- und Zweigrinde (durch 1-jährige Lagerung oder künstliche Alterung anthronfrei!).

Merkmale: Fast flache oder leicht zur Innenseite gebogene Bruchstücke; außen Kork (1) mit wenigen Lenticellen, zuweilen mit Flechtenapothecien (2) oder Moosen (3) bedeckt; die dunklere Innenseite zeigt feine Längsstreifen (4); kurzfaseriger Bruch; im Querschnitt helle Steinzellnester (5) erkennbar.

Sklerenchymfasern mit Kristallzellreihen, Steinzellgruppen, rote Korkzellen, Oxalatdrusen.

Beim Befeuchten mit Kalilauge Rotfärbung der Rindenbruchstücke (Bornträger-Reaktion).

Reinheit: Rinden anderer *Rhamnus*-Arten sind durch dc-Nachweis zu erkennen. Siehe auch S. 164.

Inhaltsstoffe: Anthraglykoside (Cascaroside).

Anwendung: Als dickdarmwirksames Abführmittel (nicht zum Dauergebrauch geeignet!).

Monographie: Ph. Eur.

Chinarinde, Cinchonae cortex

Cinchona pubescens Vahl – Chinarindenbaum

oder deren Varietäten und Hybriden.

Rubiaceae – Rötegewächse

Droge: Die schonend getrocknete Stamm-, Zweig- und Wurzelrinde.

Merkmale: Rechteckige oder unregelmäßige Bruchstücke, außen Kork mit Längsrunzeln und deutlichen Querrissen (1), zuweilen mit weißgrauen Flechten (2) besetzt; innen dunkler, auffallend längs gestreift (3) und besonders an frischen Bruchstellen (4) mit hellen Punkten (Kristallsandzellen); im Querschnitt an der Grenze zur Außenrinde große Exkretschläuche (5); die Wurzelrinde bildet unregelmäßig gebogene oder gedrehte Fragmente.

Dickwandige Fasern mit trichterförmigen Tüpfeln, Oxalatsand.

Fluoreszenzprobe auf Alkaloide vom Chinin-Typ s. S. 22!

Intensiv bitterer Geschmack.

Reinheit: Fragmente mit gelbbrauner Innenseite deuten auf Verunreinigung mit anderen Chinarinden (*C. calisaya* u. a.) hin.

Inhaltsstoffe: Chinolinalkaloide, glykosidische Bitterstoffe (Chinovin), Gerbstoffe.

Anwendung: Als Bittermittel; die Reinalkaloide als Grippemittel, bei Malaria (Chinin) und Herzrhythmusstörungen (Chinidin).

Monographie: Ph. Eur.

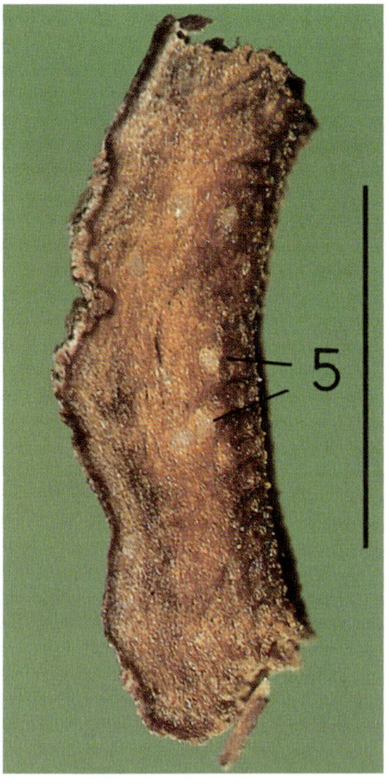
5

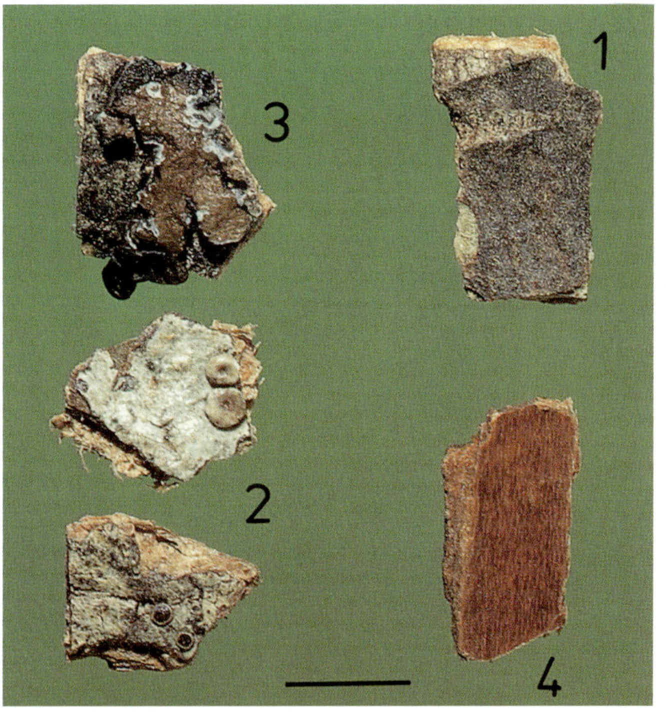
1
3
2
4

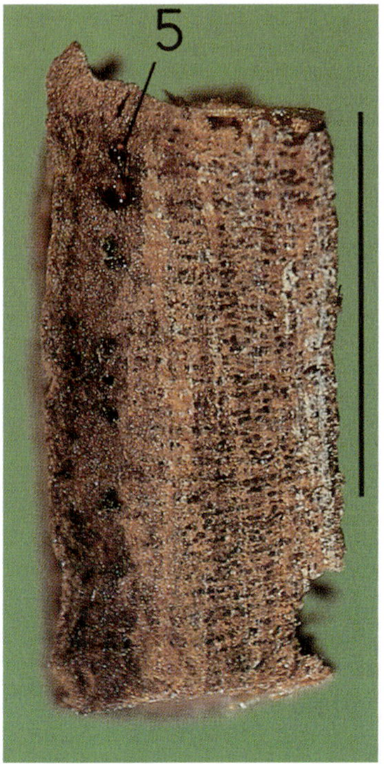
5

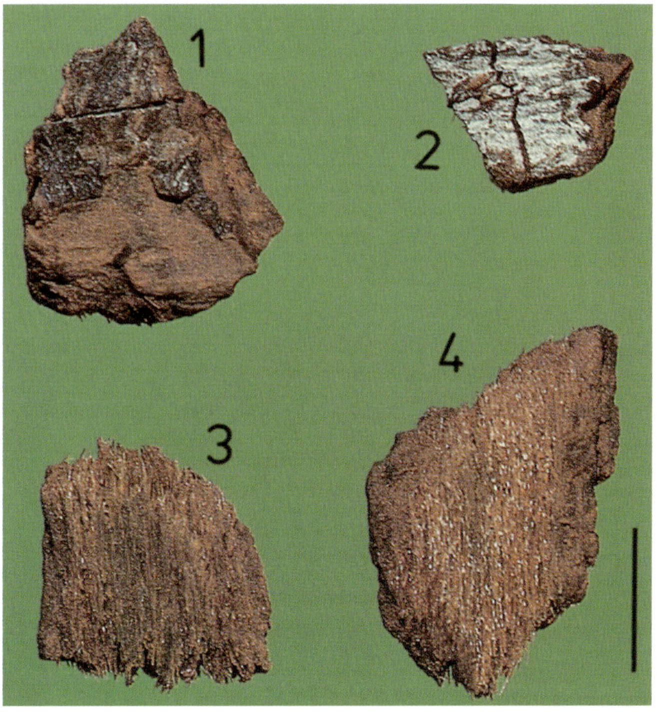
1
2
4
3

Condurangorinde, Condurango cortex

Marsdenia cundurango REICHB. F. – Kondurangostrauch, Kondorliane

Asclepiadaceae – Seidenpflanzengewächse

Droge: Die getrocknete Rinde der oberirdischen Sprosse.

Merkmale: Unregelmäßige, z. T. rinnenförmige Bruchstücke; unterhalb der Korkschicht (1) feine Fasern (2); Innenseite der Rinde grob gestreift; an Bruchflächen sind die Steinzellnester als gelborange gefärbte Körner (3) zu erkennen.

Unverholzte Fasern, Steinzellen, Oxalatprismen und -drusen, Milchröhren.

Schwach kratzender, bitterer Geschmack.

Reinheit: Als Verfälschungen und Ersatzdrogen werden Rinden von *Asclepias umbellata* oder *Elcomarrhiza amylacea* beobachtet (typische Steinzellnester fehlen).

Inhaltsstoffe: Glykosidische Bitterstoffe mit Saponincharakter (Condurangin).

Anwendung: Als Bittermittel zur Appetitanregung.

Monographie: DAC, ÖAB, Ph. Helv.

Eichenrinde, Quercus cortex

Quercus robur L. – Stiel- oder Sommereiche

Q. petraea (MATT.) LIEBL. – Trauben- oder Wintereiche

Fagaceae – Buchengewächse

Droge: Die getrocknete Rinde von jüngeren Zweigen und Stockausschlägen.

Merkmale: Bis zu 4 mm dicke, würfelige Bruchstücke („Spiegelrinde“ [1] nur 2 mm dick, glänzend); außen zuweilen mit Borke (Korkkambium [2]), innen mit hervortretenden Längsleisten (3); an Bruchflächen wachsartig glänzende Steinzellnester (4) deutlich zu erkennen.

Bastfasern mit Kristallzellreihen, Steinzellen, Oxalatdrusen.

Beim Betupfen mit Eisen(III)chlorid-Lösung Schwarzfärbung.

Zusammenziehender und bitterer Geschmack.

Reinheit: Geschnittene dünne Zweige (mit Holzkörper!) und Rinde älterer Stämme (überwiegend Borke!) sind wegen des geringeren Gerbstoffgehalts minderwertig.

Inhaltsstoffe: Gerbstoffe (Catechine, Ellagtannine).

Anwendung: Vorwiegend äußerlich bei Hautkrankheiten, Frostbeulen, Analfissuren; innerlich bei Durchfall.

Monographie: Ph. Eur.

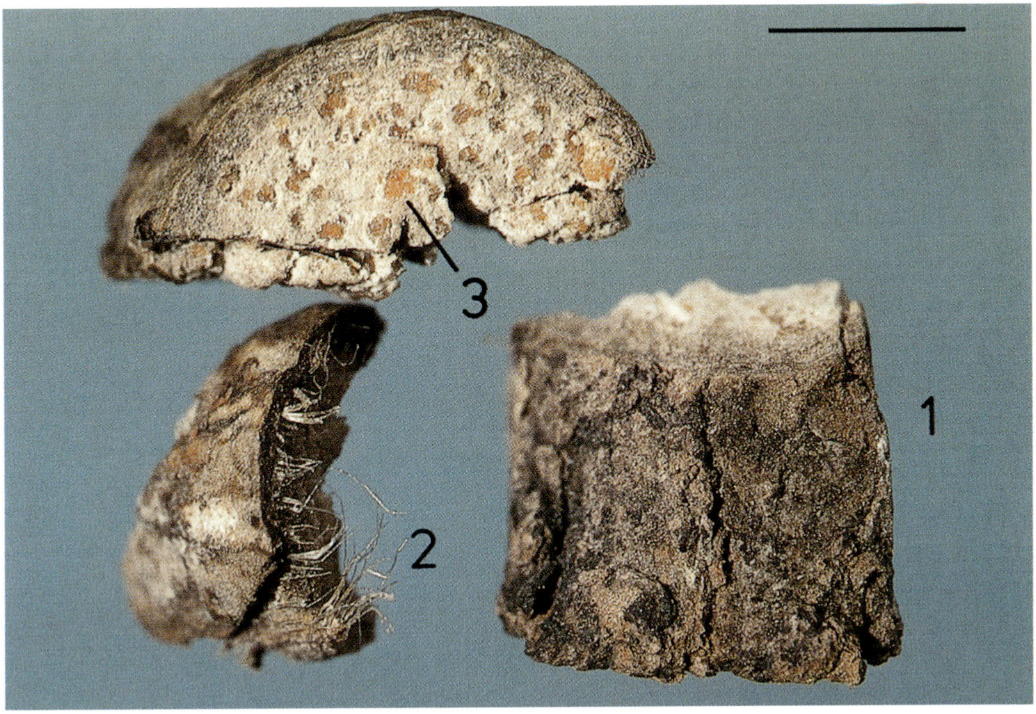
3
2
1

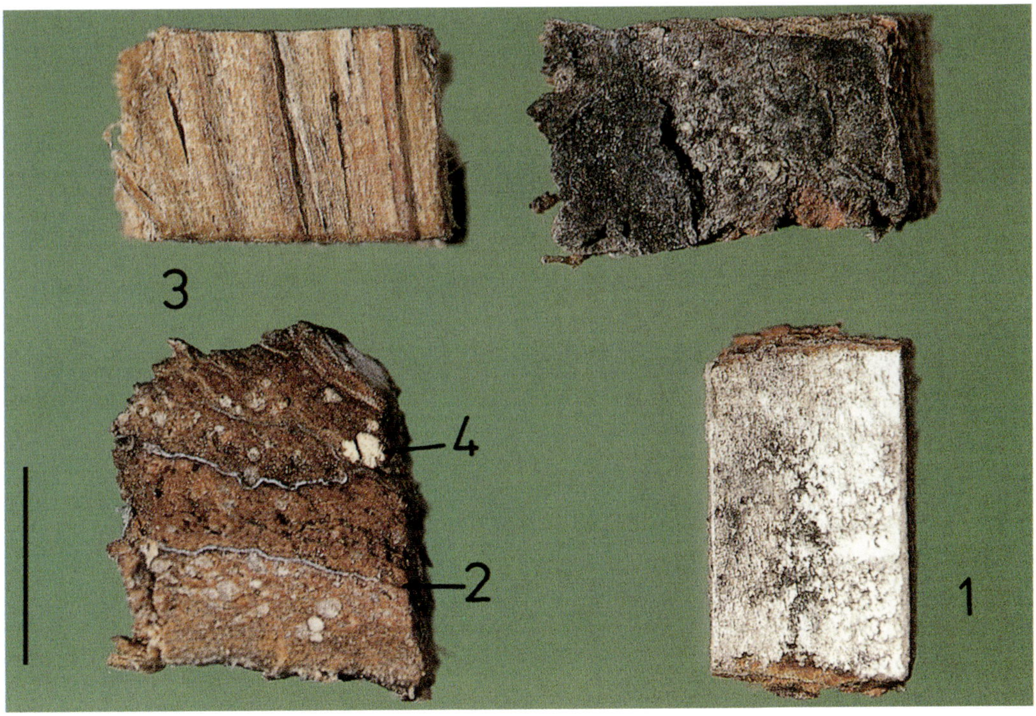
3
4
2
1

Faulbaumrinde, Frangulae cortex

Frangula alnus MILL. (syn.: *Rhamnus frangula*) – Faulbaum

Rhamnaceae – Kreuzdorngewächse

Droge: Die im Frühjahr von Zweigen und jüngeren Stämmen geerntete Rinde (durch 1-jährige Lagerung oder künstliche Alterung anthronfrei!).

Merkmale: Zur Innenseite gebogene, höchstens 2 mm dicke Bruchstücke; außen mit quer gestellten Lenticellen (1), innen fein längs gestreift (2); Bruch (3) kurzfaserig. Nach Entfernen der äußersten Korkschichten wird rotgefärbtes Gewebe (4) sichtbar.

Bastfasern mit Kristallzellreihen, roter Kork, Oxalatdrusen.

Beim Betupfen mit Kalilauge färben sich die Fragmente rot (Bornträger-Reaktion).

Reinheit: Verfälschungen mit Rinden anderer *Rhamnus*-Arten, insbesondere von *Rh. fallax* (langfaseriger Bruch [a]) kommen gelegentlich vor. Ebenso Verwechslungen mit Rinden von *Prunus padus* (sehr große Kristalle) oder *Alnus glutinosus* (Fasern u. Steinzellen).

Inhaltsstoffe: Anthraglykoside (Glukofranguline, Franguline).

Anwendung: Als dickdarmwirksames Abführmittel (nicht zum Dauergebrauch geeignet!).

Monographie: Ph. Eur.

Prunus-africanus-Rinde, Pruni africani cortex

Prunus africanus (HOOK.) F. KALKM. (syn.: *Pygeum africanum*) – Afrikanischer Pflaumenbaum

Rosaceae – Rosengewächse

Droge: Die getrocknete Stammrinde.

Merkmale: Unregelmäßige, außen z. T. noch mit hellerem, schuppigem Kork (1) besetzte Rindenstücke; Bruch und innere Strukturen (2) stark faserig (längs gestreift), teilweise fein punktiert (Oxalatdrusen).

Dickwandige Fasern, Kork- u. Markstrahlgewebe, Oxalatdrusen.

Inhaltsstoffe: Phytosterine (Sitosterol), Triterpene, Gerbstoffe.

Anwendung: Vor allem in Frankreich, Italien und den USA werden standardisierte Extrakte (Tadenan®) aus der afrikanischen Pflaumenrinde bei benigner Prostata-Hypertrophie und Harnwegserkankungen sehr geschätzt.

Monographie: In Vorbereitung für Ph. Eur.

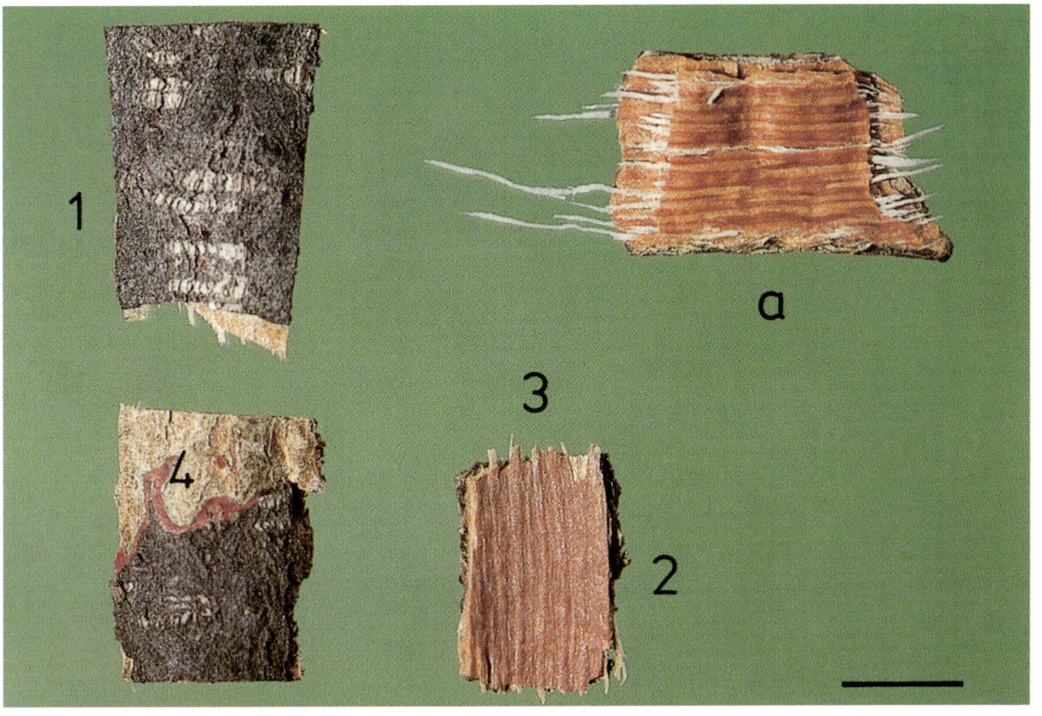
1
a
3
4
2

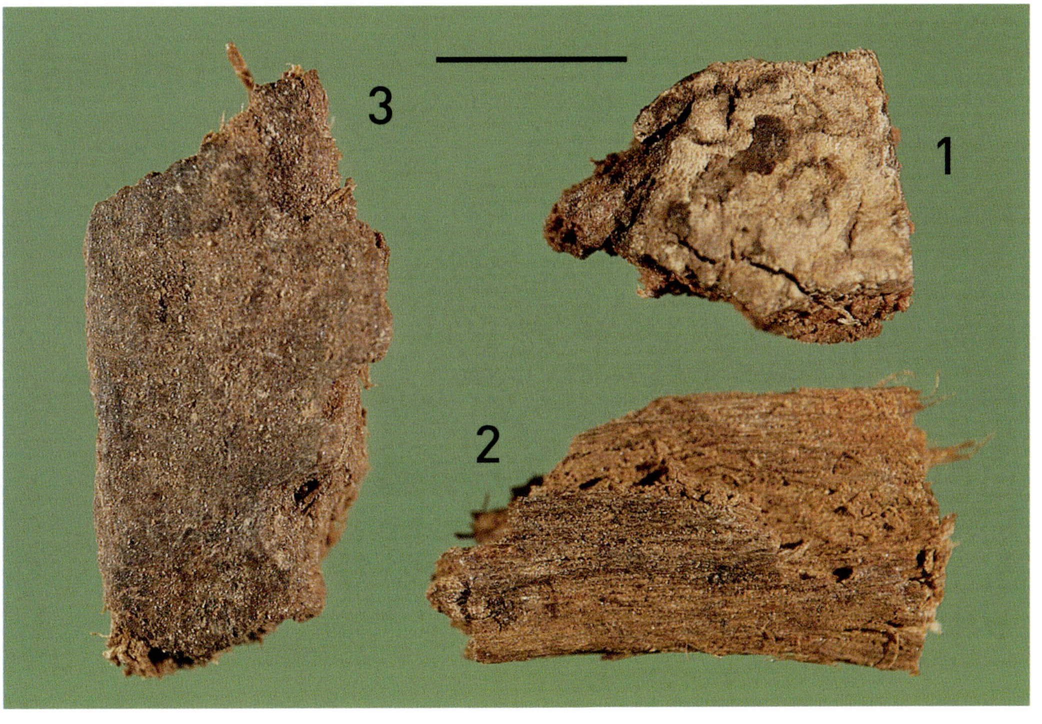
3
1
2

Seifenrinde, Quillajae cortex

Quillaja saponaria MOL. – Chilenischer Seifenbaum

Rosaceae – Rosengewächse

Droge: Die durch Abhobeln von der Borke weitgehend befreite Stamm- und Astrinde.

Merkmale: Flache, auf der Außenseite längs gestreifte Bruchstücke mit Korkresten (1) und einer glatten Innenseite; an beiden Oberflächen zahlreiche Kristalle (2); auf dem Querschnitt sind die Markstrahlen (3) als hellere, radiale Linien zu erkennen, dazwischen als dunklere Bezirke große Bastfaserbündel (4).

Knorrige Bastfasern, Steinzellen, große Styloide aus Calciumoxalat.

Der Drogenstaub reizt beim Einatmen zum Niesen. Beim Schütteln mit Wasser entsteht Schaum (Saponine).

Reinheit: Verfälschungen kommen praktisch nicht vor.

Inhaltsstoffe: Triterpensaponine (Quillajasäure), Gerbstoffe.

Anwendung: Innerlich als Expektorans, äußerlich als Schaumbildner; als Niespulver.

Monographie: DAC, ÖAB, Ph. Helv.

Weidenrinde, Salicis cortex

Salix purpurea L. – Purpurweide

und andere *Salix*-Arten.

Salicaceae – Weidengewächse

Droge: Die von jungen, kräftigen Zweigen abgeschälte Rinde.

Merkmale: Teils eingerollte, teils flache Bruchstücke mit längs gerunzelter (1) oder glatter (2) Außenseite; innen fein gestreift (3); im Querschnitt sind z. T. dilatierende Markstrahlen zu erkennen (4).

Dickwandige Bastfasern mit Kristallzellreihen, große Oxalatdrusen.

Beim Betupfen mit Eisen(III)chlorid-Lösung färben sich die Fragmente schwarz, mit Schwefelsäure (80 %) rot.

Reinheit: Verfälschungen kommen praktisch nicht vor.

Inhaltsstoffe: Phenolglykoside (Salicin), Gerbstoffe.

Anwendung: Bei fiebrigen Erkältungskrankheiten und rheumatischen Beschwerden.

Monographie: Ph. Eur.

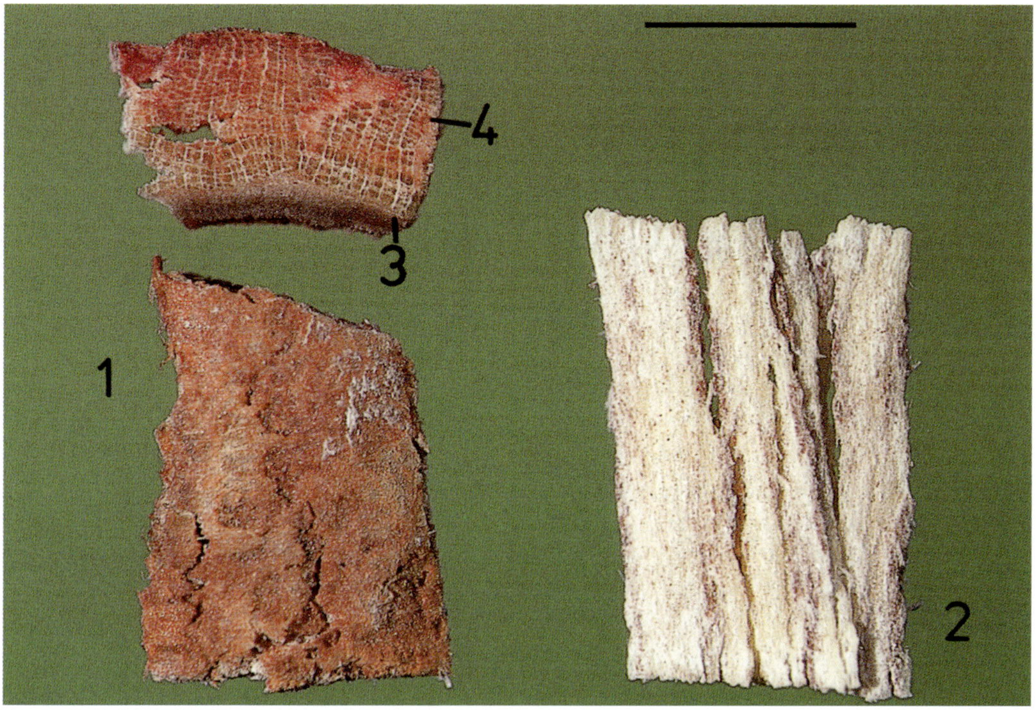
4
3
1
2

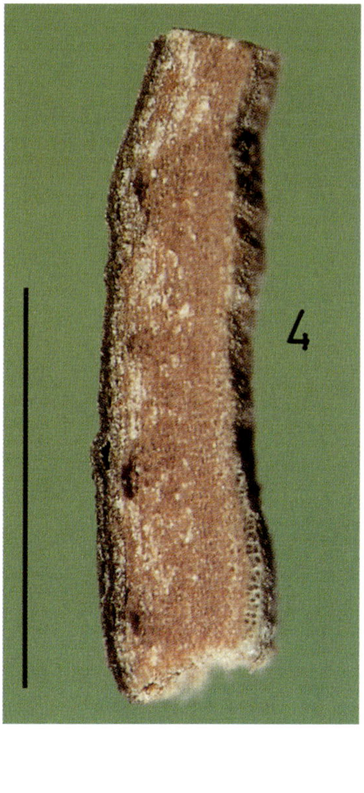
4

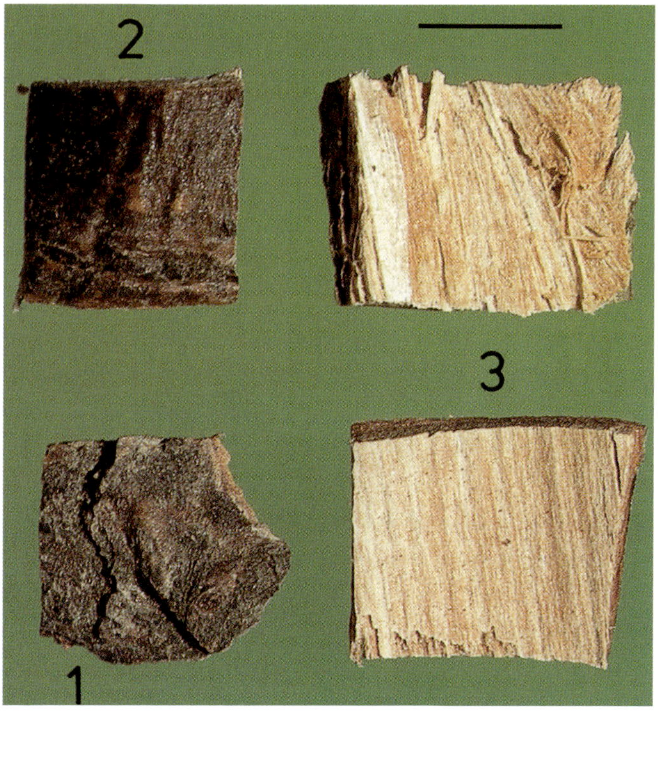
2
3
1

Zimtrinde, Cinnamomi cortex

Cinnamomum zeylanicum BLUME. – Ceylonzimtbaum

Lauraceae – Lorbeergewächse

Droge: Die von den äußeren Teilen (Kork, Parenchym) befreite Rinde junger Schösslinge.

Merkmale: Ziemlich dünne, gewölbte Bruchstücke mit fein gestreifter Oberfläche (1); außen heller als innen; kurzfaseriger Bruch (2); an der Innenseite sind vereinzelt dunklere Ölzellen (3) zu erkennen.

Gelbliche Bastfasern, viele Steinzellen, Oxalatnädelchen.

Typischer Geruch nach Zimt.

Reinheit: Dickere Fragmente mit z. T. grauweißlicher Außenseite (a) deuten auf Verfälschungen mit Rinden anderer *Cinnamomum*-Arten (Chinesischer Zimt von *C. aromaticum*) oder älterer Sprossachsen (Seychellen-Zimt) hin; Unterschiede s. S. 23.

Inhaltsstoffe: Ätherisches Öl (Zimtaldehyd, Eugenol u. a.).

Anwendung: Als Geschmackskorrigens und Gewürz; evtl. zur Appetitanregung.

Monographie: Ph. Eur.

Rotes Sandelholz, Santali lignum rubrum

Pterocarpus santalinus L. F. – Sandelholzbaum

Fabaceae – Schmetterlingsblütengewächse

Droge: Das vom hellen Splint befreite Kernholz der unteren Stammteile.

Merkmale: Leicht spaltbare, dickere, seidig schimmernde Holzfragmente; an den Längsbruchflächen (1) einzelne längs geschnittene Gefäße (2) und streifenförmige Markstrahlen (3); an den Querbrüchen sind zahlreiche Gefäße und wellenförmige, hellere Linien von Holzparenchym (4) erkennbar.

Dickwandige, weitlumige Holzfasern; Gefäßbruchstücke mit Hoftüpfeln, Oxalatprismen.

Mit Kalilauge färben sich die Fragmente dunkelrot bis schwarz. Drogenextrakte mit Ether sind gelb gefärbt.

Reinheit: Verfälschungen kommen praktisch nicht vor.

Inhaltsstoffe: Rote Farbstoffe (Santalin).

Anwendung: Als Schmuckdroge; zum Färben von Zahnputzpulvern.

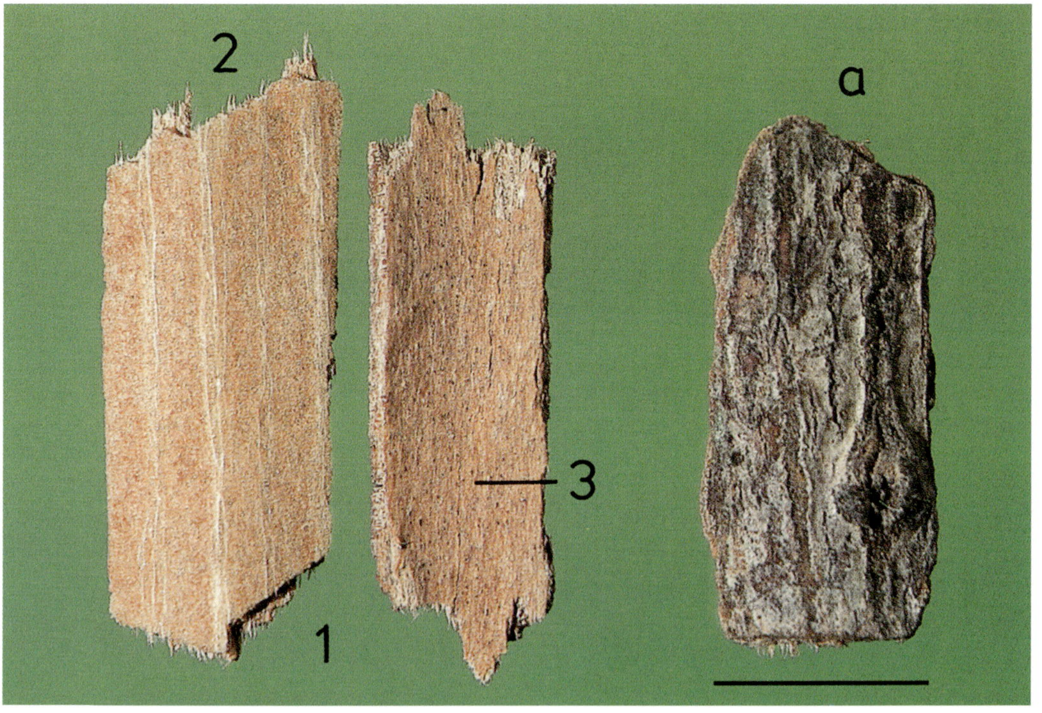
2
a
3
1

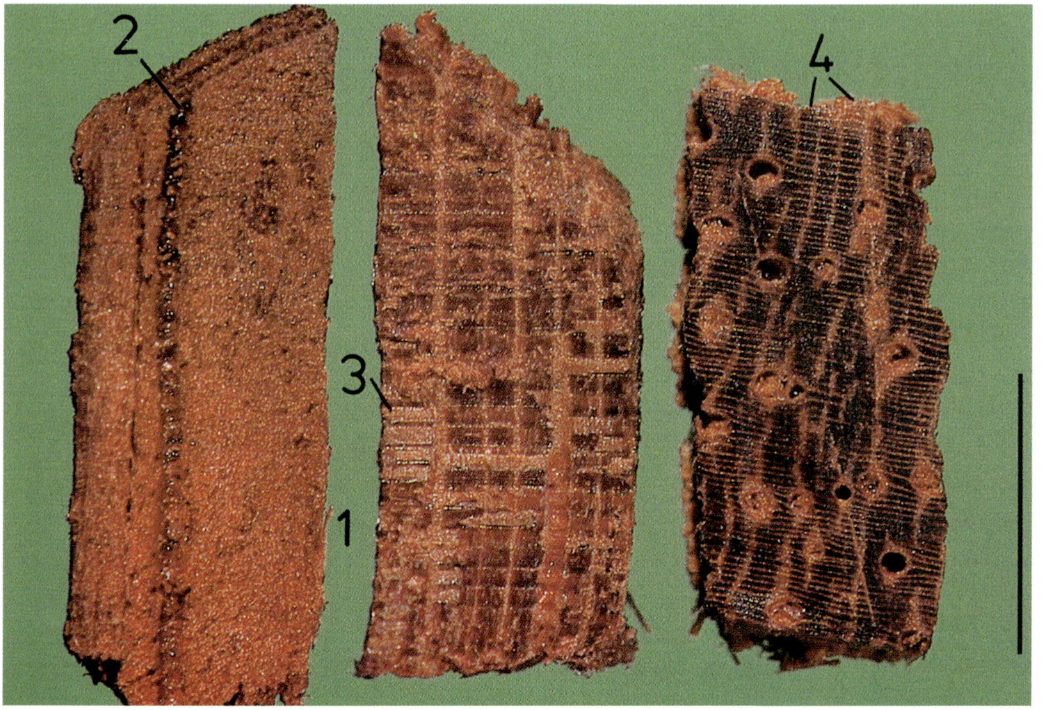
2
4
3
1

Irländisches Moos, Carrageen

Chondrus crispus (L) SACKH. – Gemeiner Knorpeltang

Gigartina mamillosa J. AG.

Gigartinaceae (Rhodophyceae – Rotalgen)

Droge: Die an der Sonne gebleichten und getrockneten Thalli.

Merkmale: Knorpelige, mehrfach gabelig verzweigte Fragmente (1), bandartig flach und etwas durchscheinend; auf dem flachen Thallus von *Chondrus* (2) warzenartige Sporenbehälter; der rinnenförmige Thallus von *Gigartina* trägt kegelartige Sporenblätter (3).

Wegen der starken Quellung der Membranschleime sollten Thallusschnitte möglichst in Glycerin oder Kochsalzlösung (3 %) mikroskopiert werden (typisches Hyphengeflecht).

Reinheit: Rotgefärbte Bruchstücke (a) weisen auf nicht ausreichend gebleichte Ware hin.

Inhaltsstoffe: Schleim (Carrageenane).

Anwendung: Als reizlinderndes Mittel bei Husten und Heiserkeit; z. T. auch als mildes Abführmittel.

Monographie: ÖAB.

Isländisches Moos, Isländische Flechte, Lichen islandicus

Cetraria islandica (L.) ACH. s. l. – Isländisches Moos

s. l. = auch *C. ericetorum* OPIZ ist als Stammpflanze zugelassen.

Parmeliaceae – Laubflechten

Droge: Die von anhängenden Moosen, fremden Flechten und anderen Fremdkörpern befreiten und getrockneten Thallusstücke.

Merkmale: Knorpelige, unregelmäßig gabelig verzweigte Bruchstücke (1); die hellere, dem Licht abgewandte Seite (2) mit weißlichen Flecken (vertieft liegende Atemöffnungen); Thallusrand (3) durch zylindrische Spermogonien steif bewimpert; scheibenförmige, braune Apothecien kommen selten vor.

Hyphengeflecht mit kugeligen Algenzellen.

Reinheit: Als seltene Verfälschung werden Thallusstücke von *Evernia prunasti*, *Cladonia-*, *Pseudovernia-* sowie *Cornicularia*-Arten beobachtet.

Inhaltsstoffe: Wasserlösliche Polysaccharide (Lichenin), Flechtensäuren (bitter).

Anwendung: Als hustenreizlinderndes Mittel; zur Anregung der Magensaftsekretion.

Monographie: Ph. Eur.

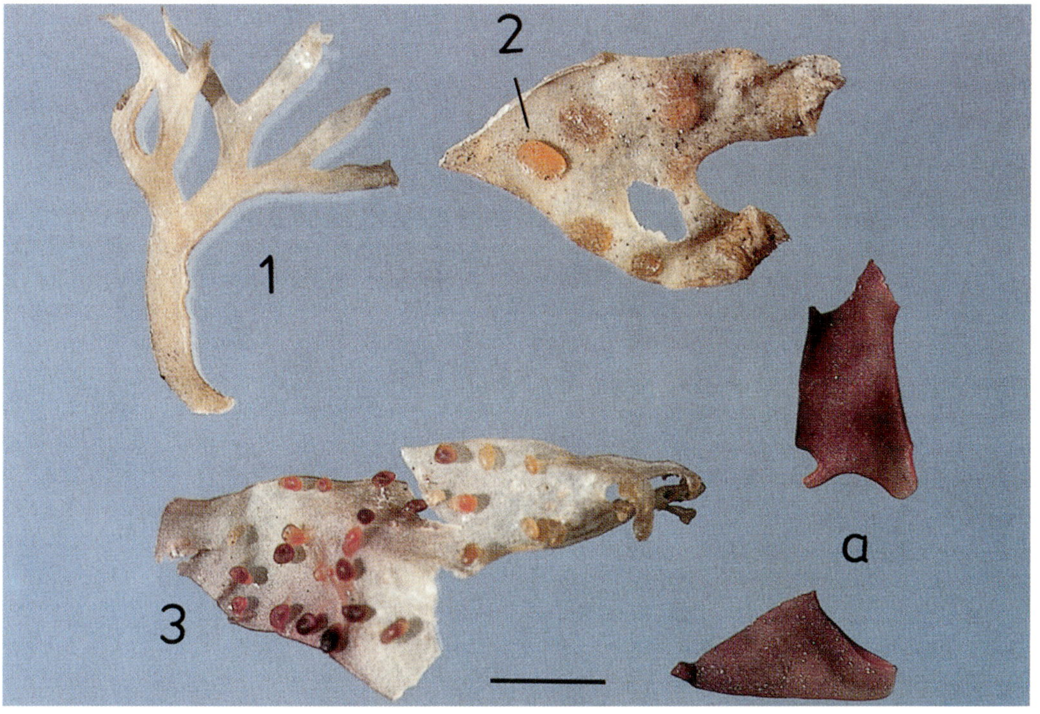
2
1
a
3

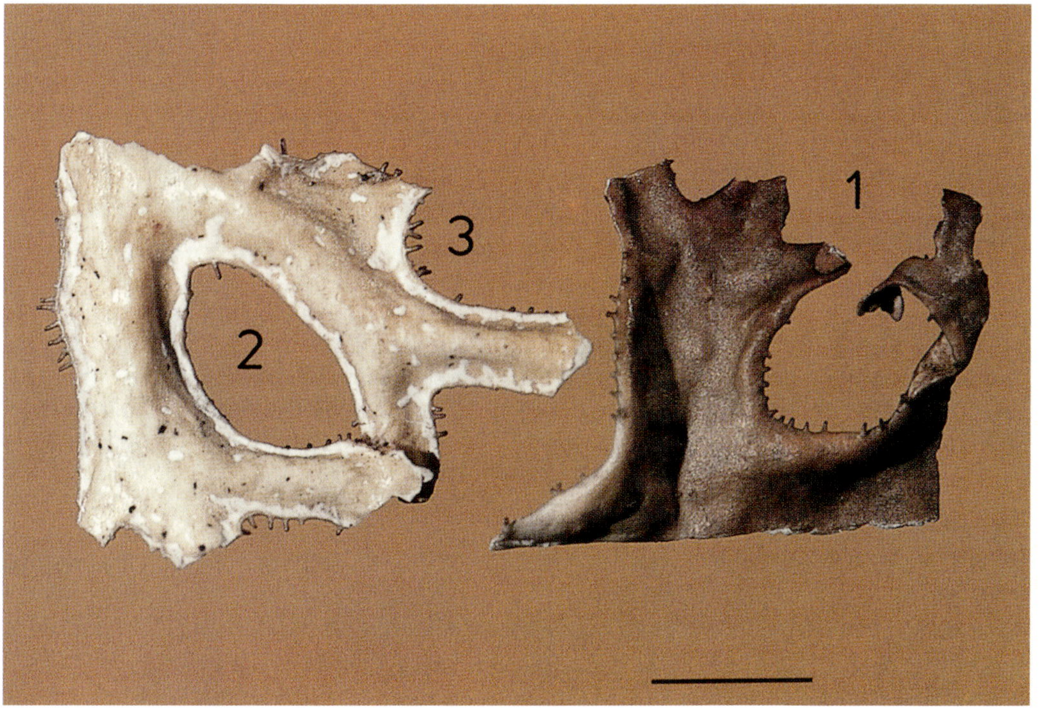
1
3
2

Mutterkorn, Secale cornutum

Claviceps purpurea (FR.) TUL. – Mutterkornpilz

Clavicipitaceae (Ascomycetes – Schlauchpilze)

Droge: Das vom Roggen gesammelte und mit einem geeigneten Trocknungsmittel konservierte Dauermycel (Sklerotium).

Merkmale: Oft matt bereifte, gerade oder gekrümmte, spindelförmige Sklerotien (1), in der Längsrichtung gefurcht, zuweilen auch quer rissig. die Querbruchfläche (2) ist hornartig und glatt, außen mit schmalem, tiefviolettem Rand. Die dunkleren Zonen im inneren (Marmorierung) sind durch unterschiedliche Dichten des Hyphengeflechts bedingt.

Pseudoparenchym, dessen einzelne schlauchförmige Zellen (Pilzhyphen) stark miteinander verflochten sind.

Der rotviolette Farbstoff der Randzone ist in Kalilauge leicht löslich. Die Bruchflächen und inneren Bereiche der Droge fluoreszieren im UV-Licht (365 nm) hellgelb.

Reinheit: Länger als 1 Jahr aufbewahrte Droge gilt als minderwertig (Wirkstoffverlust).

Inhaltsstoffe: Indolalkaloide (Ergotamin-, Ergotoxingruppe u. a.), fettes Öl.

Anwendung: Partialsynthetisch abgewandelte Derivate in der Geburtshilfe; bei Migräne mit venentonisierendem Effekt. Dagegen sind therapeutische Anwendungen der eigentlichen Droge und deren Zubereitungen nicht mehr vertretbar.

Monographie: ÖAB.

Tang, Fucus

Fucus vesiculosus L. – Blasentang

Ascophyllum nodosum LE JOLIS – Knotentang

Fucaceae (Phaeophyceae – Braunalgen)

Droge: Die mit Süßwasser gewaschenen und bei ca. 60° C getrockneten Thalli.

Merkmale: Knorpelige, lederartige Bruchstücke (1); Schwimmblasen bei *Ascophyllum* (2) einzeln und breiter als die Thallusbänder, bei *Fucus* (3) meist zu beiden Seiten einer kräftigen Mittelrippe paarweise angeordnet; Schwimmblasen innen fein „behaart" (4). Angeschwollene Thallusenden mit warzigen Verdickungen (eingesenkte Konzeptakeln) sind seltener.

Hyphengeflecht mit braunem Inhalt.

Reinheit: Verwechslungen mit *Fucus serratus* (gesägter Thallusrand) kommen vor.

Inhaltsstoffe: Iod, z. T. an Eiweiß gebunden; Schleimstoffe (Alginsäure).

Anwendung: Früher bei Schilddrüsenunterfunktion; z. T. noch als Schlankheitsmittel, Wirksamkeit aber nicht belegt.

Monographie: Ph. Eur.

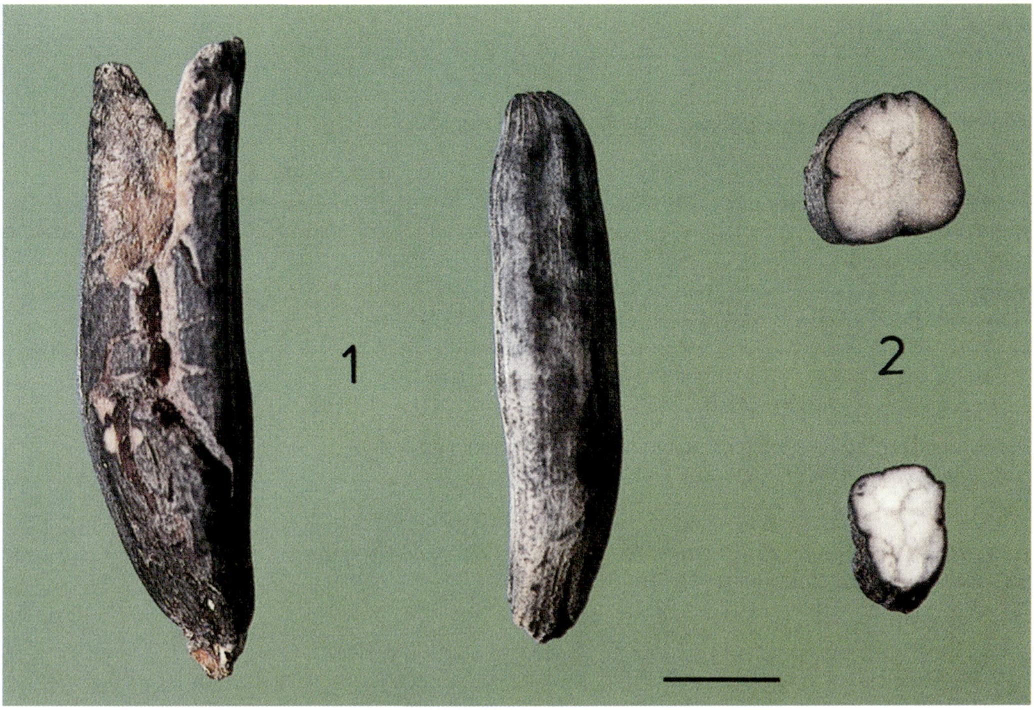
1
2

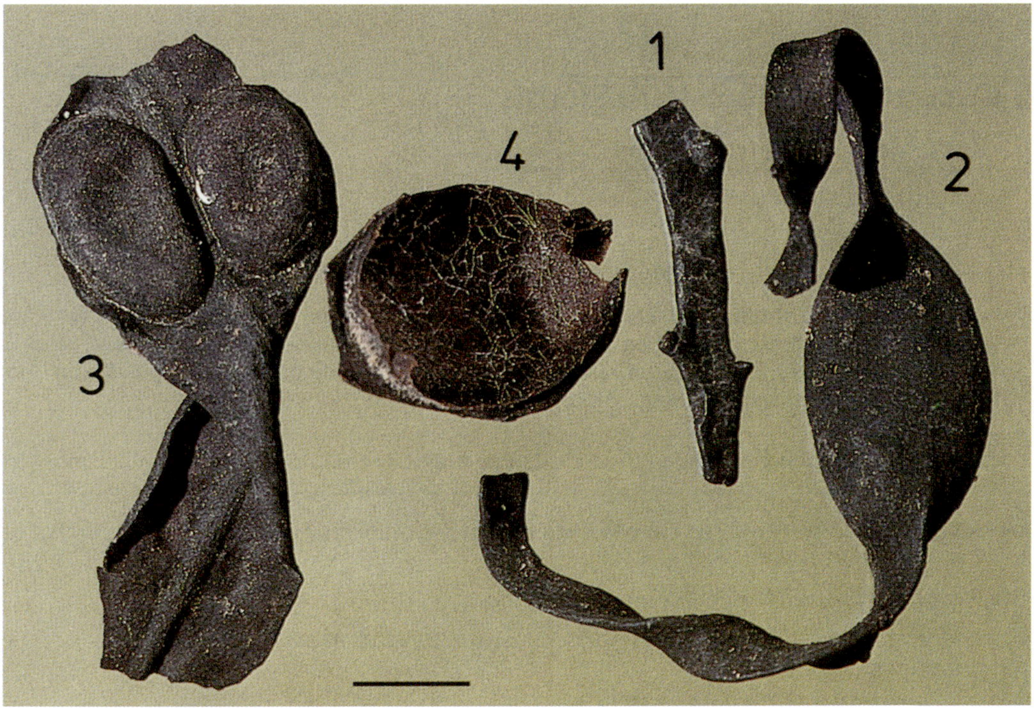
1
4
2
3

Agar, Agar

Gelidium amansii LAMOUR.

daneben auch andere *Gelidium-, Gracillaria-* und *Ahnfoltia*-Arten

Gelidiaceae (Rhodophyceae – Rotalgen)

Droge: Ein Zellwandbestandteil, der durch Extraktion mit heißem Wasser und nachfolgendem Ausfrieren aus den Thalli der Rotalgen gewonnen wird. Anschließende Verarbeitung zu Platten, Bändern oder Flocken.

Merkmale: Durchscheinende, bis 5 mm breite, zerknitterte Bänder.

In Iodlösung sind die Bänder oder Flocken teilweise braunviolett gefärbt. Vereinzelt auch braune Sporen mit netzartiger Oberfläche vorhanden.

Reinheit: Durch die Herstellung bedingte Verunreinigungen wie z. B. mineralische Bestandteile, dürfen 0,5 % nicht übersteigen.

Inhaltsstoffe: Saure Polysaccharide (Agarose, Agaropektin).

Anwendung: Als mildes Quellungs-Abführmittel; technologisch als Emulgator, Nährbodengrundlage und Trägersubstanz in der Elektrophorese.

Monographie: Ph. Eur.

I. Curaçao-Aloe, Aloe barbadensis
II. Kap-Aloe, Aloe capensis

I. *Aloe barbadensis* MILL. – Aloe

II. *Aloe ferox* MILL.

Asphodelaceae (Liliaceae s. l.) – Affodilgewächse

Droge: Eingedickter Zellsaft der Blätter. Je nach Art der Aufbereitung werden verschiedene Sorten unterschieden: „Aloe hepatica“ (außen matt) durch langsames, schonendes Eindampfen, „Aloe lucida“ (glänzende Bruchflächen) durch rasches Eindampfen. Der nicht eingedickte Saft von *Aloe*-Blättern spielt unter der Bezeichnung „Aloe vera“ in der Kosmetik eine Rolle.

Merkmale: Schwach glänzende, undurchsichtige Masse mit muscheligen Bruchflächen.

Reinheit: Die in Mitteleuropa so gut wie nicht erhältliche Curaçao-Aloe zeichnet sich durch einen deutlich höheren Wirkstoffgehalt aus.

Inhaltsstoffe: Anthraglykoside (Aloine), Bitterstoffe.

Anwendung: Als dickdarmwirksames Abführmittel, kontraindiziert bei Schwangerschaft, Nierenerkrankungen und Hämorrhoiden.

Monographie: Ph. Eur.

Benzoe, Benzoe tonkinensis

Styrax tonkinensis (PIERRE) CRAIB EX HARTWICH

Styracaceae – Styraxgewächse

Droge: Das durch Einschnitte in die Stammrinde erhaltene Harz (Siam-Benzoe).

Merkmale: Rundlich flache Massen, die einzeln oder zu mehreren leicht verklebt vorliegen. Intensiver Geruch nach Vanille.

Reinheit: Die von anderen *Styrax*-Arten *(St. benzoides, paralleloneurus)* gewonnene Droge (Sumatra-Benzoe) ist nicht offizinell.

Inhaltsstoffe: Coniferylbenzoat, Benzoesäure, Vanillin.

Anwendung: Äußerlich als Tinktur bei Ekzemen; als Räuchermittel.

Monographie: DAC, ÖAB, Ph. Helv.

Carnaubawachs, Cera carnauba

Copernicia cerifera MART. – Carnaubapalme

Arecaceae – Palmen

Droge: Ein durch Abbürsten der getrockneten Blätter mit heißem Wasser gewonnenes Wachs.

Merkmale: Schwach gelbgefärbte Flocken oder harte Massen, die praktisch unlöslich in Wasser sind.

Reinheit: Carnaubawachs bester Qualität ist hellgelb. Minderwertige Ware, die z. T. von älteren Blättern gewonnen wurde, ist dunkler gefärbt.

Inhaltsstoffe: Komplexes Gemisch aus hochmolekularen Estern, langkettigen Alkanolen und Fettsäuren.

Anwendung: Als Rohstoff für Polituren; pharm.-technologisch als Versteifungsmittel für Salben und Cremes, sowie als Überzug von Tabletten und Dragees.

Monographie: Ph. Eur.

Gummi, arabisches, Acaciae gummi

Acacia senegal (L.) WILLD. – Akazie
oder andere afrikanische *Acacia*-Arten.
Mimosaceae – Mimosengewächse

Droge: Nach künstlich gesetztem Wundreiz (Abschälen größerer Rindenstücke) an der Pflanze austretendes Sekret, das an der Luft zu glasigen Stücken eintrocknet. Das durch Sprühtrocknung einer Lösung von Arabischem Gummi erhaltene Produkt (Ph. Eur.: Acaciae gummi dispersione desiccatum) lässt sich für pharmazeutisch-technologische Probleme vorteilhafter verwenden als der unbehandelte Rohstoff.

Merkmale: Kugelige, ovale oder nierenförmige Stücke („Tränen"), häufig mit rissiger Oberfläche, leicht zerbrechlich; ganze Tränen weisen manchmal eine kleine Höhlung auf.

Reinheit: Verunreinigungen durch Gewebereste wie Rinde und Holz sind bei der Droge „in toto" schon makroskopisch zu erkennen.

Inhaltsstoffe: Polysaccharide (Salze der Arabinsäure), Proteine.

Anwendung: Als anionenaktiver Emulgator; auch als Binde-, Klebe- und Appreturmittel.

Monographie: Ph. Eur.

Kolophonium, Colophonium

Pinus palustris MILL. – Sumpf-Kiefer
Pinus pinaster AIT. – Strand-Kiefer
u. a. *Pinus*-Arten
Pinaceae – Kieferngewächse

Droge: Der bei der Gewinnung von Terpentinöl verbleibende, durch Umschmelzen gereinigte Destillationrückstand.

Merkmale: Glasartige, an der Oberfläche bestäubte, harte Stücke mit scharfkantigem, grobmuscheligem Bruch.

Schwach bitterer Geschmack, bei Erwärmen terpentinartig riechend.

Reinheit: Den Arzneibuchdefinitionen entspricht allein ein Produkt, das aus dem vom lebenden Baum gewonnenen Harzbalsam (pine gum) entstanden ist.

Inhaltsstoffe: Diterpensäuren (Abietin-, Palustrinsäure).

Anwendung: Gelöst und unter Zusatz von Leinöl (Weichmacher) zur Verbandfixierung; technisch als Geigenharz.

Monographie: ÖAB, Ph. Helv.; in Vorbereitung für Ph. Eur.

Mastix, Mastix in lacrimis

Pistacia lentiscus L. var. chia DESF. – Mastix-Pistazie

Anacardiaceae – Sumachgewächse

Droge: Das durch künstliche Einschnitte in die Baumrinde austretende und an der Luft trocknende Harz.

Merkmale: Außen bestäubte, erbsengroße, rundliche bis tränenförmige Körner; Bruch glasglänzend, durchsichtig.

Geschmack harzig gewürzhaft; im Mund gekaut erweicht das Harz.

Reinheit: Verfälschungen durch Sandarakharz (zerfällt beim Kauen pulverig) von *Callitris*-Arten wurden gelegentlich beobachtet.

Inhaltsstoffe: Ätherisches Öl, Triterpene (Masticadienonsäure).

Anwendung: In Lösung zum Fixieren von Verbänden und in der Technik als Lack.

Monographie: Ph. Helv., ÖAB; in Vorbereitung für Ph. Eur.

Myrrhe, Myrrha

Commiphora molmol ENGL. – Myrrhenstrauch

und andere *Commiphora*-Arten (*C. abyssinica, C. schimperi*)

Burseraceae – Balsambaumgewächse

Droge: Durch Einschneiden der Rinde oder auch freiwillig aus natürlichen Rissen austretendes, an der Luft erstarrendes Gummiharz. Je nach Aussehen und Beschaffenheit werden einzelne Handelssorten unterschieden (Heerabol-, Fahdli-Myrrha).

Merkmale: Unregelmäßig gerundete Körner oder löcherige Klumpen mit zumeist bestäubter Oberfläche und muscheligem Bruch.

Im Chloralhydrat-Präparat sind noch vereinzelt Gewebebruchstücke der Stammpflanzen zu erkennen, wie rotbraune Korkfragmente, Steinzellen, Sklerenchymfasern und Oxalatprismen.

Die Droge schmeckt aromatisch, anhaltend bitter und klebt beim Kauen an den Zähnen.

Reinheit: Verfälschungen durch die sog. „Falsche Myrrhe" von *C. mukul* (= Bdelliumharz) können durch dc-Prüfung erkannt werden.

Inhaltsstoffe: Komplexes Gemisch aus Terpenen (typische Furanosesquiterpene), Kohlenhydraten und Proteinen.

Anwendung: Als Tinktur mit desinfizierender und granulationsfördernder Wirkung bei Entzündungen in der Mund- und Rachenhöhle.

Monographie: Ph. Eur.

Schellack, Lacca in tabulis

Kerria lacca (KERR) LINDINGER – Lackschildlaus

Coccideae

Droge: Ein von dem ungeflügelten Weibchen der Lackschildlaus ausgeschiedenes Sekret, das nach Raffination und Schmelzen zu dünnen Platten ausgezogen oder gegossen wird.

Merkmale: Glänzende, durchscheinende, spröde, dünne Blättchen.

Die pulverisierte Substanz löst sich nach Erwärmen in Natronlauge mit rotvioletter Farbe; Laccainsäure geht als Anthrachinonphenolat in Lösung (Analogie zur Bornträger-Reaktion).

Reinheit: Von den verschiedenen Handelssorten entsprechen nur die besseren Qualitäten (Tafellack) den Anforderungen des Arzneibuches. Block-, Körner-, Stocklack oder auch gebleichter Schellack (Lacca alba) erfüllen nicht die Prüfvorschriften.

Inhaltsstoffe: Ester aliphatischer und alicyclischer Hydroxycarbonsäuren, Farbstoffe (Laccainsäure).

Anwendung: Zur Filmdragierung von Lackdragees und -tabletten (magensaftresistent!); in der Kosmetik.

Monographie: Ph. Eur.

Tragant, Tragacantha

Astragalus gummifer LABILL. – Tragant

und andere *Astragalus*-Arten, insbesondere *A. microcephalus, A. verus* und *A. kurdicus.*

Fabaceae – Schmetterlingsblütengewächse

Droge: Ein an der Luft erhärtendes, gummiartiges Sekret, das aus natürlichen Wunden oder nach Einschneiden aus Stamm- und Astrinde ausfließt (Bändertragant).

Merkmale: Dünne, abgeflachte, durchscheinende, hornige Bänder, deren Oberfläche feine Längsstreifen und quer verlaufende, konzentrische Rippen aufweist.

Reinheit: Der Indische Tragant (von *Sterculia*-Arten) ist die am häufigsten anzutreffende Verfälschung. Sie lässt sich mikrochemisch durch Einbringen einer Probe in eine 0,1 %ige Lösung von Rutheniumrot in 55 %igem Ethanol an stark gequollenen roten Teilchen erkennen. Echter Tragant quillt erst in 40 %igem oder stärker wasserhaltigem Ethanol.

Inhaltsstoffe: Polysaccharidgemisch (Bassorin, Tragacanthin).

Anwendung: Als Abführmittel; Gleitmittel für Katheter und Haftmittel für Zahnprothesen.

Monographie: Ph. Eur.

Bestimmungsschlüssel

A. Wurzelstock- und Wurzeldrogen

1. (7) Wurzeln bzw. Wurzelstöcke dünn, zumeist der ganze Querschnitt sichtbar
   2. grauweiße bis hellbraune längliche Stücke mit Furchen, Durchmesser 1–3 mm (weiße Rinde); daneben knorpelige Bruchstücke der Rhizome .... **Primulae radix** (S. 150)
   3. gelblichweiße, längs gefurchte, hohle Stücke, an den Knoten Reste der Niederblätter und dünnen Wurzeln .... **Graminis rhizoma** (S. 150)
   4. gelblichweiße, hornartige, runzelige Stücke; Rinde mit gelborangenen Streifen bzw. Flecken (Exkretgänge) .... **Ginseng radix** (S. 144)
   5. schmutzig-braune, längs furchige Stücke, Durchmesser 1–2 mm (gelbweißliche Rinde), auch Bruchstücke der dickeren Rhizome; Geruch nach Baldrian .... **Valerianae radix** (S. 138)
   6. dunkelbraune Stücke mit ringförmigen Wülsten, weißlicher Zentralzylinder häufig herausgelöst .... **Ipecacuanhae radix** (S. 146)

7. Wurzeln bzw. Wurzelstöcke dick, zumeist nicht der ganze Querschnitt sichtbar
   8. (16) Kork selten vorhanden (geschälte Droge!)
      9. (13) gelblichweiße Bruchstücke
         10. Bruch faserig, würziger Geschmack .... **Zingiberis rhizoma** (S. 146)
         11. Bruch faserig, schleimig-süßlicher Geschmack; gelegentlich auch brauner Kork vorhanden (ungeschälte Ware) .... **Althaeae radix** (S. 140)
         12. Bruchstücke schwammig, z. T. mit Blatt- und Wurzelnarben, Geschmack bitter aromatisch .... **Calami rhizoma** (S. 148)

      13. gelbliche Bruchstücke, faserig zerklüftetes Holz, außen manchmal braune Rinde (ungeschälte Ware!); Geschmack süßlich .... **Liquiritiae radix** (S. 156)
      14. intensiv gelborange gefärbte, hornartig harte Bruchstücke.. **Curcumae rhizoma** (S. 142)
      15. rötlich bis bräunlich marmorierte Bruchstücke, häufig gelb bestäubt .. **Rhei radix** (S. 154)

   16. Kork mehr oder weniger regelmäßig vorhanden
      17. (21) rot bis dunkelbraune Drogenteile
         18. harte, knorpelige, z. T. löchrige Bruchstücke .... **Tormentillae rhizoma** (S. 158)
         19. dunkle Rinde, hellerer Holzkörper, z. T. auch spanartige Bruchstücke .... **Ratanhiae radix** (S. 152)
         20. mit furchiger Oberfläche; stark bitter .... **Gentianae radix** (S. 142)

      21. (24) heller Holzkörper
         22. durch breite Markstrahlen auffällig gegliedert .... **Ononis radix** (S. 144)
         23. unauffällig gestreift durch granulären Inhalt der Milchsaftschläuche, dünne graubraune Korkschicht .... **Rauwolfiae radix** (S. 152)

      24. sehr harte Stücke mit hornartiger Bruchfläche, Kanten z. T. wellig gebogen .... **Harpagophyti radix** (S. 158)
      25. außen z. T. graubraune, innen sehr viel hellere Stücke mit faserigem Bruch .... **Eleutherococci radix** (S. 156)

26. unregelmäßige, überwiegend helle Stücke mit stark faserigem Bruch .... **Urticae radix** (S. 140)
27. weiche, außen längs gefurchte Stücke, in der Rindenzone strahlig angeordnete Exkretgänge; aromatischer Geschmack, später bitter .... **Angelicae radix** (S. 138)
28. faltig eingetrocknete, relativ breite Rinde mit gelborange gefärbtem Exkret; Geschmack nach „Maggi“ .... **Levistici radix** (S. 148)
29. meist scheibenartige Bruchstücke, braune Rinde mit z. T. gekerbten Ausbuchtungen, gelblich-weißes Holz .... **Senegae radix** (S. 154)
30. Bruchstücke mit breiter heller Rinde, in der zahlreiche konzentrisch angeordnete dunklere Zonen auftreten .... **Taraxaci herba cum radice** (S. 118)
31. vgl. unter 11 und 13.; diese Drogen kommen auch ungeschält, also mit Korkschichten in den Handel (dunkle Oberfläche) .... **Althaeae radix** (S. 140)
.... **Liquiritiae radix** (S. 156)

B. Rindendrogen

1. (4) Kork fehlt
   2. dünne, hellbraune Stücke, fein längs gestreift, Zimtgeruch .... **Cinnamomi cortex** (S. 170)
   3. spanartige, rotbraune Bruchstücke; Geschmack bitter; Fluoreszenzprobe auf China-Alkaloide positiv .... **Cinchonae cortex** (S. 162)

4. Kork vorhanden
   5. (10) außen ohne helle Korkwarzen bzw. hellen Kork
      6. flache, teils eingerollte Bruchstücke mit längs gerunzelter oder glatter, glänzender Außenseite .... **Salicis cortex** (S. 168)
      7. runzelige, braune Außenseite; helle Innenseite mit zahlreichen glänzenden Kristallen .... **Quillajae cortex** (S. 168)
      8. rotbraune, stark faserige Rindenbruchstücke .... **Pruni africani cortex** (S. 166)
      9. graubraune, unregelmäßig geformte Stücke; unterhalb der Korkschicht feine Fasern; an Bruchflächen gelbbraune Steinzellnester .... **Condurango cortex** (S. 164)

   10. außen mit weißen Korkwarzen bzw. hellem Kork
       11. (15) Kork grau
           12. Rinde rotbraun, Geschmack bitter; Fluoreszenzprobe auf China-Alkaloide positiv .... **Cinchonae cortex** (S. 162)
           13. Rinde braun, an Bruchflächen weißliche Steinzellnester .... **Quercus cortex** (S. 164)
           14. Rinde braun, innen fein gestreift; mit Kalilauge Rotfärbung ...... **Frangulae purshianae cortex** (S. 162)

       15. Kork dunkel mit hellen Korkwarzen; Rinde rotbraun, fein gestreift; mit Kalilauge Rotfärbung .... **Frangulae cortex** (S. 166)

C. Holzdrogen

1. rote Drogenstücke, leicht spaltbar .... **Santali lignum rubrum** (S. 170)

D. Fruchtdrogen

1. (9) Beeren und beerenartige Scheinfrüchte
   2. (5) kleine Früchte, meist im Ganzen erhalten
      3. schwarze, runzelige Beeren mit zahlreichen gelblichen Samen.... **Myrtilli fructus** (S. 66)
      4. blauschwarze, z. T. bereifte „Beeren" mit dreikantigen bräunlichen Samen .... **Juniperi fructus** (S. 74)

   5. große Früchte, nur in Bruchstücken erhalten
      6. runzelige Fruchtwand, außen orangefarben, innen gelblich, Exkretbehälter vorhanden.... .... **Aurantii amari epicarpium et mesocarpium** (S. 60)
      7. glänzend rote bis schwärzliche „Fruchtwandstücke", außen stark runzelig, innen dicht behaart.. **Rosae pseudofructus** (S. 64)
      8. glänzend rotbraune Fruchtwandstücke, außen glatt, Innenseite mit zahlreichen länglichen Blasen... **Capsici fructus** (S. 62)

9. (14) Streufrüchte
   10. kahnförmige, an der Bauchseite aufklaffende Balgfrüchte....... **Anisi stellati fructus** (S. 72)
   11. kurzgestielte Kapseln, mit streifiger dünner Fruchtwand........ **Cardamomi fructus** (S. 68)
   12. Bruchstücke blattartiger Hülsen, grün bis bräunlichschwarz, enthalten z. T. noch herzförmige Samen.. **Sennae fructus** (S. 72)
   13. Bruchstücke weißgelblicher Hülsen, außen matt, innen seidig glänzend........................ .... **Phaseoli pericarpium** (S. 62)

14. (20) Schließfrüchte mit Rippen (Apiaceen-Früchte)
   15. bis 3 mm große, kugelige, nicht zerfallende Früchte................ **Coriandri fructus** (S. 68)
   16. (19) bis 5 mm lang
      17. birnenförmig, oft gestielt, kurz behaart, Anisgeruch................... **Anisi fructus** (S. 60)
      18. sichelartig gekrümmt, nach beiden Seiten verjüngt, Kümmelgeruch.......................... .... **Carvi fructus** (S. 70)

   19. bis 10 mm lang, gewölbte Außenseite von kräftigen Rippen durchzogen, Fenchelgeruch...... .... **Foeniculi fructus** (S. 64)

20. (25) Schließfrüchte ohne Rippen
   21. längliche (7 mm), flachgedrückte, glänzende Früchte, am oberen Ende mit ringförmigem Wulst .... **Cardui mariae fructus** (S. 70)
   22. rotbraune, grobrunzelige Scheinfrüchte............................. **Crataegi fructus** (S. 74)
   23. gelblich bis rötliche, meist mehrkantige, harte Nüsschen (3–5 mm)............................... .... **Cynosbati „semen"** (S. 64)
   24. bräunliche, nussartige Früchte (2 mm) mit anhaftenden Drüsenschuppen, z. T. noch umgeben von großen (10 mm), trockenhäutigen Vorblättern der Fruchtstandsachse....................... .... **Lupuli flos** (S. 66)

25. Früchte als häufiger Bestandteil anderer Drogengruppen (Flos, Folium, Herba)
   26. glänzend schwarzbraune Nüsschen (2–3 mm)......................... **Lavandulae flos** (S. 46)
   27. kleine Nüsschen mit zwei ovalen Seitenflügeln........................ **Betulae folium** (S. 86)
   28. herzförmige, flachgedrückte Schötchen...................... **Bursae pastoris herba** (S. 116)
   29. Scheinfrüchte mit hakig-gekrümmten Kelchborsten............. **Agrimoniae herba** (S. 124)
   30. große Früchte mit borstigem, zweireihigem Pappus......... **Cnici beneditci herba** (S. 118)

E. Samendrogen

1. (4) Große Samen, nur in Teilen erhalten
   2. Bruchstücke von unregelmäßiger Gestalt, außen dunkelbraune Samenschale, innen gelblich weißes Keimblattgewebe .... **Hippocastani semen** (S. 80)
   3. unregelmäßig geformte, braune Bruchstücke .... **Colae semen** (S. 78)

4. (16) kleinere Samen, zumeist ganz erhalten
   5. (13) abgeflacht
      6. eiförmig, glänzend braun, in Wasser gallertig quellend ....**Lini semen** (S. 78)
      7. herzförmig, gelblich, mit feingrubiger Oberfläche..................**Sennae fructus** (S. 72)
      8. scheibenförmig mit Nase, gelblich.................................... **Capsici fructus** (S. 62)
      9. (12) schiffchenförmig, in Wasser gallertig quellend
         10. dunkelbraun.. **Psyllii semen** (S. 76)
         11. hell, mit ovalem, braunem Fleck.................... **Plantaginis ovatae semen** (S. 76)

      12. prismatische Gestalt, von einer Furche schräg durchzogen... **Foenugraeci semen** (S. 76)

   13. nicht abgeflacht
      14. kugelig bis eiförmig mit feingrubiger Oberfläche........**Brassicae nigrae semen** (S. 80)
      15. meist mehrkantige, harte Nüsschen........................... **Cynosbati „semen"** (S. 64)

16. Samen als häufiger Bestandteil anderer Drogengruppen (Folium, Herba)
   17. bis 2 mm große, rundliche Samen mit netzgrubiger Oberfläche... **Belladonnae folium** (S. 84)
   18. bis 2 mm große, birnenförmige Samen mit kleinen weißen Anhängseln............................ .... **Violae herba cum flore** (S. 132)

F. Blütendrogen

1. (5) Weißliche, gelbliche oder bräunliche Blüten, nicht köpfchenartig
   2. s-förmig gebogen, dunkle Staubbeutel, ohne Kelch.......................**Lamii albi flos** (S. 56)
   3. einzelne weiße Zungenblüten..............................**Chamomillae romanae flos** (S. 42)
   4. kleine Blüten mit fünfblättrigem Kelch, Blütenstiel am unteren Ende oft mit Knospenschuppen .... **Pruni spinosae flos** (S. 54)

5. (9) weiß- bis gelbliche Blüten in köpfchenartigen Blütenständen
   6. Durchmesser bis 2 cm, zahlreiche weiße Zungenblüten.. ....**Chamomillae romanae flos** (S. 42)
   7. Durchmesser ca. 5 mm, wenige zungenförmige Randblüten, zahlreiche gelbe Röhrenblüten ....**Matricariae flos** (S. 42)
   8. strohblumenartige Beschaffenheit, Köpfchen durch Behaarung filzig miteinander verklebt .... **Helichrysi flos** (S. 44)

9. (17) gelbe Blüten, nicht köpfchenartig oder zungenförmig
   10. (14) große Blüten
      11. fünfblättrige, verwachsene Krone, keine Kelchblätter................. **Verbasci flos** (S. 44)
      12. drüsig punktierte Kronblätter, kleiner napfförmiger Kelch... **Aurantii amari flos** (S. 50)
      13. glockig erweiterte Kronröhe, z. T. großer, flaumig behaarter, stark rippiger Kelch vorhanden... **Primulae cum calyce flos** (S. 54)

14. kleine Blüten
    15. flache, fünfzipfelige Krone, stark geschrumpft, in der Mitte röhrige Öffnung .... **Sambuci flos** (S. 40)
    16. kugeliger, filzig behaarter Fruchtknoten, zahlreiche gelbgrüne Bruchstücke der netzadrigen Hochblätter .... **Tiliae flos** (S. 48)

17. (20) gelbe Blüten, zungen- und/oder röhrenförmig
    18. große Zungenblüten, lanzettlich, ohne Haarkranz .... **Calendulae flos** (S. 52)
    19. Zungenblüten ohne, Röhrenblüten mit auffälligem Haarkranz .... **Arnicae flos** (S. 38)

20. (24) rote Blütenteile
    21. fadenartig, oben etwas erweitert .... **Croci stigma** (S. 52)
    22. leuchtend rote Bruchstücke der großen Kronblätter, rote Staubblattfäden mit gelben Staubbeuteln .... **Paeoniae petalum** (S. 50)
    23. dunkelrote, dickfleischige Bruchstücke .... **Hibisci sabdariffae flos** (S. 40)

24. (30) blaue, violette oder schwarze Blüten
    25. trichterförmig mit 6–8 Zipfeln, ohne Kelch .... **Cyani flos** (S. 46)
    26. klein (5 mm), mit behaartem, längs geripptem Kelch .... **Lavandulae flos** (S. 46)
    27. nur Bruchstücke großer, dünnhäutiger Blütenblätter; Staubblattfäden zu einer Röhre verwachsen
        28. blauviolett, am Grunde weißbärtig .... **Malvae flos** (S. 48)
        29. schwarz; filzigbehaarte Kelchblätter .... **Alceae roseae flos** (S. 56)

30. dunkelbraune Blütenknospen mit vierzipfeliger, feinrunzliger Kelchröhre .... **Caryophylli flos** (S. 38)

31. Blüten oder Blütenstände als häufiger Bestandteil anderer Drogengruppen (Folium, Herba)
    32. 3–6 mm große, gelblich-weiße Blüten oder Knospen mit fünfzipfeligem Kelch und freien Kronblättern .... **Crataegi folium cum flore** (S. 106)
    33. rotviolette, röhrenförmige Blüten (10–15 mm) mit fünf Kronblattzipfeln .... **Centaurii herba** (S. 132)
    34. kugelige Blütenkörbchen (3–4 mm) mit gelben Röhrenblüten .... **Absinthii herba** (S. 134)
    35. Durchmesser ca. 3 mm, wenige zungenförmige Randblüten, leicht behaarte Blattbruchstücke .... **Tanaceti parthenii herba** (S. 122)
    36. bis 4 mm große Blütenkörbchen von trockenhäutigen Hüllkelchblättern umhüllt .... **Solidaginis herba** (S. 126)
    37. 4–6 mm lange Blütenkörbchen mit breiten, weiß bis rötlichen Zungenblüten und kleinen gelben Röhrenblüten, dachziegelartig von Hüllkelchblättern bedeckt ... **Millefolii herba** (S. 128)

G. Blatt- und Krautdrogen

1. (4) Farblose Blattbruchstücke
    2. hornartig, meist in Streifen .... **Scillae bulbus** (S. 98)
    3. dünnhäutig, transparent, am Grunde mit goldgelben Drüsenschuppen ..... **Lupuli flos** (S. 66)

4. (11) Blattfragmente lederartig steif
    5. nadelartig, unterseits weiß behaart .... **Rosmarini folium** (S. 102)

6. oberseits helle Höckerchen mit Büschelhaaren .... **Boldi folium** (S. 88)
7. flach, unbehaart
8. ganzrandig, netznervig .... **Uvae ursi folium** (S. 84)
9. dunkel punktiert (Korkwarzen), an Bruchflächen große Exkretbehälter zu erkennen .... **Eucalypti folium** (S. 92)
10. olivgrün, fast parallelnervig, viele gleichfarbige Stängelteile mit runzeliger Oberfläche .... **Visci herba** (S. 122)

11. (56) Blattfragmente nicht lederartig; kahl oder zerstreut behaart
12. (25) mit sehr auffälligen Merkmalen
13. (18) drüsig punktiert
14. kleine schmale Blättchen .... **Thymi herba** (S. 134)
.... **Serpylli herba** (S. 126)
15. Bruchstücke breiterer Blätter
16. Drüsenschuppen vor allem auf der helleren Unterseite .... **Menthae piperitae folium** (S. 100)
17. Drüsenschuppen beiderseits auffällig .... **Orthosiphonis folium** (S. 100)

18. durchscheinend punktiert, daneben gelbbraune Blütenblätter mit schwarzroten Punkten bzw. Streifen .... **Hyperici herba** (S. 116)
19. fein gesägter Blattrand, jeder Blattzahn endet in einer gestielten Drüsenzotte .... **Myrtilli folium** (S. 94)
20. mittelfein gesägter Blattrand, daneben korkzieherartig eingerollte Ranken .... **Passiflorae herba** (S. 124)
21. stachelspitziger Blattrand, zahlreiche seidige Spreuhaare des Blütenstandsbodens .... **Cnici benedicti herba** (S. 118)
22. geschrumpfte, violette oder gelbe Blüten, gelbliche Bruchstücke der kahnförmigen Fruchtkapseln, braune Samen mit weißen Anhängseln .... **Violae herba cum flore** (S. 132)
23. geschrumpfte, violette Blüten; dunkle, eiförmige Fruchtkapseln und fein behaarte Blattbruchstücke .... **Lythri herba** (S. 110)
24. zahlreiche herzförmige flachgedrückte Schötchen ...... **Bursae pastoris herba** (S. 116)

25. (28) fiederteilig
26. fadenförmig, häufig leicht gebogen .... **Adonidis herba** (S. 110)
27. Blattzipfel schmal, dazu körbchenartige Blütenstände mit dachziegelartigem Hüllkelch .... **Millefolii herba** (S. 128)

28. ungeteilt
29. (44) beiderseits mehr oder weniger gleichfarbig
30. kleine schmale Blättchen papierartig, unsymmetrische Blattbasis .. **Sennae folium** (S. 104)
31. Bruchstücke breiterer Blätter
32. (36) Nervatur parallel verlaufend
33. unterseits deutlich hervortretend; Bruchstücke dünnhäutiger glänzender Blattscheiden .... **Convallariae herba** (S. 120)
34. unterseits deutlich hervortretend; Basis bisweilen violett überlaufen .... **Plantaginis herba** (S. 130)
35. daneben Fragmente rötlicher Blüten, spiralig gedrehter Staubbeutel und länglicher Kapselfrüchte .... **Centaurii herba** (S. 132)

36. parallel verlaufende Seitennerven weniger deutlich hervortretend .... **Digitalis lanatae folium** (S. 90)
37. (43) Netznervatur
38. hervortretende Mittelrippe .... **Tiliae flos** (S. 48)
39. Tertiärnerven verlaufen rechtwinklig zu den Sekundärnerven .... **Juglandis folium** (S. 106)
40. feinmaschig; zahlreiche weißgelbliche Blütenknospen .... **Crataegi folium cum flore** (S. 106)
41. feinmaschig; daneben körbchenartige Blütenstände ... **Solidaginis herba** (S. 126)
42. Blattnerven unterseits deutlich hervortretend, Fragmente stark geknäult, grün bis braun .... **Belladonnae folium** (S. 84)
.... bzw. **Hyoscyami folium** (S. 96)
.... bzw. **Stramonii folium** (S. 104)

43. Seitenerven undeutlich; breiter, stark runzeliger Hauptnerv .... **Menyanthidis trifoliatae folium** (S. 86)

44. oberseits dunkler
45. (51) Blätter steif, nicht oder wenig geschrumpft
46. auffallend engmaschige, weißliche Netznervatur .... **Betulae folium** (S. 86)
47. Blattstiele und -adern unterseits oft mit Stacheln ...... **Rubi fruticosi folium** (S. 88)
48. beiderseits mit vielen kurzen Borstenhaaren und einzelnen langen Krönchenhaaren .... **Pulmonariae herba** (S. 120)
49. brüchige Fragmente, unterseits mit punktförmigen Warzen .... **Hamamelidis folium** (S. 92)
50. mehrfach gefaltete Blattstücke, beiderseits schwach behaart, handförmige Nervatur ... . **Malvae folium** (S. 96)

51. Blätter wellig geschrumpft
52. oberseits lange Borstenhaare; unterseits kurz behaarte, hervortretende Nerven; Drüsenschuppen wenig auffällig .... **Melissae folium** (S. 98)
53. faltig geschrumpfte Fragmente mit z. T. violett überlaufenen Stielen; bräunliche, meist zusammengedrückte Blütenstandsstiele .... **Taraxaci herba cum radice** (S. 118)
54. stark geschrumpfte Blattfragmente, unterseits meist mit dunkler Netznervatur .... **Chelidonii herba** (S. 130)
55. stark wellige Blattfragmente, oberseits z. T. mit hellen Punkten .... **Belladonnae folium** (S. 84)

56. (67) deutlich bis filzig behaart
57. (65) auf beiden Seiten behaart
58. dunkelgrüne Blattfragmente mit kräftigen Brennhaaren und kurzen Borstenhaaren .... **Urticae herba** (S. 112)
59. borstig behaart, trichterförmige Kelche mit auswärts gekrümmten Zähnen .... **Leonuri herba** (S. 114)
60. weichzottig behaarte Fiederblättchen, z. T. typische Scheinfrüchte mit hakig-gekrümmten Borsten .... **Agrimoniae herba** (S. 124)
61. unterseits mit netzartig hervortretenden Nerven ... **Digitalis purpureae folium** (S. 90)
62. grauweiß, samtartig behaart .... **Althaeae folium** (S. 90)

63. silbergraue, lanzettliche Blättchen, stark bitter .... **Absinthii herba** (S. 134)
64. fein gekerbter Blattrand, dicht behaart, Fragmente oft in Klumpen zusammenhängend .... **Salviae officinalis folium** (S. 102)

65. unterseits zottig, oberseits nur spärlich behaart; grobgezähnter, fein bewimperter Blattrand; vereinzelte Blütenknäuel .... **Alchemillae herba** (S. 114)

66. nur auf der Unterseite behaart; brüchige Fragmente mit runzeliger Oberseite und dicht weißfilziger Unterseite .... **Farfarae folium** (S. 94)

67. überwiegend aus Stängelanteilen bestehend
68. sehr dünne fädige Stängel mit winzigen, in dichten Knäueln stehenden Blüten .... **Herniariae herba** (S. 112)
69. vierkantige, flügelartig gerippte Sprossfragmente mit trockenhäutigen Blattscheiden .... **Equiseti herba** (S. 128)

H. Anhang: Drogenteile von „Niederen Pflanzen“

1. (5) Blattartige Thalli von Algen bzw. Flechten
2. beiderseits gelblich-rötlich, häufig gegabelt .... **Carrageen** (S. 172)
3. beiderseits schwarzbraun, z. T. blasig .... **Fucus** (S. 174)
4. oberseits braun, unterseits weißlich, Rand bewimpert .... **Lichen islandicus** (S. 172)

5. schwarzviolette, spindelförmige Gebilde (Sklerotien) .... **Secale cornutum** (S. 174)

Gegenüberstellung leicht zu verwechselnder Drogen

Dem noch wenig geübten, in der Ausbildung befindlichen Drogenanalytiker unterlaufen immer wieder Verwechslungen von Arzneidrogen, die sich bei flüchtiger Betrachtung durch relativ ähnliche morphologische Merkmale auszeichnen. Die nachfolgende Tabelle weist auf diese besonders kritisch zu untersuchenden Drogen und ihre möglichen Verwechslungen hin.

Wurzeln:		
Angelikawurzel	–	Liebstöckelwurzel
Baldrianwurzel	–	Primelwurzel
Eibischwurzel	–	Ingwer-, Kalmuswurzelstock
Ginsengwurzel	–	Primelwurzel
Ingwerwurzelstock	–	Eibischwurzel, Kalmuswurzelstock
Kalmuswurzelstock	–	Eibischwurzel, Ingwerwurzelstock
Liebstöckelwurzel	–	Condurangorinde, Angelikawurzel
Primelwurzel	–	Baldrianwurzel, Ginsengwurzel
Ratanhiawurzel	–	Tormentillwurzelstock
Tormentillwurzelstock	–	Ratanhiawurzel
Rinden:		
Cascararinde	–	Faulbaumrinde
Condurangorinde	–	Liebstöckelwurzel
Faulbaumrinde	–	Cascararinde
Blüten:		
Hibiscusblüten	–	Pfingstrosenblüten
Holunderblüten	–	Lindenblüten, Schlehdornblüten
Lindenblüten	–	Holunderblüten, Schlehdornblüten
Malvenblüten	–	Stockrosenblüten
Pfingstrosenblüten	–	Hibiscusblüten
Schlehdornblüten	–	Holunderblüten, Lindenblüten
Stockrosenblüten	–	Malvenblüten

Früchte:

Cayennepfeffer	–	Hagebuttenschalen
Hagebuttenschalen	–	Cayennepfeffer

Blätter:

Belladonnablätter	–	Hyoscyamus-, Stechapfelblätter
Digitalis-lanata-Blätter	–	Maiglöckchen-, Spitzwegerichkraut
Eibischblätter	–	Salbeiblätter, Wermutkraut
Hamamelisblätter	–	Heidelbeer-, Walnussblätter
Heidelbeerblätter	–	Hamamelis-, Walnussblätter
Hyoscyamusblätter	–	Belladonna-, Stechapfelblätter
Malvenblätter	–	Löwenzahn
Melissenblätter	–	Orthosiphon-, Pfefferminzblätter
Orthosiphonblätter	–	Melissen-, Pfefferminzblätter
Pfefferminzblätter	–	Melissen-, Orthosiphonblätter
Salbeiblätter	–	Eibischblätter, Wermutkraut
Stramoniumblätter	–	Belladonna-, Hyoscyamusblätter
Walnussblätter	–	Heidelbeer-, Hamamelisblätter

Kräuter:

Löwenzahn	–	Malvenblätter
Maiglöckchenkraut	–	Digitalis-lanata-Blätter, Spitzwegerichkraut
Quendelkraut	–	Thymian
Spitzwegerichkraut	–	Digitalis-lanata-Blätter, Maiglöckchenkraut
Thymian	–	Quendelkraut
Wermutkraut	–	Eibischblätter, Salbeiblätter

Diverse:

Irländisches Moos	–	Isländisches Moos

Sachregister

Q

R

S

T

U

V

W

Z